MUSÉUM

D'ANATOMIE PATHOLOGIQUE

DE LA

FACULTÉ DE MÉDECINE DE PARIS,

OU

MUSÉE DUPUYTREN.

Paris. — Imprimerie et Fonderie de Rignoux , rue des Francs-Bourgeois-Saint-Michel , 8.

MUSÉUM

D'ANATOMIE PATHOLOGIQUE

DE LA

FACULTÉ DE MÉDECINE DE PARIS,

OU

MUSÉE DUPUYTREN,

Publié au nom de la Faculté.

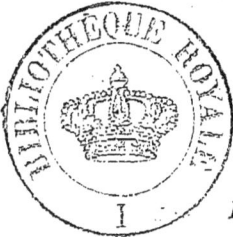

Première Partie.

PARIS.

BÉCHET J^{NE} ET LABÉ,

LIBRAIRES DE LA FACULTÉ DE MÉDECINE,
Place de l'École-de-Médecine, 4.

1842

AVANT-PROPOS.

On a cru pendant longtemps que le Musée d'anatomie pathologique de la Faculté de médecine de
Paris avait été fondé par Dupuytren, qui en aurait
fait les frais. Il n'en est rien, comme on pourra s'en
convaincre par les détails qui suivent. Dupuytren
légua à la Faculté 200,000 francs pour la création
d'une *Chaire d'anatomie pathologique ;* cette somme
fut versée en entier entre mes mains, M. et madame
de Beaumont s'étant généreusement chargés d'acquit-
ter les frais de mutation, etc., s'élevant à 13,200 fr.

Or, la somme de 213,200 francs était insuffisante
pour acheter 10,000 francs de rente cinq pour cent,
représentant le traitement du professeur qui devait
être ultérieurement nommé ; le cours de la rente
étant alors de 109 francs, il aurait fallu, pour faire
l'achat dont il s'agit, 218,000 francs. Le Musée Dupuytren ne pouvait donc pas être créé avec les fonds
légués par ce professeur (1).

Ces fonds ont été fournis par l'État sur mes solli-

---

(1) Local appartenant à la Faculté, *pour mémoire.* .
Pièces d'anatomie pathologique, *pour mémoire.*
Dépenses de premier établissement. . . . . . 84,000 fr.
Dépenses faites depuis l'installation. . . . . . 30,000 fr.

a

citations, en vertu d'arrêtés du Conseil royal, approuvés par M. Guizot, alors ministre de l'instruction publique. Le local et les nombreuses pièces d'anatomie pathologique qui figuraient au Muséum le jour où cet établissement fut ouvert au public faisaient partie des bâtiments et des collections de la Faculté; les acquisitions faites depuis l'installation ont été soldées sur les budgets de la Faculté, et sur un crédit extraordinaire de 11,000 francs qui m'a été alloué l'an dernier par M. Villemain, ministre actuel, et par le Conseil royal.

J'ai voulu donner au Musée d'anatomie pathologique le nom de *Musée Dupuytren*, pour honorer la mémoire de mon célèbre collègue, et en reconnaissance du legs de 200,000 francs qu'il avait fait pour la création d'une chaire d'anatomie pathologique. La Faculté a accueilli cette idée avec empressement. Depuis, et lorsque M. et madame de Beaumont ont bien voulu ajouter 13,200 fr. à cette somme, je me suis engagé à faire désigner ainsi cet établissement.

Au reste, voici ce que disait le professeur Broussais, dans le discours qu'il prononça le 2 novembre 1835, à la séance publique de la Faculté de Paris : je garantis l'exactitude des faits rapportés dans cette solennité.

«En octobre 1834, M. le Doyen fut consulté par M. Dupuytren sur une clause du testament olographe que ce dernier venait de faire, et par laquelle il léguait à la Faculté de médecine de Paris une somme de 200,000 francs, pour instituer une chaire

d'anatomie pathologique interne et externe. M. Dupuytren voulait savoir si les termes de cette clause
étaient assez explicatifs pour qu'aucune difficulté ne
s'élevât après sa mort. « Mes enfants, lui dit-il en
« présence de M. et de madame de Beaumont, ont
« bien voulu consentir à ce qu'une partie considé-
« rable de ma fortune fût consacrée, après ma mort,
« à des établissements publics ; je dois éviter avec soin
« tout ce qui pourrait leur susciter des embarras et
« des procès. »

  « La disposition testamentaire était claire et précise:
M. le Doyen rassura Dupuytren sur les craintes qu'il
avait exprimées relativement à ses héritiers ; le testa-
teur tenait surtout à ce que le professeur qui serait
chargé de la chaire fût rétribué comme ses collègues,
qu'il en subît ultérieurement le sort ; en un mot,
qu'il leur fût assimilé sous tous les rapports. Ce
point n'offrait aucune difficulté, et M. Orfila lui en
donna la certitude. Mais comme le Doyen désirait
que ce nouvel enseignement fût complet, il eut l'idée
d'engager le fondateur à modifier la clause du testament. « Votre legs, lui dit-il, sera plus utile à l'en-
« seignement, et plus honorable pour votre famille,
« si vous déclarez que vous léguez à la Faculté de
« médecine de Paris une somme de 200,000 francs
« pour l'établissement d'un Muséum d'anatomie pa-
« thologique, à la condition expresse que le mi-
« nistre et le Conseil royal de l'Université, en ac-
« ceptant ce legs, consentiront à créer une chaire
« pour l'enseignement de cette science ; de cette ma-

«nière, ajouta M. le Doyen, le Muséum portera votre
«nom, et la postérité la plus reculée ne pourra plus
«oublier votre bienfait. Un local digne de l'objet
«peut être préparé dans quelques mois.»

«Dupuytren ne goûta pas d'abord cette idée, et
pria le Doyen de savoir du ministre de l'instruction
publique si la clause dont il lui avait donné lecture
était rédigée en termes assez clairs.

«Deux jours après, le Doyen dit à Dupuytren que
le ministre de l'instruction publique ne pensait pas
qu'il y eût la moindre observation à faire sur la disposition testamentaire, et il revint sur la proposition
du Muséum. «J'ai longtemps entretenu le ministre
«et le Conseil royal, dit-il à Dupuytren, de votre
«projet et de l'idée que je vous ai suggérée, et je
«puis vous garantir que si vous modifiez le testa-
«ment comme je vous l'ai indiqué, la chaire et le
«Muséum seront créés.»

«Dupuytren, qui avait sans doute réfléchi aux avan-
tages de la proposition, l'accueillit ce jour-là avec
faveur; le lendemain il n'hésitait plus, et demandait
des détails sur l'emplacement du Muséum, sur les
dimensions de la salle, sur la classification des pièces;
on voyait que le plan de construction allait être dé-
finitivement arrêté : il ne s'agissait plus que de
changer la clause du testament; mais M. Orfila, qui
cherchait toujours à éloigner Dupuytren de l'idée
d'une mort prochaine, ne voulut pas insister sur ce
changement.

«Quelque temps après, le malade, éprouvant une

amélioration sensible, dit au Doyen : « J'espère bien-
« tôt reprendre mes fonctions à l'École ; je sens que
« je puis servir encore utilement l'enseignement ; et
« si je suis assez heureux pour guérir, avant un an
« vous aurez la chaire et le Musée. Si je succombe, je
« compte sur vous pour l'exécution de mes projets. »

« Mais l'amélioration qu'il éprouvait ne se soutint
pas. Dupuytren n'appréciait pas encore toute la gravité de sa situation ; et quand même ses consulta-
tions au cabinet, qu'il avait recommencées, quelques promenades de santé dont il avait fait des
visites d'affaires, quelques légères fautes de régime
enfin, n'auraient pas provoqué ou accéléré sa rechute, il n'aurait pas résisté à la reprise de son
enseignement. Mais il était dans son organisation
morale, dans sa destinée, de sacrifier sa santé à cette
passion pour la pratique chirurgicale qui l'avait détourné toute sa vie des autres branches de la médecine.

« Après sa rechute, la maladie fit de rapides progrès ; et, peu de jours avant sa mort, il disait à
M. Cruveilhier, d'une voix presque éteinte : « Re-
« commandez à M. Orfila l'établissement du Muséum. »

« Après la mort de Dupuytren, on put se convaincre
que *la clause dont nous avons fait mention n'avait
point été modifiée ; de sorte que, aux termes rigoureux
du testament, l'Université n'était tenue qu'à créer une
chaire. Quant au Muséum, ce qui eût été une obligation
pour le Conseil royal si le testament eût été accepté avec
la modification indiquée ne pouvait plus être actuelle-*

ment que l'objet d'une faveur. Aussitôt le Doyen s'empressa de représenter au ministre et au Conseil royal combien il était convenable et honorable pour eux de donner suite à sa première idée; combien la création du Muséum serait utile à l'enseignement, et par conséquent aux élèves. « On ne saurait trop ho-« norer, leur disait-il, la mémoire d'un homme qui « consacre une partie de sa fortune à encourager les « sciences. » Il demanda donc que le Conseil voulût bien affecter à la construction d'un Muséum qui porterait le nom de *Dupuytren* une somme nécessaire pour cet objet, et il l'obtint. M. et madame de Beaumont furent en même temps sollicités par lui pour que la somme de 200,000 francs léguée par Dupuytren, et qui devait servir à la rétribution de la nouvelle chaire, fût intégralement comptée à la Faculté, et pour que les droits de mutation, au lieu d'être déboursés par la Faculté, restassent à leur charge. Cette faveur fut encore accordée; M. et madame de Beaumont se sont généreusement associés à l'œuvre bienfaisante de leur illustre père » (p. 10).

Les deux volumes que nous publions aujourd'hui comprennent la description des maladies des os. Ce travail, confié d'abord à MM. Andral et Denonvilliers, et bientôt après à MM. Denonvilliers et Lacroix, prosecteurs de la Faculté, a été fait avec tout le soin que l'on devait attendre de jeunes praticiens très-versés dans l'étude des sciences anatomiques et chirurgicales. M. Thillaye aîné, conservateur des collections, a bien voulu aussi fournir des documents qui ont servi à la rédaction de certains articles. Que ces messieurs reçoivent tous mes remercîments pour le zèle qu'ils ont déployé dans la tâche que je leur avais confiée (1).

ORFILA.

Paris, ce 22 janvier 1842.

---

(1) M. Denonvilliers a rédigé les 660 premières pages ; M. Andral, ayant quitté Paris depuis plusieurs années pour cause de santé, n'a contribué que pour fort peu de chose à cette partie du travail.

M. Lacroix a été chargé de la description des altérations anatomiques, dont M. Denonvilliers n'avait point traité.

DESCRIPTION

DU

MUSÉE DUPUYTREN.

CHAPITRE PREMIER.

———◦———

FRACTURES.

Outre les fractures proprement dites, soit directes, soit par contre-coup, soit simples, soit composées ou compliquées, soit complètes, soit incomplètes, ce chapitre contient plusieurs exemples de plaies des os faites par des instruments tranchants ou par des projectiles lancés par la poudre à canon. Dans quelques cas, ces projectiles sont demeurés enclavés dans l'épaisseur des os; dans d'autres cas, les plaies sont anciennes et cicatrisées., ce qui permet d'étudier le mode suivant lequel la guérison s'est opérée.

L'ordre suivi dans cette exposition est purement anatomique. Nous passons successivement en revue les frac-

tures , 1° du rachis, 2° du sternum , des côtes et des cartilages sterno-costaux , 3° du bassin, 4° de la tête, 5° des
membres supérieurs , 6° des membres inférieurs.

SECTION PREMIÈRE.

FRACTURES DU RACHIS.

Les fractures du rachis que possède notre Musée, quoique peu nombreuses, sont très - instructives. Les cinq
pièces décrites sous les numéros 1, 2, 3, 4, 5 permettent,
en effet, d'établir une distinction utile entre les fractures
de la colonne vertébrale.

Les unes, caractérisées par l'écrasement du corps d'une
ou plusieurs vertèbres, et sa réduction en fragments plus
ou moins nombreux, séparés par des solutions de continuité horizontales ou verticales, sont, en général, exemptes
de déplacement. A ce genre appartiennent les numéros
1 et 2. Les autres, dont les numéros 3, 4 et 5 offrent de
beaux types, consistent dans la fracture oblique du corps
d'une vertèbre, fracture qui, en vertu de sa direction,
permet à la vertèbre supérieure de glisser en avant, et de
se luxer. Les masses apophysaires des deux vertèbres tendent à empêcher ce mouvement, qui ne se produit qu'autant que ces masses sont fracturées. Tantôt ce sont les
apophyses de la vertèbre inférieure qui sont fracturées
(pièce n° 4); tantôt, et ce cas est le plus fréquent, ce sont
celles de la vertèbre supérieure (pièces n° 3 et n° 5) : quelquefois il y a à la fois fracture des masses apophysaires
supérieure et inférieure (pièce n° 4). La luxation qui
accompagne cette variété de fracture entraîne la cour-

bure anguleuse du rachis, le rétrécissement du canal rachidien, et la compression de la moelle épinière.

N° 1. — Tronçon de colonne vertébrale provenant de l'Académie de chirurgie, composé des trois dernières dorsales et des deux premières lombaires.

Le corps de la première vertèbre lombaire est divisé en travers en deux fragments : l'un supérieur, l'autre inférieur. Le premier, plus large en arrière qu'en avant, supporte encore de chaque côté l'apophyse transverse et l'apophyse articulaire supérieure. Les lames, l'apophyse épineuse et les deux apophyses articulaires inférieures sont séparées par une division transversale qui se voit de chaque côté à la base des apophyses transverses. La fracture est donc dirigée directement d'avant en arrière, en passant au-dessus des trous de conjugaison qui existent entre la première et la seconde vertèbre, sans que ces trous aient éprouvé aucune altération de forme.

Le fragment formé par la moitié supérieure du corps est divisé en plusieurs fragments secondaires qui sont entièrement libres. L'inférieur présente, à peu près sur la ligne médiane, une division verticale qui s'étend, d'avant en arrière, à toute son épaisseur. Entre les deux fragments principaux se trouve interposé un noyau osseux complétement isolé, irrégulièrement arrondi, et formé par le tissu spongieux qui occupe le centre de la vertèbre. Les articulations du corps fracturé ne présentent aucun changement.

Le canal rachidien a conservé ses dimensions normales : une petite aiguille pointue, détachée de la partie postérieure du corps de la première vertèbre lombaire, fait une légère saillie dans l'intérieur de ce canal. (Voy. pl. 1, fig. 1 et 2.)

N° 2. — Tronçon de colonne vertébrale donné en 1823 par M. Blandin, alors prosecteur de la Faculté. Il se compose de la dernière vertèbre dorsale et des trois premières lombaires.

En avant, le corps de la deuxième vertèbre lombaire paraît affaissé; sa partie moyenne est embrassée par un anneau osseux qui s'étend de chaque côté jusqu'à la base de l'apophyse transverse. Cet anneau enserre très-exactement le corps de la vertèbre, sans cependant avoir contracté avec lui des adhérences osseuses, car il en est séparé par une couche mince d'une substance qui paraît être un reste du fibro-cartilage intervertébral. Le corps de la vertèbre qui est au-dessus est intact, mais légèrement incliné en avant et à droite.

En arrière, toutes les lames des vertèbres ont été enlevées, ainsi que les apophyses transverses et articulaires droites de la deuxième et de la troisième vertèbre lombaire. Le pédicule gauche de la seconde vertèbre lombaire semble avoir été détaché: il est circonscrit par une rainure inégale, tortueuse, plus prononcée en bas qu'en haut. L'apophyse articulaire inférieure du même côté est brisée; la supérieure est intacte. L'apophyse transverse est légèrement déviée de haut en bas et de dehors en dedans. Sur la face antérieure du canal vertébral, on voit la partie postérieure du corps de la première et de la deuxième vertèbre lombaire fendue longitudinalement, et exactement sur la ligne médiane. Les côtés de cette fente sont plus écartés sur la deuxième vertèbre que sur la première; elle ne s'étend pas à tout le diamètre antéro-postérieur du corps de ces deux vertèbres, mais elle se termine dans l'épaisseur de ce corps. Entre la première et la deuxième de ces vertèbres est un fragment irrégulièrement arrondi, fai-

sant une saillie assez considérable dans l'intérieur du canal vertébral.

Ce tronçon de colonne vertébrale a été divisé par un
trait de scie dirigé transversalement, et qui a intéressé de
haut en bas le corps de toutes les vertèbres qui le composent. Cette section permet de constater que l'anneau osseux dont il a été question plus haut n'est autre chose
que le rebord de la face supérieure du corps de la seconde vertèbre lombaire. On sait, en effet, que chaque
vertèbre est munie en haut et en bas d'un rebord qui termine ses deux faces, assez fortement concaves sur leur partie moyenne; de telle sorte que, lorsque les vertèbres sont
posées les unes sur les autres, leurs corps ne se touchent
que par leur circonférence, leur partie moyenne étant séparée par un intervalle assez considérable. Eh bien! dans
le cas que nous avons sous les yeux, la circonférence de
la face inférieure de la première vertèbre lombaire a pesé
fortement sur le rebord de la face supérieure de la seconde, et l'a détaché, fracturé dans toute son étendue,
et poussé en bas jusque sur la partie moyenne du corps
de cette seconde vertèbre; le fibro-cartilage intervertébral s'est affaissé, les parties moyennes des deux faces
correspondantes de ces deux vertèbres se sont mises en
contact.

La seconde vertèbre lombaire, au lieu d'être surmontée
par un bord élargi et déjeté en dehors, se termine, au contraire, par une extrémité qui est toute d'une venue avec la
partie moyenne de son corps, c'est-à-dire, avec sa partie
la plus étroite, et se met en contact exact avec la partie
moyenne de la vertèbre qui est au-dessus. L'anneau osseux tient au rebord de la vertèbre supérieure par une
portion épaisse du fibro-cartilage.

Une seconde coupe divise le corps de ces mêmes vertèbres d'avant en arrière, et cette coupe montre que le fragment qui fait saillie dans l'intérieur du canal vertébral a été détaché de la partie postérieure et supérieure du corps de la deuxième vertèbre lombaire. Ce fragment est solidement fixé dans sa position vicieuse, et semble se continuer avec le reste de la vertèbre, de telle sorte qu'il y a eu probablement un écrasement, et non une fracture franche.

Les désordres que nous venons de signaler ont été causés par une chute d'un lieu élevé. La partie antérieure de la moelle était comprimée par le fragment saillant dans le canal rachidien, et le malade succomba affecté d'une paralysie, sans aucune lésion de la sensibilité. (Voy. pl. 1, fig. 3, 4 et 5.)

N° 3. — Portion cervicale de la colonne vertébrale d'un individu mort à la suite d'une chute; pièce donnée au Musée par le docteur Dugoujon, de Mezin.

Les cinquième et sixième vertèbres cervicales présentent les désordres suivants : La partie antérieure et supérieure du corps de la sixième vertèbre a été détachée, et est demeurée adhérente à la cinquième par l'intermédiaire du fibro-cartilage ; au contraire, la partie postérieure et inférieure du corps de la cinquième, qui fait partie de la paroi antérieure du canal vertébral, a été brisée en esquilles qui ont été repoussées en arrière, et sont restées adhérentes à la dure-mère. Le fibro-cartilage interarticulaire a été déchiré, et les deux vertèbres ont glissé l'une sur l'autre, la cinquième de haut en bas et de devant en arrière, l'autre en sens inverse. Dans ce mouvement, le corps de la cinquième, rencontrant les deux apophyses transverses de la sixième, a fracturé leur tubercule antérieur, et le gauche a été complétement détaché et perdu, tandis que le droit a été maintenu en place par les parties molles desséchées. D'un autre côté, la sixième vertèbre, ayant rencontré en arrière les masses apophysaires de la cinquième, a brisé en plusieurs esquilles les apophyses articulaires et transverses, et la lame du côté gauche. Du côté droit, l'apophyse transverse seule a été fendue dans son milieu, suivant la longueur de la gouttière par laquelle s'échappe la branche antérieure des nerfs cervicaux. Cette différence dans la gravité des lésions, à droite et à gauche, semble indiquer qu'outre le glissement d'une vertèbre sur l'autre, le rachis a encore éprouvé un mouvement de torsion sur lui-même, de sorte que l'apophyse épineuse de la quatrième vertèbre cervicale est venue reposer sur le bord supérieur et gauche de la lame de la sixième.

Tous ces changements n'ont pu s'opérer sans amener de graves désordres dans les dimensions et la direction du canal rachidien; celui-ci est considérablement rétréci, et la moelle épinière a dû se trouver serrée entre le bord postérieur du corps de la sixième vertèbre et le bord inférieur droit de la lame de la quatrième : aussi le sujet a-t-il succombé trente-six heures après l'accident.

Quelques autres altérations, dépendant également de la chute éprouvée par le blessé, existent sur cette pièce. La partie antérieure du corps des troisième et quatrième vertèbres est fracturée; mais les fragments se sont maintenus en place. Il en est de même de l'apophyse articulaire gauche de l'axis, qui a éprouvé une sorte de tassement d'écrasement qui, sans la séparer entièrement du reste de la vertèbre, l'a fait descendre au-dessous de son niveau.

No 4. — Tronçon du rachis, provenant de l'ancienne Académie de chirurgie, et comprenant les six dernières vertèbres dorsales.

La neuvième et la dixième sont fracturées de la manière suivante : Les apophyses transverses de la dixième ne se retrouvent plus sur la pièce telle que nous la possédons. Le corps a été séparé, par une fracture oblique de haut en bas et d'arrière en avant, en deux fragments inégaux, dont le supérieur, plus petit, est resté adhérent à la neuvième vertèbre, au moyen du fibro-cartilage, et l'inférieur, plus considérable, à la onzième. En vertu de l'obliquité de la fracture, le fragment supérieur a glissé sur l'inférieur, et est venu se placer au-devant de lui, entraînant dans son déplacement la portion de rachis qu'il supporte. De là résulte une déviation de la colonne rachidienne, qui forme au niveau de la fracture un angle obtus dont la saillie, bien prononcée en arrière, est déterminée par les apophyses épineuses des deux vertèbres fracturées. En outre, la masse apophysaire de la neuvième vertèbre, étant demeurée intacte, a entraîné au-devant d'elle la moitié de l'apophyse articulaire supérieure gauche de la dixième, et la totalité de son apophyse articulaire supérieure droite ; et ces fragments comblent en partie les deux trous de conjugaison. L'apophyse épineuse de la neuvième vertèbre, rompue à sa base, et entièrement séparée, est couchée sur l'apophyse épineuse de la dixième. Enfin, par suite du glissement de la neuvième vertèbre, ses apophyses articulaires inférieures se sont rapprochées de la partie postérieure du corps de la dixième, et sont près de la toucher, de sorte que le canal rachidien est aplati d'avant en arrière, et presque comblé.

L'union des deux fragments est faible, et maintenue principalement par l'appareil ligamenteux antérieur qui s'est conservé intact. Quelques végétations osseuses qui décrivent, tant sur la vertèbre fracturée que sur celle qui lui est inférieure, une ligne courbe, à concavité tournée en haut, attestent que cette lésion remarquable n'a entraîné la mort qu'au bout d'un certain temps. (Voy. pl. 2, fig. 1, 2 et 3.)

No 5. — Tronçon du rachis, comprenant les quatre dernières vertèbres dorsales et la première lombaire, et provenant de l'ancienne Académie de chirurgie.

Le corps de la onzième vertèbre dorsale est le siége d'une fracture oblique de haut en bas et d'arrière en avant, qui commence au milieu de sa face supérieure, et se termine vers le milieu de la partie antérieure de sa circonférence. Le fragment supérieur, petit, d'une forme assez semblable à celle de l'os hyoïde, et entièrement séparé tant de la vertèbre à laquelle il appartient, que de celle qui est placée au-dessus, semble avoir été énucléé par suite de la pression qu'il a subie entre ces deux vertèbres, et s'est placé au devant du fragment inférieur. Celui-ci, qui se compose de presque tout le corps de la vertèbre lésée, et de ses masses apophysaires demeurées intactes, a conservé avec la vertèbre inférieure ses rapports ordinaires; et la portion de la face supérieure qui avoisine le canal rachidien offre un plan oblique en avant et en bas, sillonné par plusieurs fissures qui indiquent l'écrasement de cette-portion de l'os. L'obliquité de cette surface a permis à la dixième vertèbre de glisser en avant et en bas : dans ce mouvement, la partie postérieure et inférieure du corps de cette vertèbre a subi un écrasement tel qu'une portion de sa substance a été repoussée en haut et en arrière vers l'intérieur du canal rachidien, et s'est maintenue dans cette position. En outre, les apophyses articulaires inférieures et la portion des lames qui supportait l'apophyse épineuse ont été fracturées et détachées, et n'existent plus sur la pièce que nous possédons ; de sorte qu'on aperçoit en arrière, entre les dixième et onzième vertèbres, un large intervalle losangique. Une fissure verticale, en partie comblée par du tissu osseux, existe sur la portion des lames de la dixième vertèbre, qui a été conservée. Cette vertèbre a exécuté sur la onzième un mouvement de bascule, en vertu duquel toute la partie supérieure du rachis s'incline en avant, et forme un angle obtus saillant à la partie postérieure.

Il n'existe d'union ni entre les deux vertèbres fracturées, ni entre elles et le petit fragment antérieur ; toutes ces parties sont maintenues à l'aide de fils de fer. Cependant nous pensons que le malade a survécu ; car, d'une part, nous avons constaté, ainsi que nous l'avons dit précédemment, un travail de consolidation dans la fracture verticale des lames de la dixième vertèbre ; et, d'une autre part, nous trouvons plus haut les traces de fractures analogues, quoique moins prononcées, qui datent sans doute de la même époque, et dont la consolidation est parfaite dans plusieurs points, comme nous allons le voir.

Le rebord antérieur et supérieur du corps de la dixième vertèbre dorsale a été repoussé en bas et en avant, tandis que le rebord postérieur et inférieur du corps de la neuvième a été refoulé en haut et en arrière. Cette vertèbre a également exécuté sur la précédente un mouvement de glissement d'arrière en avant, mouvement dans lequel son apophyse épineuse, ses apophyses articulaires inférieures, et la partie inférieure de ses lames, ont été fracturées. Les fragments appartenant aux corps de ces deux vertèbres sont si étroitement soudés, qu'on doute s'ils ont été séparés ou seulement refoulés par l'écrasement du tissu spongieux des vertèbres. Les apophyses épineuse et articulaire inférieure droite de la neuvième vertèbre ; tout à fait isolées, sont maintenues en leur place par des moyens artificiels; mais une portion des lames de cette même vertèbre, et son apophyse articulaire inférieure gauche, manifestement repoussées en arrière, ont été consolidées dans cette position vicieuse.

SECTION II.

FRACTURES DU STERNUM, DES CÔTES ET DES CARTILAGES STERNO-COSTAUX.

Nous avons noté à dessein la soudure des vertèbres entre elles, celle de l'appendice xyphoïde avec le corps du sternum, les incrustations osseuses aux environs des articulations chondro-sternales, parce que ces circonstances, qui peuvent avoir exercé quelque influence sur la production des fractures du sternum, des côtes ou des cartilages, se retrouvent dans toutes les pièces que nous avons sous les yeux. Nous avons aussi décrit avec soin la disposition des plaques osseuses qui se développent à la surface des cartilages, et nous nous proposons de renvoyer à ces descriptions à l'occasion des ankyloses.

On remarquera que, dans les fractures situées à la partie antérieure des côtes ou sur les cartilages sterno-costaux, le déplacement est, en général, tel, que le fragment sternal se porte en arrière, et le vertébral en avant; ce qui est en opposition avec la doctrine professée à cet égard par Boyer.

Enfin, on peut se convaincre, par l'inspection des figures 4 et 5 de la planche 2, que les fractures des cartilages se consolident, non pas seulement par le moyen d'une virole osseuse qui enveloppe leurs extrémités, mais par l'interposition entre elles d'un disque osseux complet.

N° 6. — Sternum provenant de l'ancienne Académie de chirurgie.

Presque toute la pièce supérieure manque. Cet os, au lieu d'être aplati, comme cela a lieu habituellement, présente une incurvation telle, que, dans sa moitié inférieure, sa surface antérieure est concave dans le sens transversal, et sa surface postérieure, convexe dans le même sens. Immédiatement au-dessus de l'insertion des troisièmes cartilages sterno-costaux, on remarque une fracture complète et non réunie, oblique de haut en bas et de gauche à droite, qui sépare le sternum en deux fragments, l'un supérieur et l'autre inférieur. Du milieu de cette fracture part une fissure longue de deux à trois centimètres, qui se dirige verticalement en bas, et n'intéresse que la table externe (fracture incomplète). Au niveau de cette lésion, il n'y a point d'enfoncement apparent de la table interne, mais elle est manifestement convexe.

La première pièce du sternum s'articule avec le reste de l'os au moyen de ligaments. L'appendice xyphoïde est complètement soudé. Les extrémités sternales des cartilages sont couvertes de plaques osseuses, surtout marquées en avant; mais les ligaments rayonnés antérieurs ne sont point ossifiés.

ous le n° 66, on peut voir un exemple très-curieux de
fracture du sternum, avec déplacement considérable.

N° 7. — Pièce provenant du cabinet de Desault, et
comprenant un tronçon du rachis composé de huit vertèbres dorsales, avec lequel s'articulent trois côtes du
côté gauche, que nous supposons être la troisième, la
cinquième et la sixième.

Les quatre vertèbres inférieures de ce tronçon présentent en avant des saillies osseuses, lisses, blanches et
compactes, qui résultent de l'hypertrophie de la partie antérieure de leurs corps.

Les trois côtes sont fracturées, la troisième et la quatrième en deux endroits, la sixième en un seul point. Les
fractures des troisième et quatrième côtes siégent, l'une, à
huit centimètres de l'articulation costo-vertébrale, et
l'autre, à quinze centimètres de la même articulation, de
sorte que le fragment moyen a environ sept centimètres
de longueur; la fracture unique de la sixième est placée à
dix-sept centimètres du point indiqué. La consolidation est
parfaite et le cal très-solide et régulier dans les fractures
de la troisième côte, l'extrémité postérieure du fragment
moyen est seulement un peu enfoncée vers la cavité thoracique. Les fractures de la côte suivante sont également
consolidées, mais avec une légère difformité résultant de
ce que l'extrémité antérieure du fragment moyen s'est
portée en dehors, tandis que l'extrémité du fragment sternal a été repoussée en dedans; la saillie de ce dernier à
l'intérieur est de cinq à six millimètres: il ne paraît pas
qu'il y ait eu de chevauchement des fragments l'un sur
l'autre. La fracture de la sixième côte est oblique par rapport
à l'axe de la côte, et présente un déplacement analogue et

beaucoup plus prononcé; le fragment sternal fait du côté de la cavité thoracique une saillie de plus d'un centimètre. Il ne semble pas non plus qu'il y ait eu déplacement suivant la longueur. Une jetée osseuse se porte de la face interne du fragment vertébral à la face externe du fragment sternal. Mais la réunion est loin d'être aussi parfaite que celle des autres fractures; car la substance osseuse, par l'intermédiaire de laquelle les extrémités fracturées sont jointes, offre une espèce de suture dont la soudure est restée incomplète, et qui était sans doute affermie pendant la vie par des liens fibreux.

N° 8. — Pièce d'origine inconnue, comprenant quatre vertèbres dorsales avec lesquelles s'articulent quatre côtes du côté gauche, qui nous paraissent être les quatrième, cinquième, sixième et septième.

Les corps des vertèbres sont soudés entre eux par le moyen de productions osseuses très-dures et compactes, placées sur leur face antérieure. De l'extrémité sternale des côtes partent des prolongements osseux qui forment autour des cartilages des anneaux plus ou moins complets.

Toutes les côtes sont fracturées : la cinquième l'est en deux endroits, vers le milieu de sa longueur, et tout près de son extrémité sternale (à quatre centimètres). Les autres ne sont cassées qu'en un seul point, savoir : la quatrième, dans son milieu, la sixième, à huit centimètres de son extrémité antérieure, et la septième, à cinq centimètres de cette même extrémité. Toutes ces fractures sont solidement réunies. Le cal de la quatrième côte est assez régulier, mais il y a un déplacement dans le sens vertical, tel, que le bord supérieur du fragment vertébral s'est maintenu à quatre millimètres au-dessus de celui du fragment sternal,

Le fragment moyen de la cinquième côte s'est réuni en avant avec le fragment sternal, d'une manière très-exacte, mais son extrémité postérieure s'est portée en haut, de manière à s'élever au-dessus de l'extrémité du fragment vertébral, et à venir toucher la côte placée au-dessus ; elle fait en même temps une légère saillie du côté de la cavité thoracique. De la partie inférieure du cal se détache perpendiculairement une végétation osseuse qui a la forme d'un T renversé (ainsi : ⊥) ; la portion horizontale de cette végétation longe le bord de la côte qui est au-dessous. Les fragments de la sixième côte sont aussi déplacés dans le sens vertical, le fragment sternal s'étant porté en bas, de telle sorte que le bord inférieur du fragment vertébral, s'il était prolongé en dedans, se confondrait avec l'axe du fragment sternal. Celui-ci fait en outre une légère saillie extérieure. Enfin la fracture de la septième côte s'est réunie et consolidée sans aucune difformité.

N° 9. — Moitié droite du sternum, avec les cartilages qui s'y insèrent, donnée par MM. Marjolin et Rullier, alors prosecteurs.

Les extrémités sternales des cartilages sont recouvertes d'incrustations osseuses, larges et apparentes, surtout à la partie antérieure ; des plaques analogues existent sur le sternum, au point d'implantation des ligaments rayonnés ; mais ces plaques ne se continuent pas au devant des articulations chondro-sternales : celles-ci sont maintenues par des ligaments très-courts qui se portent des ossifications des cartilages à celles du sternum.

Les cartilages des sixième et septième côtes droites sont fracturées à cinq centimètres de distance du sternum, et les fragments ont subi un déplacement tel, que ceux qui

tiennent au sternum sont repoussés en arrière, en haut et
en dehors, tandis que ceux qui tiennent aux côtes se dirigent en avant, en bas et en dedans. Ces fractures sont
parfaitement consolidées. Considérés à l'extérieur, les
fragments de chaque cartilage fracturé paraissent enveloppés dans une épaisse virole osseuse; une jetée également osseuse, percée dans son centre d'une large ouverture, réunit les deux calus; et l'on trouve au lieu de
la fracture une masse osseuse assez considérable dans laquelle se perdent les fragments. Une coupe horizontale
pratiquée sur chaque cartilage fracturé, parallèlement à sa
direction, démontre que la cassure du cartilage est nette,
que les fragments ont chevauché de la manière indiquée, et
qu'ils sont séparés par un intervalle de quatre à cinq millimètres, lequel est entièrement rempli par de la substance osseuse d'une texture aréolaire; de sorte que les
fragments sont, non pas seulement, comme le disent les
auteurs, maintenus par une virole, mais réunis par une
rondelle osseuse, qui joue, par rapport à eux, le même
rôle que les cartilages inter-vertébraux remplissent à l'é-
gard des vertèbres. (Voy. pl. 2, fig. 4 et 5.)

N° 10. — Pièce donnée par M. le professeur Cruveilhier,
et qui comprend le sternum et les cartilages qui s'y insèrent.

Le sternum est remarquable par son grand développement, et surtout par sa largeur, qui atteint jusqu'à six centimètres vers le tiers inférieur. La poignée du sternum
n'est point réunie au reste de l'os; mais l'appendice xyphoïde est entièrement soudé. Sur les extrémités sternales des cartilages, surtout à la partie antérieure, existent des plaques osseuses assez larges qui ne se continuent

pas avec le tissu du sternum, et en demeurent séparées par un petit intervalle sur lequel s'étendent les ligaments chondro-sternaux. Quelques noyaux osseux, petits et irréguliers, sont disséminés à la surface des cartilages; on en observe principalement autour des points par lesquels les trois derniers se touchent.

Les septième et huitième cartilages, du côté droit, sont fracturés à cinq centimètres de leur articulation sternale. Le déplacement subi par les fragments du premier de ces cartilages est très-peu considérable : le fragment interne s'est porté en arrière, et l'externe en avant, sens dans lequel il fait une saillie légère, mesurée par la moitié de son épaisseur; loin d'avoir chevauché l'un sur l'autre, les extrémités fracturées sont restées séparées par une distance de trois millimètres. Pour le huitième cartilage, le déplacement est plus marqué: le fragment interne a également été refoulé en arrière, mais l'externe a été porté à la fois en avant et en dedans, de sorte qu'il chevauche un peu sur le précédent; il a d'ailleurs subi une incurvation telle, que son extrémité se relève et forme une saillie antérieure de six à huit millimètres. Du reste, on n'observe aucun déplacement dans le sens vertical. Les fractures sont solidement réunies : on aperçoit à l'extérieur, au niveau de chaque fracture, un anneau osseux formé de substance dure et compacte, très-prononcé en arrière, où il se prolonge autour des fragments dans l'étendue de deux centimètres. Les deux anneaux osseux se touchent et se continuent dans l'espace inter-costal; une coupe horizontale, pratiquée suivant la direction des cartilages lésés, permet d'apercevoir clairement les déplacements indiqués, et de constater, qu'outre la virole de tissu compacte qui enveloppe et maintient les fragments, une couche de substance osseuse aréolaire est interposée à leurs extrémités.

***

SECTION III.

FRACTURES DU BASSIN.

Nous avons joint aux fractures deux observations de balle logée dans l'épaisseur des os. Les trois fractures décrites sous les numéros 11, 12 et 13 sont remarquables à différents titres : le numéro 11, comme exemple de fracture incomplète, le numéro 12, par la gravité et l'étendue des désordres ; et le numéro 13, par la déformation considérable qui a succédé à la guérison.

N° 11. — Os iliaque du côté gauche, donné par M. Gariel, interne des hôpitaux.

Cet os a appartenu à un jeune homme de 16 à 18 ans, qui tomba d'un second étage, et mourut presque immédiatement. Les lésions étaient nombreuses et variées : 1° Une déchirure du foie, parallèle au ligament suspenseur, avait fourni la matière d'un épanchement de sang dans l'abdomen et entre les deux lames du ligament suspenseur. 2° De petits épanchements de sang existaient également entre les lobes du poumon. 3° Le péricarde contenait de cinq à six onces de sang, qui provenait d'une déchirure placée à la base de l'appendice de l'oreillette gauche du cœur. 4° Plusieurs ecchymoses soulevaient le cuir chevelu, et les os du crâne étaient dénudés et non fracturés ; un épanchement de sang considérable s'était fait dans la cavité encéphalo-rachidienne, sans altération de

la substance nerveuse. 5° Le fémur gauche était le siége
d'une fracture comminutive. 6° L'os maxillaire inférieur
présentait vers la dent canine gauche une fracture verticale. Au niveau de l'entrée du canal dentaire du même
côté, on voyait une fracture complète en arrière, quoique, en
avant, sous le muscle masséter, il n'y eût aucune trace
de solution de continuité. Il est à regretter que cet os, que
nous avons eu occasion d'examiner lorsqu'il fut présenté
à la Société anatomique, ait été depuis égaré. 7° Enfin
l'os iliaque, que nous sommes parvenus à retrouver, porte
une fracture complète de la branche horizontale du pubis
et de la branche ascendante de l'ischion, avec séparation
entière du corps du pubis et de sa branche descendante;
et en arrière, près de l'articulation sacro-iliaque, une
fracture verticale, complète en dehors, incomplète en
dedans, vers la face interne et antérieure de l'os, qui a
plié de ce côté.

Cet os est précieux, en ce qu'il fournit un exemple incontestable de *fracture incomplète*, genre de lésion qui a
été formellement nié par Boyer, et dont les observations
ne sont pas très-communes.

N° 12. — Bassin d'homme, donné par M. le professeur
Richerand.

Sur cette pièce toutes les articulations sont disjointes,
le sacrum et les deux os iliaques sont fracturés. Toutes
ces lésions ont été produites par le passage d'une roue de
voiture pesamment chargée. Le malade a vécu deux mois
et demi. Nous allons d'abord examiner l'état des articulations; puis l'état des os.

1° *Articulations.* — La symphyse des pubis est tout à

fait disjointe en arrière; les deux pubis sont écartés de
six millimètres supérieurement, de quatre inférieurement; dans ce sens on n'aperçoit plus de traces du cartilage
interarticulaire. Le pubis droit, un peu plus élevé que le
gauche, a perdu son niveau du côté du bassin, et s'est un
peu enfoncé vers cette cavité. En avant, l'écartement des
os est recouvert par des restes de ligaments presque complétement détachés du pubis gauche, et auxquels adhè-
rent quelques parcelles osseuses enlevées à ce dernier os.
Les deux symphyses sacro-iliaques sont disjointes; le sacrum semble avoir éprouvé un mouvement de bascule qui
aurait porté sa base en arrière et son sommet en avant,
de sorte que les ailerons se trouvent au-dessus du niveau
des fosses iliaques.

2° *Os iliaque et sacrum.* — Du côté gauche, l'ilion est
séparé de l'ischion et des pubis par une fracture qui, partant en avant de l'éminence ilio-pectinée, se dirige en
arrière en traversant la partie supérieure de la cavité cotyloïde. Derrière cette fosse, la fracture se porte obliquement en haut, et vient se terminer dans le point le plus
élevé de la grande échancrure sciatique; sur le trajet de la
fracture se trouve un fragment du sourcil cotyloïdien entièrement détaché. Du même côté, l'épine sciatique est
fracturée à sa base, déprimée vers l'intérieur du bassin,
et encore attachée à l'ischion par la substance ligamenteuse. Les bords de ces diverses fractures sont écartés, et
ne présentent aucun commencement de travail.

A droite, l'éminence ilio-pectinée et le côté interne
de la cavité cotyloïde sont brisés comminutivement, de
sorte que la cavité articulaire communique avec le trou
sous-pubien, de ce côté, par un rayon horizontal qui tra-

verse le fond de la cavité cotyloïde, et vient se terminer en fissure sur le bord antérieur de la grande échancrure sciatique; en avant, les bords de cette fente sont très-écartés, et couverts de productions osseuses de nouvelle formation. La branche ascendante de l'ischion est rompue en travers, un peu au-dessous de son point de jonction avec la branche descendante au pubis.

Le sacrum a été divisé en travers, à l'union de la quatrième pièce avec la cinquième. Cette cinquième pièce et le coccyx, auquel elle se joint, sont repoussés vers la cavité du bassin, et entraînent avec eux les grands ligaments sacro-sciatiques, qui décrivent une courbe à concavité postérieure. Une note que nous avons sous les yeux indique que plusieurs phénomènes singuliers, et difficilement explicables, avaient fait croire, pendant la vie du malade, à l'existence d'une luxation de la cuisse gauche, en haut et en dehors.

N° 13. — Moitié droite du bassin, avec l'extrémité supérieure du fémur droit, donnée par M. le professeur Breschet.

L'os iliaque a été le siége d'une fracture comminutive, avec déplacement des fragments et enfoncement de la cavité cotyloïde. Cette lésion est remarquable à plusieurs titres : 1° par son étendue et par les désordres considérables qu'elle a occasionnés ; 2° par la consolidation qui s'est opérée malgré ces circonstances défavorables; 3° par la déformation de la cavité cotyloïde, de l'articulation coxo-fémorale, et surtout de la cavité pelvienne.

Il serait aujourd'hui difficile de reconnaître et d'exposer d'une manière précise la direction des fractures, le nombre et la disposition des fragments. Une ligne osseuse, saillante du côté de la cavité pelvienne, très-irrégulière, épaisse de plus d'un centimètre, étendue du milieu de la crête iliaque vers la cavité cotyloïde, semble indiquer que l'os iliaque a été brisé dans cette direction. Une autre solution de continuité a sans doute existé un peu plus en avant, suivant le trajet d'une dépression profonde, apparente du côté de la fosse iliaque externe, et se portant également de la crête iliaque vers la cavité cotyloïde. Plusieurs perforations oblongues, à bords arrondis, placées sur le trajet de ces deux fractures présumées, font communiquer les deux fosses iliaques. La partie supérieure du sourcil cotyloïdien présente plusieurs pointes osseuses qui attestent le fracas de l'os et sa réduction en plusieurs esquilles qui se sont soudées d'une façon très-irrégulière. Enfin plusieurs scissures profondes, des inégalités et des perforations qu'on aperçoit dans la cavité cotyloïde, tant à l'extérieur qu'à l'intérieur, démontrent que les parois osseuses de cette cavité ont été fracassées et partagées en plusieurs fragments, lesquels se sont consolidés dans la position vicieuse qu'ils avaient prise, écartés les uns des autres, et refoulés du côté de la cavité pelvienne.

De là est résulté que : 1° la cavité cotyloïde est considérablement agrandie dans le sens de la largeur comme dans celui de la profondeur (elle n'a pas moins de six à sept centimètres dans les deux sens); 2° son fond, fortement repoussé en dedans et en arrière, forme dans la cavité pelvienne un relief considérable qui oblitère en partie le côté droit de cette cavité, et diminue considérablement les diamètres transverse et oblique du détroit supérieur; 3° deux larges perforations établissent un libre passage de la cavité cotyloïde à la cavité pelvienne. Ce

n'est pas tout : la partie antérieure de l'ilion a été soulevée, de sorte que la moitié antérieure de la fosse iliaque
interne dépasse le niveau de sa moitié postérieure ; et, d'un
autre côté, le pubis et l'ischion ont subi un déplacement
tel, qu'ils se dirigent presque directement d'avant en arrière, et que l'axe du trou obturateur est transversal. Par
suite de cette disposition, l'épine et la tubérosité sciati-
ques se sont rapprochées du coccyx, l'échancrure sciatique est rétrécie ; en un mot, tout le côté droit du bassin,
arcade du pubis, excavation, détroit inférieur a subi un
rétrécissement notable. Ces déformations, si importantes
sous le rapport obstétrical, ont engagé M. Moreau à placer le dessin de cette pièce dans l'Atlas de son Traité des
accouchements.

La tête du fémur a considérablement augmenté de volume, et s'est allongée en forme de cylindre irrégulier,
pour s'accommoder à la disposition de la cavité cotyloïde ; son rebord, de même que celui de la cavité cotyloïde, est revêtu de végétations osseuses disposées de
telle sorte qu'elle est enclavée dans cette cavité, et n'a pu en
sortir qu'au moyen d'une coupe. Celle-ci a permis de voir
par l'intérieur les désordres précédemment indiqués, et de
constater en outre que les cartilages d'incrustation ont subi
une usure et que les os ont pris cette solidité et cet as-
pect lisse qui les a fait, dans ce cas, comparer à de l'ivoire. Le ligament qui complète le trou par lequel passent
les vaisseaux interarticulaires est ossifié. Enfin, une végé-
tation osseuse très-considérable, en forme de béquille,
née de l'os iliaque, en arrière de la cavité cotyloïde, reçoit
la partie supérieure du grand trochanter hypertrophié,
qui s'appuie et se repose sur elle. (Voy. pl. 3, fig. 1, 2,
3 et 4.)

N° 14. — Moitié supérieure de l'os iliaque droit, donnée par le baron Dupuytren.

Près de la crête iliaque, à six centimètres de l'épine iliaque antérieure et supérieure, existe une excavation dans laquelle est logée une balle qui a pénétré de dehors en dedans., et est demeurée enclavée dans l'os après avoir légèrement fracturé sa lame interne. Tout autour de la perforation, en dedans comme en dehors, la surface de l'os est rugueuse, inégale, soulevée et percée d'ouvertures vasculaires, oblongues ou arrondies, qui attestent l'existence d'un travail organique.

N° 15. — Bassin entier, dont l'origine est inconnue.

Dans le second trou sacré, du côté droit, on voit une balle de petit calibre qui s'est enfoncée dans le tissu osseux qui forme la paroi externe de ce trou. Cette balle a sans doute déterminé une suppuration abondante qui a soulevé le périoste du sacrum et baigné la surface de cet os, dont toute la moitié droite est nette et parfaitement débarrassée des parties molles. En outre, la surface de l'os est inégale, rugueuse, comme érodée, creusée de petites excavations, et percée d'une grande quantité d'ouvertures vasculaires, ce qui n'a pas lieu du côté opposé. Ces caractères sont surtout prononcés au-devant du corps des deux premières pièces du sacrum et sur la face antérieure de l'aileron, parties de l'os qui offrent plusieurs taches ponctuées brunâtres, semblables à de petites ecchymoses.

SECTION IV.

FRACTURES DE LA TÊTE.

Les pièces relatives aux solutions de continuité de la tête étant nombreuses et variées, nous avons pensé qu'il était avantageux de les classer. Voici les divisions que nous avons adoptées :

ORDRE Ier. — Fractures linéaires de la voûte du crâne.

ORDRE IIe. — Solutions de continuité du crâne, produites par des instruments tranchants.

ORDRE IIIe. — Fractures du crâne, avec enfoncement.

ORDRE IVe. — Fractures du crâne, avec perte de substance, ou avec grand fracas des os.

ORDRE V^e — Écartement des sutures du crâne.

ORDRE VIe — Fractures ou plaies de la base du crâne.

ORDRE VIIe. — Fractures ou plaies du crâne, anciennes et guéries.

ORDRE VIIIe. — Fractures de la face.

Nous avons ajouté, sous forme d'appendice, la description d'une voûte du crâne sur laquelle ont été appliquées plusieurs couronnes de trépan.

ORDRE Ier. — *Fractures linéaires de la voûte du crâne.*

N° 16. — Voûte du crâne, qui a appartenu à Desault, et sur laquelle les sutures ont commencé à se souder.

Le frontal présente plusieurs fractures : 1° Du côté gauche, vers son union avec l'angle antérieur du pariétal, existe une fracture linéaire, sans écartement, qui se dirige obliquement en haut et en arrière, traverse la suture fronto-pariétale, et se termine en mourant sur le pariétal. 2° Sur la ligne médiane on remarque une fêlure de six centimètres de longueur. 3° Enfin une fracture linéaire avec écartement des bords, part de l'apophyse orbitaire externe droite, monte sur le frontal, en décrivant plusieurs zigzags, et vient tomber sur la fêlure précédemment indiquée.

Toutes ces lésions sont récentes, et sans aucun travail de consolidation.

N° 17. — Voûte du crâne, provenant de la collection de Desault.

On remarque sur les deux pariétaux de cette voûte de crâne plusieurs fêlures qui traversent toute l'épaisseur des os, et dont les bords sont restés en contact. La plus considérable existe sur le pariétal droit : une de ses branches traverse la suture lambdoïde, et se prolonge sur l'occipital; une autre traverse la suture sagittale, et se prolonge sur le pariétal gauche. Il faut remarquer que ces sutures sont soudées. Une autre fêlure, située sur le pariétal gauche, un peu en arrière de la suture fronto-pariétale, marche parallèlement à cette suture, en suivant le trajet d'un des sillons principaux de l'artère méningée moyenne, dont la largeur et la profondeur ont sans doute facilité la solution de continuité qui nous occupe.

N° 18. — Voûte du crâne, provenant de l'ancienne Académie de chirurgie.

Les sutures sont presque entièrement soudées, et les traces en sont tout à fait effacées du côté interne. Une fracture linéaire complète, et longue de plus de quinze

centimètres, occupe la portion écailleuse du rocher et le
pariétal gauche, dont elle longe le bord occipital, et se
termine en mourant sur l'angle supérieur et postérieur du
pariétal droit. Dans cet endroit, une couronne de trépan
a été appliquée. L'absence de toute espèce de travail de
réparation, soit le long de la fracture, soit sur les bords
de l'ouverture faite par la couronne de trépan, prouve
que le blessé n'a pas survécu.

N° 19. — Portion de la voûte du crâne, provenant de
l'ancienne Académie de chirurgie, et sur laquelle les sutures sont soudées.

Une fracture linéaire, de vingt centimètres de longueur, divise diagonalement le pariétal gauche, de son
angle antérieur et inférieur à son angle postérieur et supérieur : elle commence dans la gouttière du tronc de
l'artère méningée moyenne, et divise plusieurs des sillons qui logent les subdivisions de cette artère. De cette
fracture partent plusieurs fêlures qui se dirigent obliquement à la manière des barbes d'une plume, et intéressent
plus spécialement la table externe. Cependant deux fêlures, limitées à la table interne, et perpendiculaires à la
fracture principale, existent près de sa terminaison, vers
l'angle supérieur de l'occipital. Les sillons de l'artère méningée moyenne sont très-larges et profonds. Au milieu
du pariétal fracturé, on remarque que, dans une étendue
large comme la paume de la main, la table interne a une
couleur brune, due sans doute à un épanchement sanguin. En outre, dans toute cette étendue, la table interne
est criblée d'ouvertures arrondies et larges, qui n'existent pas sur les parties environnantes. La vascularité de
la table externe n'est pas sensiblement augmentée.

Une couronne de trépan a été appliquée sur le coronal, près de la suture fronto-pariétale gauche; les bords en sont émoussés. Du côté externe, l'ouverture du trépan est placée au centre d'une large plaque losangique, circonscrite de tous côtés par un sillon assez large, et profond d'un millimètre. Toute la portion de la table externe qui est cernée par ce sillon est d'un blanc mat, d'une texture serrée, et d'un aspect lisse et poli qui contraste avec la couleur grise et la vascularité bien prononcée des parties situées en dehors du sillon. Il nous paraît certain que cette plaque losangique était le siége d'une nécrose, et que le travail d'élimination avait déjà commencé. La forme de la portion nécrosée indique son origine, c'est-à-dire, la dénudation des os, résultat de la pernicieuse pratique des chirurgiens de cette époque, qui faisaient une incision cruciale pour appliquer le trépan, et retranchaient les quatre lambeaux. — Du côté interne, on voit que l'ouverture du trépan est également entourée d'une portion d'os lisse, blanche, compacte, cernée par une ligne brunâtre, disposée en cercle, et sur le trajet de laquelle la table cérébrale est percée d'ouvertures inégales, irrégulières, et rapprochées, qui peuvent être considérées comme le début du sillon éliminatoire. (Voy. pl. 4, fig. 1 et 2.)

ORDRE IIe. — *Solutions de continuité du crâne, produites par des instruments tranchants.*

N° 20. — Voûte du crâne provenant de l'ancienne Académie de chirurgie.

Sur la partie latérale gauche de la tête est une longue entaille, résultat d'un coup de sabre. Étendue oblique-

ment de haut en bas, et de dedans en dehors, depuis la
partie moyenne du pariétal gauche, jusque vers l'apophyse orbitaire externe, elle traverse la suture fronto-pariétale. Sa longueur est de dix centimètres.

Les bords de la division sont peu écartés l'un de l'autre.
Le droit est perpendiculairement coupé dans la plus
grande partie de son étendue; vers son extrémité supérieure seulement, il présente une petite perte de substance
avec perforation du crâne. Le bord gauche est légèrement
déprimé dans sa partie moyenne; une portion de la table
externe est fracturée et refoulée vers le diploé.

A l'intérieur du crâne on voit que l'instrument tranchant a étendu son action jusque sur la table interne, qui a
été fracturée dans une certaine étendue. Vers la partie supérieure, deux fragments ont été entièrement détachés;
vers l'inférieure, et sur le bord droit, un autre fragment
incomplétement fracturé fait saillie dans l'intérieur du
crâne.

Outre cette lésion, il existe une perforation sur le bord
inférieur du pariétal gauche, immédiatement au-dessus
de la portion écailleuse du temporal. Cette perforation est
en partie obstruée par un fragment osseux enfoncé vers
la cavité du crâne.

On voit sur cette pièce, au-dessous des tables interne
et externe du frontal et des pariétaux, une disposition vasculaire très-prononcée. Le sillon de l'artère méningée
moyenne, coupé par la division dont il vient d'être question, ressemble, par sa largeur et sa profondeur, à un vaste
sinus.

No 21. — Voûte du crâne, provenant de l'ancienne
Académie de chirurgie.

Sur le pariétal droit existe une fracture produite sans doute par un coup de sabre. L'instrument n'était pas bien tranchant; mais le coup paraît avoir été asséné avec force, car l'os n'est coupé nettement et profondément que dans une très-petite étendue. Dans plusieurs points, la table externe est affaissée vers le diploé; enfin, l'os s'est éclaté au-dessus et au-dessous de la blessure, de sorte que la solution de continuité que nous avons sous les yeux, dirigée parallèlement à la suture fronto-pariétale, d'un des angles antérieurs du pariétal à l'autre, n'a pas moins de quinze centimètres de longueur. Vers le milieu de son étendue, il y a une perte de substance d'environ six centimètres de longueur sur un seul de largeur. Une fissure très-irrégulière se prolonge sur le pariétal du côté opposé. Enfin on aperçoit, un peu en arrière de la fracture, une fêlure qui lui est parallèle, et qui décrit une ligne courbe dont la concavité regarde en avant: cette fêlure ne s'étend pas au delà du diploé, et ses bords écartés et légèrement relevés indiquent qu'elle résulte de la dépression subie par la table externe au moment où le coup de sabre a été porté dans une direction oblique, d'arrière en avant. La couleur jaunâtre de la table interne le long de la solution de continuité est l'indice d'un épanchement peu étendu.

Enfin des trous vasculaires très-prononcés et très-multipliés existent sur la table externe; mais comme ils couvrent toute la surface du crâne, comme ils ne sont ni plus apparents ni plus nombreux au voisinage de la fracture, comme d'ailleurs les bords de celle-ci ne portent les traces d'aucun travail, nous pensons que cette disposition est naturelle, ou du moins indépendante de la lésion qui nous occupe.

N° 22. — Voûte du crâne, provenant de l'ancienne Académie de chirurgie.

Sur le frontal, on remarque une incision de cinq à six centimètres de longueur, dirigée obliquement de l'angle supérieur de l'os vers la bosse frontale droite, et qui a sans doute été faite par un sabre. On voit que l'instrument était bien tranchant, et a été mu avec force ; car, après avoir entamé et tranché nettement plus de la moitié de l'épaisseur de l'os, il l'a fait éclater au-dessous de l'incision et vers ses deux angles.

Le coup n'ayant pas frappé d'aplomb, mais ayant porté très-obliquement de gauche à droite, il en est résulté : 1° que la brisure de la table interne est placée plus loin de la ligne médiane que la blessure extérieure ; 2° que la fracture qui part de l'angle inférieur de celle-ci, au lieu de se prolonger en bas suivant la même direction, décrit une courbe à convexité inférieure, et remonte vers la suture fronto-pariétale droite, où elle s'arrête ; 3° que le fragment circonscrit par cette solution de continuité, ayant sa base sur la suture fronto-pariétale non ossifiée, et son sommet en bas, a été soulevée par l'instrument vulnérant, qui tendait à s'insinuer au-dessous de lui, et dépasse encore aujourd'hui le niveau du frontal d'environ un millimètre.

L'examen de l'intérieur du crâne fait voir une fracture très-oblique de la table interne, en forme de demi-ellipse, dont les deux extrémités se terminent sur la suture fronto-pariétale. On remarque, en outre, plus près de la ligne médiane, une fêlure bornée à la table interne, dirigée obliquement de haut en bas et de gauche à droite, et située précisément au-dessous de la blessure de la table externe ; par son extrémité supérieure, cette fêlure tra-

verse la suture, et se continue un peu sur l'angle antérieur
et supérieur du pariétal droit. L'os présente tout autour
de la fracture principale des taches jaunâtres, vestiges
d'un épanchement sanguin.

Le blessé, après avoir survécu pendant quelque temps
à cette blessure, a sans doute fini par succomber : c'est
ce qu'indique le travail qui s'est fait sur les bords de la
plaie, et qui est resté incomplet. Tout du long de l'incision, et de chaque côté, on voit une bande osseuse d'environ un ou deux millimètres d'épaisseur, très-compacte,
d'un blanc mat, et sans aucune ouverture vasculaire, portion nécrosée, et qui eût été certainement rejetée. Déjà
chacune d'elles est cotoyée par un léger sillon creusé sur
la table externe, et celle-ci, criblée d'ouvertures arrondies, larges et multipliées, offre une coloration brunâtre.
Tous ces caractères, qui indiquent la vascularité de l'os,
disparaissent à mesure qu'on s'éloigne de la lésion qui en
a été l'occasion; toutefois on les retrouve encore, à un
degré moindre, sur les pariétaux, principalement le long
de la suture sagittale. (Voy. pl. 4, fig. 3.)

Nº 23. — Voûte du crâne, donnée par M. le baron
Larrey.

Un grenadier à pied, se battant en duel, reçut à la
partie latérale droite du front, au-dessus de la bosse frontale, un coup de sabre qui divisa le cuir chevelu, et fit au
frontal une entaille pénétrant l'épaisseur de l'os obliquement d'arrière en avant, longue de quatre centimètres, et
profonde de quatre millimètres dans sa partie moyenne.
Le blessé ne tomba pas sur le coup : il entra dans un ca-
baret voisin pour se faire panser, et là perdit connaissance. Les dix premiers jours se passèrent sans accidents.

.A cette époque la plaie du front devint douloureuse, la suppuration se supprima, l'hypochondre droit se tuméfia, devint sensible ; on vit se manifester des symptômes de compression cérébrale, pour lesquels une couronne de trépan fut appliquée sur le point le plus déclive de la fracture : cette ouverture donna issue à une cuillerée de matière purulente. Malgré tous les moyens employés, les symptômes de la résorption purulente marchèrent avec rapidité, et le blessé périt. M. Larrey ne dit pas combien de temps s'était écoulé depuis le jour de la blessure.

A l'autopsie, on trouva la dure-mère décollée et enflammée au-dessous de la fracture, et un petit abcès dans la substance du cerveau. Une collection purulente considérable existait en outre dans le foie.

Les os de cette voûte du crâne sont remarquables par leur épaisseur et leur densité, et l'on conçoit fort bien, en les voyant, que le coup de sabre, avec quelque vigueur qu'il ait été asséné, n'ait pas pénétré plus avant. Au niveau de la fracture, le frontal a près d'un centimètre d'épaisseur. Sur toute l'étendue de la table interne du frontal on voit une quantité très-considérable de petits sillons vasculaires sinueux et étroits, entremêlés de petits trous ronds qui percent obliquement la table interne. Du côté de la cavité du crâne, les sutures sont en partie soudées (Larrey, *Mémoires et Campagnes*, tom. IV, pag. 234).

N° 24. — Voûte du crâne, provenant de l'Académie de chirurgie.

On voit, sur la partie postérieure et latérale du pariétal gauche, la trace d'une division ancienne dirigée obliquement d'arrière en avant et de dedans en dehors, qui pa-

I.   3

raît être le résultat de l'action d'un instrument tranchant,
mu par une grande force ; car l'os , très-solide et très-
épais sur ce sujet, a été divisé dans toute son épaisseur,
comme nous le démontrera l'examen de la table interne.

L'instrument, agissant perpendiculairement sur la convexité du pariétal gauche, a produit une sorte d'entaille ,
diacopé , comme disaient les anciens, qui s'est parfaitement réunie à l'extérieur, et ne laisse plus qu'une trace
linéaire. Tout le long de cette trace , et au-dessous d'elle ,
règnent des inégalités peu prononcées et lisses. La table
externe, dans le point où existe la cicatrice, est criblée
de trous ; on en remarque aussi un très-grand nombre sur
toute la partie du pariétal récouverte par l'aponévrose
épicrânienne, tandis que la portion de cet os qui entre
dans la composition de la fosse temporale est remarquable
par leur absence. En arrière , près du commencement de
la cicatrice, est un point arrondi, du diamètre et de la
forme d'une pièce de cinquante centimes , dans lequel il
y a eu perte de substance à l'os, qui est remplacé par une
membrane très-dure et résistante.

A l'intérieur, la consolidation est beaucoup moins régulière qu'à l'extérieur : on voit d'abord une portion de la
table interne éclatée et repoussée vers la cavité du crâne,
dans laquelle elle fait une saillie de plusieurs millimètres.
Cette esquille est soudée au reste de l'os au moyen d'une
substance osseuse de nouvelle formation, disposée en
petits mamelons. En examinant de ce côté l'ouverture
dont il a été question plus haut, on voit que la membrane
qui la forme était indépendante de la dure-mère, laquelle
a pu être entièrement enlevée sans que la continuité de la
membrane en ait souffert. La portion de table interne qui
l'environne est marquée de sillons convergents , qui res-

semblent au froncis de la peau qui environne les cicatrices de brûlures. A l'extérieur, au contraire, on voit que la membrane en question se continue avec le périoste, eu partie déchiré, qui l'entoure.

Les sillons de l'artère méningée, surtout le gauche, sont remarquables par leur largeur. Outre les sillons de cette artère, on voit sur la face interne du pariétal gauche un grand nombre de trous isolés, ronds, d'un diamètre assez considérable, et qui percent l'os perpendiculairement.

N° 25. — Voûte du crâne, donnée par M. Larrey. — Résorption purulente à la suite d'une plaie de tête. — Mort.

« Un jeune chasseur à cheval, se battant en duel, reçut « sur la bosse pariétale droite un coup de sabre qui lui « enleva un lambeau de téguments, avec un fragment os- « seux de forme ovale, de quatre centimètres de long, « sur dix-sept millimètres de large. Il y eut là ce que les « anciens appelaient un *aposképarnismos*. Ce fragment était « formé par la table externe et une petite portion du di- « ploé. Cette plaie, traitée comme simple, ne présenta au- « cun accident les dix premiers jours ; mais le onzième la « suppuration se tarit, la fièvre s'alluma, et le malade se « plaignit d'une vive douleur dans l'hypochondre droit. Les « symptômes de résorption allèrent en augmentant, et le « malade périt le trente-unième jour de sa blessure.

« A l'autopsie, on trouva un vaste abcès au foie. Le péri- « crâne était tellement enflammé, continue M. Larrey, « qu'on eût dit que ses vaisseaux étaient injectés avec une « liqueur fine. »

Les os, mais surtout le pariétal blessé, ont conservé des traces manifestes de la vive inflammation dont il vient

d'être question. On est frappé, en examinant la surface ex
térieure de ce pariétal, de l'innombrable quantité de petits trous vasculaires qui percent la table externe. Le pariétal gauche et la moitié droite du frontal en présentent
aussi un très-grand nombre. La blessure offre un aspect
lisse, une couleur blanche et mate à sa circonférence,
portion qui correspond à la coupe oblique de la table externe ; son centre, constitué par le diploé, est brunâtre et
présente de larges aréoles. On voit autour de la blessure
une ligne noirâtre, légèrement déprimée, qui paraît être
due aux efforts de la nature pour l'exfoliation de la surface
blessée.

La table interne au-dessous de la blessure est aussi
remarquable par la quantité de sillons déliés qu'on y
observe, et qui se rendent aux petits trous dont cette table
est percée. Une disposition analogue, mais moins prononcée, se remarque sous le pariétal gauche et sous le frontal (Larrey, *Mém. de chir. milit.*, t. IV, p. 231).

ORDRE IIIe — *Fractures du crâne, avec enfoncement.*

N° 26. — Voûte du crâne, donnée par M. Rossignol,
membre de la Société anatomique. L'histoire de la maladie
se trouve dans les Bulletins de la Société anatomique, année 1836, p. 155. En voici un extrait :

Le nommé Lorain, jeune soldat au premier régiment
d'infanterie légère, voulant escalader un mur, reçut sur
l'occiput une pierre du poids de quinze livres, qui tomba
d'environ quatre mètres de hauteur. Il fut transporté à
l'hôpital sans connaissance, presque sans pouls, la peau
froide, et vomissant souvent. Le lendemain, il était dans

un état de somnolence, répondait avec peine par oui et par non, accusait une grande douleur dans toute la tête, et surtout à l'endroit de sa blessure. Il n'y avait pas de paralysie, mais les membres thoraciques et abdominaux étaient le siége d'un engourdissement assez considérable, et il fallait réveiller l'attention du malade pour qu'il ne les laissât pas retomber quand on les soulevait. La peau avait conservé la sensibilité.

A la partie postérieure de la tête existait une plaie transversale et contuse du cuir chevelu, sur laquelle on pratiqua une incision qui fit reconnaître une fracture du crâne avec dépression considérable. Les parents s'étant opposés à ce qu'on pratiquât l'opération du trépan, on se contenta de faire plusieurs saignées, d'administrer des lavements purgatifs et des boissons émétisées, et de tenir le blessé à la diète. Le cinquième jour, la plaie offrit une suppuration sanieuse, peu abondante et fétide, et ses bords prirent une couleur noirâtre. Dans la nuit, il survint du délire, des déjections involontaires, de l'embarras dans la parole, une hémiplégie du côté gauche. C'est le lendemain au soir, c'est-à-dire, le sixième jour, qu'arriva la mort.

Autour de la blessure, entre les os et le cuir chevelu, on trouva une ecchymose circulaire. Le péricrâne était déchiré et en partie détruit.

Le crâne que nous avons sous les yeux offre, à l'union du pariétal droit avec l'occipital, à deux centimètres de la ligne médiane, une fracture avec fracas et enfoncement des os. La pièce d'os enfoncée, de la largeur d'une pièce de cinq francs, est circonscrite par une solution de continuité circulaire et complète de la table externe; elle est, en outre, cassée près de son bord interne, et pliée de ma

nière à présenter là une dépression anguleuse très-marquée. Si on examine la lésion du côté du cerveau, on observe, dans le point qui répond à la dépression signalée,
une saillie d'au moins un centimètre, constituée par les
extrémités réunies de cinq esquilles qui s'engrènent entre
elles par leurs côtés, tandis que leur base est en partie
séparée du reste du crâne, en partie continue avec lui par
l'intermédiaire de la table interne pliée et non fracturée.
Une portion de la suture lambdoïde qui se trouve comprise dans la lésion n'a point subi de changement. Les
fragments déplacés tiennent entre eux, ou s'arc-boutent les
uns contre les autres, de manière à n'offrir aucune mobilité.

La dure-mère était couverte d'une matière noirâtre et
fétide, semblant provenir d'un mélange de sang et de
pus. Cette membrane offrait, en outre, quelques plaques
rouges et une perforation de la largeur d'une lentille, par
laquelle s'écoulait, sous la pression, un pus sanieux d'une
odeur gangréneuse. Au-dessous de la dure-mère, une couche de pus s'étendait en nappe à la face supérieure du
cerveau. Le cerveau, fortement déprimé à l'endroit correspondant à la dépression du crâne, présentait dans ce
point une double cavité pleine d'un pus grisâtre et fétide,
et dont les parois étaient tapissées par de la substance
cérébrale noirâtre, infecte, et que la moindre pression
réduisait en putrilage. Enfin la partie inférieure du lobe
moyen de l'hémisphère gauche (côté opposé à la fracture)
était le siége d'un ramollissement de la substance corticale,
au niveau duquel la pie-mère et l'arachnoïde étaient également altérées.

N° 27. — Voûte du crâne, provenant de la collection de
l'Académie de chirurgie.

La partie moyenne gauche de la suture fronto-pariétale a été enfoncée, et plusieurs portions d'os appartenant au frontal et au pariétal gauche ont été déprimées vers la cavité du crâne. La portion déprimée est divisée en quatre fragments principaux, sur lesquels on voit en plusieurs endroits la lame externe fléchie, mais non fracturée. La partie moyenne de la dépression se trouve placée à un centimètre et demi au-dessous du niveau des os restés intacts. Ces fragments sont criblés de petits trous.

Le frontal présente, sur la demi-circonférence inférieure et interne de la fracture, une plaque osseuse d'un blanc mat, percée d'un assez grand nombre de trous très-petits. Cette plaque osseuse est séparée du reste de la table externe du frontal par une ligne sinueuse noirâtre, qui paraît déprimée au premier abord; mais en y regardant de près, on voit que cet aspect est dû à une certaine quantité de grands trous accumulés sur cette ligne. Le reste de la surface du frontal en présente aussi un très-grand nombre. Les trous qui forment la ligne dont il vient d'être question semblent être le résultat des efforts de la nature pour opérer l'élimination de la plaque osseuse mortifiée.

Vers l'intérieur du crâne est une saillie considérable formée par la portion d'os déprimée. Cette saillie est constituée par plusieurs fragments irréguliers de la table interne : en arrière, celle-ci, non fracturée, mais seulement fléchie, maintient les fragments en continuité avec le reste de l'os; en avant, d'autres fragments ont été tout à fait détachés, et ont laissé le diploé à nu.

L'épaisseur de cette voûte du crâne est assez considérable, sans cependant avoir rien de remarquable sous ce rapport.

La suture fronto-pariétale ne présente aucun écartement, même dans le point où elle est déprimée avec les
pièces d'os fracturées. (Voy. pl. 4, fig. 4 et 5.)

N° 28. — Portion de la voûte du crâne, ayant appartenu à la collection de Desault.

Le pariétal droit est brisé vers son angle supérieur
et postérieur, à quelques centimètres de distance des
sutures sagittale et lambdoïde. La table externe a subi
une perte de substance peu considérable, et de forme
triangulaire, autour de laquelle on voit une fêlure demi-
circulaire, qui circonscrit la moitié antérieure de la perforation. La moitié postérieure résulte de l'application
d'une couronne du trépan. Le pariétal est dépoli et criblé d'ouvertures, petites et arrondies, tout autour de la
solution de continuité.

Du côté de la cavité crânienne, la perforation a également la forme d'un triangle, dont le sommet est dirigé en
avant, et la base en arrière, et dont chacun des côtés a
environ trois centimètres de longueur. Le bord interne
est irrégulier, tranchant, et formé par la table externe
seule; la table intra-crânienne a été détachée, et l'on
aperçoit à nu le diploé. Sur le bord externe les deux
tables existent, mais sont séparées l'une de l'autre par
une distance plus grande qu'à l'ordinaire, ce qui résulte
de ce que la table épicrânienne étant demeurée à sa
place, la table cérébrale a été déprimée et repoussée vers
l'intérieur; par suite de ce repoussement, cette table a
été comme déchirée et partagée par plusieurs fissures en
trois fragments contigus qui tiennent tous par leur base
point où l'os a été seulement plié. Le bord postérieur est
occupé par une couronne de trépan : de son milieu part

une fissure qui n'intéresse que la table interne, et s'arrête
à la suture lambdoïde. Une autre fissure très-courte, et
indépendante de la lésion principale, bornée aussi à la
table cérébrale, existe près de la même suture, dans le
voisinage de la ligne médiane. Tout autour de cette fracture le tissu osseux est très-blanc; mais à quelque distance on observe une sorte de bordure irrégulière et brunâtre, qui semble formée par du sang concrété.

La nature des désordres observés sur cette pièce permet de former sur la manière dont ils sont survenus des
conjectures assez plausibles. Un corps vulnérant, à surface très-limitée, comme un marteau, par exemple, a
frappé le crâne perpendiculairement à sa direction : la
portion de table externe qui a été frappée s'est détachée
après une courte résistance, et c'est pour cela que l'os
n'est point déprimé autour de la perforation, mais qu'on
y observe seulement une fissure demi-circulaire. L'action
du corps vulnérant n'étant pas épuisée, il a poussé devant lui la portion détachée de la table externe, le diploé s'est affaissé rapidement; et la table interne, soumise à son tour à la violence extérieure, s'est éclatée et a
été repoussée à droite et à gauche vers l'intérieur du
crâne. On a vu que les fragments du côté droit tiennent
encore très-solidement par leur base, et que la lame osseuse a seulement été pliée; peut-être, du côté gauche, la
table interne a-t-elle été de suite entièrement séparée.
Quoi qu'il en soit, une couronne de trépan a été appliquée, et a sans doute permis de se débarrasser des esquilles libres et flottantes, et de donner issue au sang
épanché; mais il est à regretter que les fragments du
côté droit n'aient pas été relevés, ou même qu'une seconde
couronne de trépan appliquée de leur côté n'ait pas donné

la facilité de les retrancher, et procuré en même temps
une plus large voie pour l'écoulement des liquides.

N° 29. — Voûte du crâne, donnée par le professeur
Lassus.

La moitié droite du pariétal présente une large perforation capable d'admettre un gros œuf de poule. Sur la
demi-circonférence antérieure et interne de cette ouverture, quatre couronnes de trépan ont été appliquées,
de manière à se confondre les unes avec les autres par une
partie de leur circonférence. La demi-circonférence postérieure, près de la suture fronto-pariétale, est occupée
par trois fragments irréguliers, enfoncés vers la cavité
du crâne, et qui ont déjà contracté entre eux des adhérences osseuses solides. On remarque sur le pariétal une
fêlure de la table externe, avec une dépression légère de
cette table, près de la suture fronto-pariétale; cette lésion
est bornée à la table externe, l'interne n'a reçu aucune
atteinte. Parmi les fragments que je viens de signaler, il
en est un qui présente une disposition remarquable : c'est
le plus élevé des trois ; il a une forme triangulaire. Sa
base, qui est tournée en haut, présente une division
transversale, nette et régulière de la table externe, en
partie comblée et consolidée par de la substance osseuse.
Dans le point correspondant, la table interne s'est fléchie,
pour permettre à ce fragment de s'enfoncer vers la cavité du crâne, mais sa continuité n'a pas été interrompue
dans le point de cette flexion. La surface externe de ces
trois fragments est percée d'un grand nombre de trous
ronds ; on en remarque aussi beaucoup autour des ouvertures faites par le trépan.

L'épaisseur de cette voûte du crâne est très-peu considérable : le frontal, au-dessous de la fracture, n'a que deux millimétres ; l'angle antérieur et inférieur du parié-tal du même côté, de même ; l'occipital, sur les côtés de la protubérance occipitale interne, deux millimètres ; au niveau de cette protubérance, huit millimètres.

ORDRE IVᵉ. — *Fractures du crâne avec perte de substance, ou avec grand fracas des os.*

Nᵒ 30. — Voûte du crâne provenant du cabinet de Desault, et paraissant avoir appartenu à un homme vigoureux.

Une fracture, avec perte de substance, de la largeur d'une pièce de deux francs, existe du côté gauche, dans le point où l'angle antérieur et inférieur du pariétal s'unit avec le frontal, un peu au-dessus de l'apophyse orbitaire externe. Les bords de cette fracture sont tranchants, et taillés obliquement aux dépens de la table interne ; ce qui nous porte à croire qu'il y a eu détachement et enfoncement d'un fragment vers l'intérieur du crâne. Deux couronnes de trépan ont été appliquées, l'une sur le frontal, l'autre sur le pariétal, précisément sur le trajet du tronc et des principales ramifications de l'artère méningée moyenne, sans doute dans le but de relever les portions d'os enfoncées.

Le long du bord antérieur de la perforation, on remarque un sillon d'un millimètre de largeur et peu profond, analogue à ceux qui circonscrivent les nécroses ; la portion d'os cernée par ce sillon commençait sans doute à se nécroser, et se fût séparée, si le malade eût vécu plus longtemps. Le frontal et la portion des pariétaux recouve par l'aponévrose épicrânienne offrent un grand nombre de trous arrondis, qui indiquent que la vascularité de ces os est augmentée. Cette disposition est bien apparente autour de la pièce nécrosée, qui contraste avec les portions qui l'entourent par son aspect blanc, lisse, et l'absence de trous vasculaires.

N° 31. — Crâne d'un jeune homme âgé de vingt-un ans, blessé par une balle à la bataille d'Esling, donné par M. Larrey.

Quelques jours après la bataille d'Esling, M. Larrey trouva à l'hôpital de Reneveck un jeune homme âgé d'environ vingt-un ans, privé de l'usage de ses sens et de presque toutes ses facultés animales. Il avait une plaie fistuleuse à la tempe gauche, près de l'orbite. L'œil du même côté faisait une très-forte saillie en dehors, ses fonctions étaient abolies. L'œil droit voyait encore la lumière, et pouvait distinguer les gros objets. M. Larrey croit, en outre, avoir constaté un écartement de la suture fronto-pariétale.

Vers le mois d'août, c'est-à-dire, environ trois mois après la blessure, M. Larrey sonda la plaie, reconnut la présence d'une balle mobile, dont il fit l'extraction sans difficulté. Ce corps étranger laissa un vide profond, où l'on sentait les pulsations du cerveau. La plaie fut pansée à plat. Après cette opération l'état du blessé parut s'améliorer, *et l'on voyait disparaître par degrés l'écartement de la suture.* L'usage de la parole ne s'était qu'incomplétement rétabli; le malade exprimait les affirmatives par le mot *baba*, les négatives par celui de *lala*; et lorsqu'il éprouvait quelque besoin il prononçait fortement les mots de *dada* ou *tata*. Enfin, au commencement du mois de décembre, il fut pris d'un accès de fièvre nosocomiale qui l'enleva très-rapidement. La blessure datait du 22 mai.

A l'autopsie, on trouva la dure-mère fortement adhérente au niveau de la suture fronto-pariétale : elle était fort épaissie, ainsi que les autres membranes du cerveau, qui adhéraient les unes aux autres vis-à-vis la blessure. Dans le même point les circonvolutions du cerveau étaient effacées.

Derrière l'apophyse orbitaire externe, à la partie antérieure et supérieure de la fosse temporale, est une ouverture assez exactement arrondie, de vingt-deux millimètres de diamètre. Les bords de cette ouverture sont lisses et arrondis, sans aucune esquille saillante vers l'intérieur du crâne. Sur la demi-circonférence interne, on voit, en bas, l'apophyse orbitaire externe fracturée au niveau de son articulation avec l'os de la pommette. Cette apophyse et une portion de la lame qui forme la voûte de l'orbite sont déprimées vers cette cavité, et forment, du côté de l'ouverture principale, une excavation capable d'admettre l'extrémité du pouce. Au-dessus de cette excavation est une fêlure obliquement dirigée de bas en haut, au-dessous de la bosse frontale gauche, et qui intéresse toute l'épaisseur de l'os ; son bord inférieur est légèrement soulevé, et le supérieur un peu déprimé.

La suture fronto-pariétale est dans un état d'intégrité parfait. Les dentelures en queue d'aronde, tout à fait entières, ne semblent avoir éprouvé aucune violence. La suture et les bords correspondants du pariétal et du frontal présentent une teinte d'un jaune clair, moins foncée que le reste des os, et qu'on observe aussi bien du côté de la cavité crânienne qu'en dehors. Y a-t-il eu là une suppuration entre les parties molles et les os, le long de la suture? C'est possible et probable ; mais il n'y a qu'à comparer cette suture avec celles qui ont subi une disjonction, pour être convaincu que celle-ci n'a jamais souffert d'écartement.

Vers l'intérieur du crâne, et au niveau de la même suture, on voit un nombre considérable de sillons vasculaires très-larges; on remarque aussi, à la face interne du frontal, quelques dépôts de matière osseuse nouvelle. Les mêmes altérations existent sur la voûte de l'orbite, du côté de la cavité orbitaire.

N° 32. — Tête donnée par M. Bouchacourt, membre de la Société anatomique. L'observation se trouve dans les Bulletins de cette Société, année 1838, pag. 13. En voici un extrait :

Un homme âgé de trente-deux ans, d'une taille élevée, d'une constitution forte, d'une intelligence peu développée, fut blessé le 19 août 1837, par les éclats d'une boîte trop fortement chargée. Renversé à l'instant, il resta un quart d'heure sans connaissance. Un médecin, appelé sur-le-champ, reconnut l'existence d'une plaie énorme au côté gauche du front; un large lambeau, à base inférieure, pendait sur la face, laissant au-dessous de lui une portion du frontal, large comme la paume de la main, qui ne tenait plus au reste de l'os que par quelques filaments fibreux et se détacha bientôt, de sorte qu'on apercevait, à travers la dure-mère déchirée, le cerveau mis à nu, contus, et s'échappant sous forme de bouillie rougeâtre. La plaie fut lavée, et le lambeau relevé et maintenu par un point de suture.

Le malade, après ce pansement, put marcher quelques

minutes. Les jours suivants, les évacuations ne cessèrent
pas d'être volontaires , et il n'y eut ni paralysie, ni coma,
ni délire ; ce dernier symptôme se montra vers le huitième jour , mais fut de peu de durée. Le traitement con-
sista surtout en saignées générales. Le cerveau s'épanouit
et vint faire saillie à la surface de la plaie ; des portions,
de substance cérébrale , molles, rouges , infiltrées de
pus, ou gangrénées, tombèrent spontanément, ou furent
entraînées par le malade , et il se détacha en tout du cerveau une portion du volume au moins d'un œuf de poule.
Cependant la cicatrisation commença à se faire, et, le tren-
tième jour, la plaie du cerveau se trouva nette, vermeille
et recouverte de granulations charnues.

Vers cette époque , on voyait à chaque pansement une
sérosité presque limpide s'échapper en gouttelettes et
parfois presque en jet, à chaque soulèvement du cerveau :
cette sérosité mouillait aussi l'appareil dans l'intervalle
des pansements , et sortait d'une petite ouverture située
au centre de la plaie. La suite apprit que cette ouverture
était l'orifice d'un pertuis fistuleux qui s'étendait jusqu'au
ventricule latéral gauche, et que le liquide qui s'échap-
pait par là n'était autre chose que la sérosité ventriculaire.

Jusqu'au vingt-cinquième jour, l'état général avait été
satisfaisant ; mais alors le malade commença à avoir de
l'assoupissement et à rendre involontairement les urines
et les matières stercorales. Le trente-deuxième jour, il
balbutia en parlant, éprouva un tremblement involontaire
des lèvres et des membres supérieurs et inférieurs , fut
très-agité, et eut des soubresauts dans les tendons. Cet état
s'aggrava , le malade demeura immobile , les membres

à demi fléchis et contracturés, les mâchoires serrées et immobiles ; la respiration devint pénible et intermittente ; enfin la mort survint dans la nuit.

La surface cérébrale, qui avait été soulevée, dure et tendue pendant les derniers accidents, fut trouvée sur le cadavre, de niveau avec le reste de la plaie, et recouverte par une fausse membrane, rosée bien organisée et continue avec la cicatrice de la peau et du périoste. La dure-mère adhérait, d'une part, à la perforation des os du crâne, et d'une autre part, au cerveau. Cet organe était considérablement ramolli, presque diffluent aux environs de la cicatrice, rouge et injecté profondément jusqu'au corps strié, qui était lui-même altéré, parcouru par des veines nombreuses dilatées et remplies de caillots. Le trajet fistuleux dont nous avons parlé, étendu de la surface de la plaie au ventricule gauche, avait des parois sans organisation, et était imparfaitement obstrué par de la substance cérébrale d'un rouge jaunâtre et demi-liquide. Le ventricule gauche était tapissé par une couche pseudo-membraneuse, et le plexus choroïde de ce côté gonflé, dur, rouge, infiltré de pus dans quelques points, adhérait en outre à la paroi ventriculaire. Enfin le tissu cellulaire sous-arachnoïdien était infiltré de pus sur toute la surface du cerveau et de la protubérance ; une couche noirâtre et mince, étalée à la surface de l'arachnoïde pariétale, indiquait l'existence d'un épanchement de sang dans la cavité de l'arachnoïde.

La tête est sous nos yeux, et nous pouvons constater qu'une grande partie de la moitié gauche du frontal a été enlevée. La voûte orbitaire, les arcades orbitaire et sourcilière, l'apophyse orbitaire externe, sont détruites. Le sinus frontal gauche est largement ouvert, et il était, au moment de l'autopsie, rempli de matière purulente. L'os maxillaire supérieur a été fracturé en dedans de son articulation avec l'os malaire, et parallèlement à cette articulation, de manière à ce que l'antre d'Hygmore soit largement ouvert. Cette fracture s'étend en avant jusqu'au canal nasal, dont la paroi antérieure est divisée verticalement; une autre branche de la fracture passe par le trou sous-orbitaire, et va rejoindre le canal du même nom. La grande aile du sphénoïde est parcourue par plusieurs fissures qui se prolongent jusqu'au trou maxillaire inférieur, et la surface orbitaire du même os a subi dans deux endroits une perte de substance. Une autre fissure, qui part du sommet de l'orbite, passe sur le côté de la selle turcique, et va aboutir au trou déchiré antérieur droit, après avoir divisé obliquement le corps du sphénoïde. Enfin l'os propre du nez du côté gauche est le siége d'une fracture linéaire.

Outre ces solutions de continuité récentes, on remarque sur la mâchoire supérieure des traces de lésions plus anciennes. La partie antérieure et moyenne de l'arcade alvéolaire a été complétement emportée, ainsi que les dents qu'elle supportait: à sa place, on voit un bord mousse qui dépasse à peine le niveau de la voûte palatine; les grosses molaires et les dernières petites sont seules restées; en outre, une petite perforation existe au milieu de la voûte palatine : tous ces désordres ont été produits par un coup de pied de cheval. Il paraît, d'après l'observation de M. Bouchacourt, que la mâchoire inférieure remontait au-devant de la supérieure, de manière à raccourcir le diamètre vertical de la face; ce qui donnait une expression bizarre à la figure du blessé.

I.   4

Nᵒ 33. — Portion droite du crâne, donnée par M. J. Cloquet, alors prosecteur de la Faculté.

Sur la bosse pariétale droite est une fracture avec fracas et enfoncement. Elle est constituée par un fragment de forme ovalaire, dont le grand axe est dirigé obliquement de haut en bas et d'arrière en avant, et qui est lui-même partagé en plusieurs fragments secondaires. De chaque angle de l'ellipse formée par le contour de la fracture part une fissure dont l'antérieure, plus considérable que la postérieure, divise le pariétal droit obliquement de haut en bas, et partage en deux parties à peu-près égales son angle antérieur et inférieur. La postérieure, moins longue, traverse la suture lambdoïde, et intéresse l'occipital dans une étendue de deux ou trois centimètres. Cette fracture paraît avoir été occasionnée par un coup vigoureusement asséné de haut en bas, à l'aide d'un corps contondant arrondi, tel que serait un bâton. La suture écailleuse est disjointe.

Vers l'intérieur du crâne, le fragment le plus considérable présente, sur sa partie moyenne, une fêlure de la table interne ; la table externe, dans le point correspondant, est tout à fait intacte. Ce fragment n'est pas complétement détaché du reste du crâne : par son bord inférieur, repoussé vers la cavité crânienne, il fait une saillie de quelques millimètres ; mais la partie postérieure de son bord supérieur est restée en continuité avec la calotte osseuse, au moyen de la table interne, qui est seulement pliée, et s'est ainsi prêtée au déplacement.

L'épaisseur des os est assez considérable, mais la substance diploïque y est très-abondante. Les sutures ne sont aucunement soudées.

N° 34. — Tête d'un homme adulte, provenant de l'ancienne Académie de chirurgie.

La voûte du crâne est le siége d'une fracture très-considérable, avec fracas des os, enfoncement des fragments, écartement des sutures, etc., etc. Cette fracture paraît avoir été produite par un instrument contondant, qui a frappé d'aplomb sur le sommet de la tête, au milieu de la suture intra-pariétale. Là, en effet, la partie supérieure des pariétaux est brisée et séparée en trois fragments, qui, réunis entre eux, forment un ensemble de toute part circonscrit par une solution de continuité très-nette, ayant la forme d'une ellipse dont les axes sont, l'un de neuf, et l'autre de six centimètres. Cette portion elliptique de la voûte du crâne est, du côté gauche, enfoncée dans la cavité crânienne, tandis que les os sont restés de niveau du côté droit, où la solution de continuité ne s'étend pas au delà du diploé, et où la table interne de l'os non fracturé a seulement plié pour se prêter au déplacement de la portion opposée.

De ce point du crâne, comme d'un centre, partent deux fractures : l'une descend verticalement en arrière, en passant par la suture sagittale, et se propageant ensuite de l'angle supérieur et postérieur de l'occipital jusqu'aux environs de la fosse condylienne postérieure droite, où elle se termine nettement. L'autre divise le pariétal droit en deux portions inégales, dont l'antérieure est plus grande, et va tomber perpendiculairement sur la suture écailleuse. L'écartement de la suture sagittale est de cinq à six millimètres, et telle, que le pariétal gauche est déprimé sensiblement au-dessous de celui du côté opposé. L'examen le plus attentif ne fait découvrir à la base du crâne aucune fracture par contre-coup. Deux couronnes de trépan ont été appliquées sur les côtés de la fracture du pariétal.

Les altérations survenues, tant sur les surfaces mêmes de la solution de continuité que sur les portions d'os qui les avoisinent, attestent que le malade a survécu quelque temps à des désordres si considérables. Les surfaces de la solution de continuité sont, en effet, incrustées de matière osseuse de nouvelle formation, qui semble avoir été déposée là par sécrétion ; et, à quelque distance des bords des fractures, les os paraissent érodés, comme si les tables interne et externe s'étaient exfoliées; il y a même des points où la table externe est minée, et près de se détacher.

N° 35. — Voûte du crâne provenant de l'Académie de chirurgie.

Cette pièce démontre parfaitement que, malgré les désordres les plus considérables survenus dans l'enveloppe osseuse du cerveau, l'individu peut encore vivre long-temps : ce fait est prouvé ici par l'état de consolidation d'un certain nombre de pièces que la fracture avait séparées.

L'état des os fait présumer, ou bien que l'individu a fait une chute d'un lieu élevé sur le sinciput, ou bien qu'un corps lourd, à surface large, est tombé de haut sur cette partie. Le frontal, les deux pariétaux et l'occipital ont été fracturés dans une étendue considérable. Pour décrire avec quelque méthode les désordres arrivés à ces os, nous serons obligés d'adopter l'ordre anatomique.

Surface extérieure. — 1° Sur la ligne médiane, la suture sagittale est tout à fait disjointe dans ses deux tiers postérieurs ; les bords correspondants des pariétaux ne présentent plus que quelques vestiges des dentelures qui les hérissent dans l'état normal. Dans le tiers antérieur, les bords des os sont restés en contact, et les dentelures sont bien conservées. Derrière la suture sagittale, l'occipital est divisé verticalement sur la ligne médiane, depuis son angle supérieur jusqu'à la protubérance occipitale externe. Dans ce point la fracture se dévie à gauche, contourne le côté gauche de la protubérance, et vient finir nettement et perpendiculairement sur le même côté de la ligne courbe occipitale inférieure. Cette fente fait directement suite à l'écartement de la suture sagittale, dont elle semble être la continuation. Ses bords, très-écartés supérieurement (cinq millimètres), le sont moins inférieurement (deux millimètres); ils arrivent même au contact, au niveau de la protubérance occipitale externe, dans une petite étendue. Les bords de cette division sont épais, mousses et arrondis, criblés de trous, et ne présentent aucune trace ni d'esquilles, ni de fêlures, ni d'enfoncement.

2° Sur les côtés, le pariétal droit est divisé en deux fragments: le premier, irrégulièrement quadrilatère, est légèrement déprimé en arrière ; en avant, il a conservé son niveau avec les autres os. Ce fragment, très-considérable, est borné, en dedans, par la suture sagittale, dont il occupe les trois quarts antérieurs, en bas, par la trace d'une division placée à deux centimètres au-dessus de la ligne courbe temporale, division qui est parfaitement consolidée, en avant, par la suture fronto-pariétale, dont la partie moyenne est disjointe, enfin, en arrière, par la bosse pariétale, divisée en deux par une fente transversale dont les bords sont assez fortement écartés, et qui se continue par son extrémité externe avec la division consolidée dont il a déjà été question, tandis que son extrémité interne vient tomber presque perpendiculairement sur la suture sagittale.

Le pariétal gauche a été divisé en quatre fragments : trois supérieurs, peu considérables, placés sur les côtés de la suture sagittale ; un inférieur, qui constitue la plus grande partie de l'os. Des trois fragments supérieurs, l'un a été complétement détaché, et a laissé sur les côtés de la suture sagittale une large ouverture : ce fragment a-t-il été enlevé par l'art, dans le principe de la maladie, pour donner une libre issue aux liquides ? Cela nous paraît probable. Quant aux deux fragments restant, ils sont parfaitement consolidés, et ne sont que légèrement déprimés au-dessous du niveau des autres os.

Le frontal présente, à droite, une fêlure étendue depuis la suture fronto-pariétale jusque vers la bosse frontale droite. A l'extérieur, cette fêlure est parfaitement consolidée.

Lorsque l'on considère chacune des fêlures et des fentes qui sillonnent cette voûte du crâne, on voit que toutes celles dont les bords se sont trouvés en contact se sont très-bien réunies, et les bords de ces cicatrices sont remarquables par le nombre considérable de trous vasculaires qui les percent. Cela est surtout apparent sur celle qui réunit le fragment supérieur du pariétal droit à son fragment inférieur, au-dessus de la ligne courbe temporale. Au contraire, les bords des fentes qui étaient fortement écartés, sont devenus mousses, arrondis, les dentelures qui les garnissaient dans l'état naturel ont disparu, et on ne voit déposée entre eux aucune portion de substance osseuse de nouvelle formation.

Surface intérieure. — En examinant la surface intérieure de cette voûte du crâne, on est d'abord frappé de la teinte jaunâtre que présentent les deux pariétaux le long des fractures ; il semble que ces points aient été baignés long-temps par le pus. On voit la table interne couverte, dans une grande étendue, par des végétations nombreuses, au milieu desquelles rampent des sillons irréguliers, petits et multipliés. Ils paraissent se continuer avec ceux de l'ar-tère méningée moyenne, qui sont remarquables par leur multiplicité, surtout sous le pariétal droit.

Cette pièce présente encore une particularité curieuse : c'est que les fissures de la table interne qui correspon-dent à celles que nous avons signalées sur la table ex-terne, sont moins bien réunies que ces dernières ; leurs bords sont écartés, coupés perpendiculairement, et ne présentent pas ces trous nombreux que nous avons si gnalés sur les bords des autres. La mieux réunie est celle qui correspond à la fracture du pariétal droit ; son trajet est marqué par une ligne rougeâtre et par des sillons vas-culaires très-considérables, que bornent des mamelons de substance osseuse de nouvelle formation. (Voy. pl. 5, fig. 1.)

ORDRE V^e. — *Écartement des sutures du crâne.*

N° 36. — Voûte du crâne, donnée par M. le baron Larrey.

Un jeune chasseur à cheval de la garde impériale, dans un accès de délire, se jeta par la fenêtre d'un deuxième étage de l'une des salles de l'hôpital du Gros-Caillou, et tomba sur le pavé de la cour. Transporté dans la salle des blessés, il expira quelques heures après.

L'occipital et le bord postérieur des pariétaux sont bri-

sés en éclats ; la moitié droite de la suture lambdoïde est
en partie disjointe ; la moitié gauche, traversée par plu-
plusieurs fractures, est restée intacte ; la suture sagittale est disjointe dans toute son étendue. En avant, le
bord antérieur du pariétal droit a quitté le bord correspondant du frontal, tandis que le pariétal gauche est resté
n place.

Outre son intérêt pathologique, résultant du grand fracas des os et de la disjonction des sutures sagittale et fronto-
pariétale, cette pièce présente une variété anatomique
assez rare : c'est un os wormien, placé à l'extrémité antérieure de la suture sagittale, entre les deux angles an-
téro-supérieurs des pariétaux. Cet os, irrégulièrement
triangulaire, présente une base articulée avec le frontal,
et deux côtés articulés avec les pariétaux : la suture, qui
l'unit avec le pariétal droit est disjointe dans toute son
étendue ; celles qui l'unissent avec le pariétal gauche et
le frontal sont demeurées intactes (Larrey, *Mém. de chir.
milit.*, tom. 4, pag. 217).

N° 37. — Voûte du crâne, d'origine inconnue.

On voit sur le frontal, du côté gauche, au-dessus et en dedans de l'apophyse orbitaire externe et de la ligne courbe
qui en part, une fracture qui remonte obliquement vers la
suture fronto-pariétale, laquelle est disjointe depuis la fracture jusqu'à la suture sagittale. Cette dernière présente elle-
même un écartement qui occupe un peu moins de sa moitié antérieure. Dans sa moitié postérieure, la suture est
demeurée intacte ; mais, dans le lieu où la disjonction
cesse, est une fêlure qui se dirige obliquement d'avant en
arrière sur le pariétal droit, et qui divise la table externe
de cet os dans l'étendue de deux centimètres. Cette fêlure

s'est plus prolongée à l'intérieur du crâne, où elle circonscrit un fragment irrégulièrement triangulaire de la table
interne, fragment dont la base repose sur la suture sagittale. Une couronne de trépan a été appliquée sur la moitié gauche de la suture fronto-pariétale.

La table interne du frontal et des deux pariétaux présente au-dessous d'elle une disposition très-remarquable,
que nous avons déjà observée sur la pièce n° 20. On y voit
une foule de canalicules capillaires, qu'une injection naturelle de sang desséché rend on ne peut plus apparents.
Un très-grand nombre de ces canalicules viennent percer
la table interne, et dans ce point ils présentent une extrémité très-élargie relativement à leur volume, et semblent
se terminer par une extrémité renflée en forme de petite
massue. Une disposition analogue, mais moins marquée,
se montre sous la table externe, principalement au niveau du bord postérieur des pariétaux. (Voy. pl. 5,
fig. 2.)

N° 38. — Voûte du crâne, provenant de la collection
de Desault, et qu'une note de sa main signalait comme
très-curieuse.

Au niveau des deux angles antérieurs et supérieurs des
pariétaux existent trois fêlures : l'une intéresse le pariétal
droit et s'étend jusque sur la partie latérale droite du frontal, en traversant la suture fronto-pariétale ; les deux
autres, très-rapprochées entre elles, existent sur le frontal seul, très-près des angles supérieurs des pariétaux.
La suture sagittale est disjointe et écartée, dans toute son
étendue. Cet écartement, qui est d'environ quatre millimètres, s'arrête en arrière sur la suture lambdoïde ; mais il
est continué sur l'occipital par une fissure qui divise ver-

ticalement cet os de haut en bas : la partie inférieure de la tête manquant, il est impossible de savoir où s'arrêtait la division. La coloration brunâtre de l'intérieur du crâne indique qu'un épanchement de sang abondant existait là pendant la vie.

En avant, trois couronnes de trépan ont été appliquées, deux sur le frontal, au niveau des deux fêlures que nous avons indiquées ; la plus inférieure correspond au sinus longitudinal supérieur ; la troisième a été appliquée sur le pariétal gauche, très-près de son angle antérieur et supérieur. Par la face interne, on peut voir qu'une partie de cette couronne divise presque en travers l'un des sillons les plus larges de l'artère méningée moyenne. A l'extérieur, les deux pariétaux, surtout en arrière, sont remarquables par les trous nombreux qui percent la table externe.

Ces os sont très-minces : le bord inférieur du pariétal droit a, vers sa partie moyenne, deux millimètres ; le gauche est un peu plus épais dans le point correspondant ; mais au niveau de son angle postérieur et inférieur il n'a qu'un millimètre et demi ; le frontal, à la crête coronale, c'est-à-dire dans son point le plus épais, n'a que quatre millimètres. (Voy. pl. 5, fig. 3.)

Les n°s 34 et 35 nous ont également offert de beaux exemples d'écartement des sutures. On en trouvera un non moins curieux au n° 41. On peut remarquer que cette lésion n'existe jamais seule ; elle est toujours accompagnée de fractures plus ou moins considérables.

ORDRE VIᵉ. — *Fractures et plaies de la base du crâne.*

N° 39. — Base du crâne, donnée par la Société anatomique, sans renseignements.

On voit à la base de cette pièce un grand nombre de solutions de continuité, qui sont probablement le contrecoup d'une fracture considérable qui existe derrière l'apophyse mastoïde droite et au-dessus d'elle.

Dans ce point-là, en effet, l'angle postérieur et inférieur du pariétal, l'occipital, et la portion écailleuse du temporal, sont divisés en plusieurs fragments. La force qui a produit ces premières fractures s'est propagée à la base du crâne, en suivant une ligne oblique d'arrière en avant et de droite à gauche, ligne qui, partant de l'apophyse mastoïde droite, aboutit à la partie moyenne du sphénoïde, au niveau de l'articulation supérieure du vomer avec cet os. Dans ce trajet, on rencontre les désordres suivants : 1° Une fracture transversale, partant de la fosse condylienne postérieure droite, sépare complétement le condyle du reste de l'occipital; elle continue ensuite sa marche transversale, passe au-devant de l'apophyse mastoïde, de manière à ce que le rocher soit complétement séparé par sa base du reste du temporal; ce rocher a même été perdu. 2° Le corps du sphénoïde est divisé obliquement d'arrière en avant, de droite à gauche, par une fracture qui part, en arrière, de l'extrémité postérieure du sinus caverneux, et se termine derrière le trou optique gauche : de là part un second rayon qui, du trou optique gauche, se rend au trou déchiré antérieur du même côté, en traversant le sinus caverneux. La lame supérieure du corps du sphénoïde est seule intéressée par cette solution de continuité. 3° Une petite portion de la pointe du rocher gauche a été également divisée, ainsi que la demi-circonférence postérieure du trou maxillaire supérieur, de sorte que le trou déchiré antérieur présente des dimensions très-considérables. 4° Dans la fosse condylienne gauche, on remarque également une fracture transversale, qui, après avoir séparé le condyle de ce côté du reste de l'occipital, s'arrête en dehors au niveau de l'apophyse vaginale du sphénoïde.

Sur cette même pièce, les os propres du nez présentent la trace d'une fracture ancienne. Une division transversale a séparé la partie inférieure de ces os à l'union de leur tiers inférieur avec les deux tiers supérieurs. Les fragments inférieurs se sont déplacés en se portant presque horizontalement de gauche à droite. Le bord antérieur de l'apophyse montante du maxillaire supérieur gauche a été légèrement déprimé vers la cavité des fosses nasales; le bord correspondant du côté droit a été un peu renversé en dehors, comme si toute l'extrémité du nez avait été déviée et portée de gauche à droite.

N° 40. — Base du crâne, provenant de l'ancienne Academie de chirurgie.

Une fracture d'une étendue considérable et linéaire partage cette base du crâne en deux moitiés, l'une antérieure et l'autre postérieure. Cette fracture a la forme d'un V très-ouvert, dont l'angle saillant en avant répond au côté droit de l'apophyse basilaire, laquelle est complétement divisée en travers; des deux côtés, elle se dirige obliquement de dedans en dehors, et d'avant en arrière, passe au-devant du rocher, qu'elle sépare de la portion squameuse du temporal, traverse, chemin faisant, le trou

déchiré antérieur, longe la scissure glénoïdale, et divise
le conduit auditif externe suivant son grand axe; ensuite elle se termine, du côté droit, par une simple fissure
qui embrasse la base de l'apophyse mastoïde, tandis qu'à
gauche, où l'écartement est bien marqué, elle monte au-
devant de cette même apophyse jusqu'à la suture squameuse, suit cette suture dans l'étendue d'environ quinze
millimètres, et recommence enfin sur le pariétal, où nous
l'aurions vue sans doute se prolonger plus loin, si la voûte
du crâne était en notre possession.

Chacune des voûtes orbitaires, très-mince, est le siége
d'une fracture en étoile, avec légère perte de substance
au centre, pour celle du côté droit seulement. Une des
branches de cette fracture vient tomber sur le bord libre
de l'apophyse d'Ingrassias, au niveau de la partie externe
de la fente sphénoïdale ; une autre branche se dirige en
dedans vers la base de l'apophyse crista galli, et se continue ensuite sous forme d'une fissure qui partage l'os
planum, et se dirige obliquement de haut en bas, et d'arrière en avant, sur la paroi interne de l'orbite, jusqu'à ce
qu'elle atteigne l'orifice supérieur du canal nasal et la
suture qui unit l'os unguis au plancher de l'orbite.

La symétrie parfaite de ces deux lésions, et celle qu'on
observe également entre les deux moitiés de la grande
fracture transversale, nous porte à croire que ces solutions de continuité sont le résultat d'un contre-coup, la
violence extrême qui est la cause de ces désordres ayant
porté son action sur le sommet de la tête; aussi regret-
tons-nous vivement d'être privés de la voûte du crâne.

N° 41. — Base du crâne, donnée par M. Desgranges,
en 1775.

Cette pièce présente plusieurs fractures qui ont sans doute été faites par contre-coup. 1° Une première fracture complète et linéaire s'étend obliquement de dehors en dedans, et d'arrière en avant, de l'angle postérieur et inférieur du pariétal gauche jusqu'au grand trou occipital, sur le bord correspondant duquel elle vient tomber. A l'endroit où cette solution de continuité commence sur le pariétal, on remarque que cet os a pris une teinte violacée, et qu'il est criblé d'ouvertures vasculaires qui le font paraître érodé ; les sutures lamboïde et mastoïdo-pariétale sont, en outre, légèrement écartées. 2° Une seconde fracture, qui a la même direction que la précédente, s'étend du grand trou occipital à la partie la plus reculée du trou déchiré postérieur droit, et divise les parties intermédiaires, c'est-à-dire le trou condylien postérieur et le condyle de l'occipital. 3° Une troisième fracture, également oblique de gauche à droite et d'arrière en avant, coupe le rocher perpendiculairement à son axe, un peu en arrière de l'orifice du conduit auditif interne et du canal carotidien, au niveau de l'hiatus de Fallope, au beau milieu du limaçon, et le divise aussi nettement que s'il eût été coupé par un instrument tranchant ; de telle sorte qu'une des moitiés du limaçon se trouve sur chacun des fragments. Cette singulière lésion a sans doute été favorisée par la structure des parties, le rocher étant naturellement peu développé sur ce sujet, et faible principalement suivant le trajet de la fracture, ainsi qu'on peut s'en convaincre par l'inspection du côté opposé.

On aura sans doute remarqué que ces trois fractures ont une direction commune ; ajoutons qu'elles sont situées sur le prolongement d'une même ligne droite, de sorte qu'on peut, avec raison, les considérer comme une seule

fracture, interrompue en deux points par les trous occipital et déchiré postérieur droit.

En outre, la voûte orbitaire droite est le siége d'une
fissure peu prolongée, qui tombe perpendiculairement
sur le milieu de la fente sphénoïdale.

N° 42. — Tête donnée par M. le baron Larrey, sans observation.

Un sabre a sans doute pénétré par l'ouverture antérieure de la fosse nasale droite, a traversé cette fosse obliquement de bas en haut, de droite à gauche, a fracturé
en passant les cornets inférieur et moyen, détaché le bord
supérieur de la lame perpendiculaire de l'ethmoïde, et
pénétré dans le crâne sur le côté gauche de l'apophyse
crista galli, en divisant la moitié postérieure de la lame
criblée de l'ethmoïde, et la portion de la petite aile du
sphénoïde qui forme la paroi supérieure du sinus sphénoïdal. Nous verrons plus bas les particularités remarquables
que présente l'ouverture interne de cette plaie, aussi curieuse par sa gravité que par sa bizarrerie.

Vers l'orifice extérieur des fosses nasales, la pointe du
sabre a porté sur l'apophyse montante du maxillaire supérieur, à quatre ou cinq millimètres en dehors du contour
de l'ouverture antérieure du nez; ce rebord a été complétement fracturé, depuis son articulation avec l'os propre
du nez, jusqu'au niveau de la racine de la dent canine
droite, point dans lequel on voit une petite entaille remplie de rouille, qui a sans doute été faite par le tranchant
du sabre. Au dessus, le cornet inférieur est fracturé, et la
paroi interne du canal nasal enlevée.

On voit à l'intérieur du crâne, sur la partie moyenne de
la fosse cérébrale antérieure, un peu à gauche, une ou-

verture longitudinale, obliquement dirigée d'avant en arrière et de dedans en dehors, et étendue depuis le côté
gauche de l'apophyse crista galli jusqu'aux apophyses
clinoïdes qui sont réunies sur ce sujet. Cette ouverture a
trente-cinq millimètres de long, et l'instrument qui l'a produite a laissé une empreinte sur l'éminence qui unit les
deux apophyses clinoïdes. A en juger par la longueur de
cette ouverture, le sabre a dû pénétrer profondément
dans la base du lobe antérieur gauche du cerveau. En arrière, le nerf optique gauche, et l'artère carotide interne
du même côté, à sa sortie du sinus caverneux, ont dû être
également divisés.

N° 43. — Tête traversée d'avant en arrière par une portion de baguette de fusil, pièce très-remarquable, donnée
par M. le baron Larrey, avec l'observation.

Un soldat du 61e régiment d'infanterie, revenant de
l'exercice à feu, le 23 mars 1810, tira en jouant sur son
camarade Christophe Cros, dans l'intime persuasion que
son fusil n'était pas chargé; mais, à sa grande surprise, le
coup part, Cros est renversé, et l'on voit sa tête traversée
de part en part, du front à la nuque, par une longue portion de la baguette laissée par mégarde dans le fusil. Cependant il se releva, et fit le trajet, de l'endroit où il fut
frappé, à l'ambulance, éloignée de cinq quarts de lieue,
en partie sur une charrette et en partie à pied. Il n'y avait
pas eu de saignement de nez ni d'oreilles, ce qui nous sera
expliqué par le trajet du projectile à travers la base du
crâne; les fonctions n'avaient pas été dérangées pendant
la route.

Arrivé à l'ambulance, on fit des efforts pour extraire
le corps étranger; il se rompit, et le fragment antérieur,

long de quinze centimètres environ, fut extrait; mais le postérieur résista à toutes les tentatives, et resta inébranlable dans la position qu'il occupait. On eut alors l'idée d'appliquer une couronne de trépan, le plus près possible du point du crâne sur lequel la baguette faisait saillie. Contre tous les préceptes de l'art, dit avec raison M. Larrey, et malgré le danger d'une telle opération, le trépan fut appliqué sur le bord du trou occipital, à quelques lignes du trou condylien postérieur. Le malade expira le 25 mars; la blessure avait été reçue le 23.

Malheureusement le chirurgien qui a recueilli l'observation, préoccupé sans doute par les difficultés que présentait un cas aussi insolite, a omis tous les symptômes que le blessé a pu présenter avant et après l'opération du trépan, et ceux qui ont précédé sa mort si prompte.

Voici le trajet que la baguette a parcouru à travers la base du crâne. Le frontal est percé entre les deux bosses sourcilières, un peu plus près de la droite que de la gauche, par une ouverture ronde dont le plus grand diamètre a huit millimètres; le plus petit en a six. Ses bords sont nettement coupés, sans fracture et sans enfoncement. Cette ouverture conduit dans les sinus frontaux, dont la paroi postérieure, formée par la table interne du frontal, présente une ouverture beaucoup plus large que celle de la table externe; de là, le projectile s'est dirigé d'avant en arrière et de haut en bas, de droite à gauche, en enlevant le sommet de l'apophyse crista-galli, et passant entre les deux hémisphères du cerveau, sans les léser, dit l'observation. Le projectile pénètre ensuite le côté gauche du corps du sphénoïde, au devant de la gouttière transversale des nerfs optiques, passe en dedans et un peu au-dessous du trou optique gauche, sur le côté in-

1.   5

terne du sinus caverneux, dont il est séparé par une lamelle osseuse en partie détruite. Il s'engage ensuite entre
le sommet du rocher et le bord gauche de l'apophyse basilaire, suit l'articulation de ces deux os jusqu'à la base du
condyle gauche de l'occipital, qu'il traverse dans toute sa
longueur d'avant en arrière, et vient enfin sortir par le
trou condylien postérieur, après avoir traversé l'antérieur qu'il obstrue complétement.

On voit, par ce trajet, que cette baguette a passé à
côté des organes les plus importants, nerfs et vaisseaux,
sans les léser, à l'exception de la neuvième paire (nerf
grand hypoglose) qui a dû nécessairement être déchirée
à son passage dans le trou condylien antérieur; ce qui
nous fait regretter plus vivement qu'on ne nous ait donné
aucun renseignement sur la difficulté que le blessé peut
avoir éprouvée dans les mouvements de la langue.

En traversant la base du condyle gauche, la baguette
a fait éclater une portion de la table interne de l'occipital, depuis le trou déchiré postérieur jusqu'au trou occipital.

ORDRE VIIe. — *Fractures ou plaies du crâne, anciennes
et guéries.*

N° 44. — Portion du frontal, donnée par M. Baron, interne des hôpitaux.

Cette pièce provient d'un homme qui reçut, six ans avant
sa mort, un coup de pied de cheval au front, et qui, depuis, eut plusieurs accès de délire. M. Baron a assisté au
dernier de ces accès: le malade n'avait aucune paralysie
du sentiment ou du mouvement, pas de contractures ni de
convulsions; il mourut malgré l'emploi des moyens anti-

phlogistiques les plus énergiques. Durant la vie, on avait pu constater à la région frontale du côté droit, un peu au-dessus du sourcil, une dépression transversale d'environ trois centimètres de longueur, sur un de largeur; la peau adhérait au fond de cette dépression, qui avait plusieurs millimètres de profondeur, et qui occupait le lieu où le malade se rappelait avoir reçu le coup de pied de cheval.

A l'autopsie on reconnut, ce qu'on peut aussi constater sur la pièce sèche, que la table interne, repoussée vers l'intérieur, offre de ce côté une double saillie mamelonnée, qui fait dans le crâne un relief de trois à quatre millimètres. La dure-mère, nullement adhérente à l'os, présentait seulement, au niveau de la petite saillie, une sorte de cicatrice jaunâtre; le cerveau, dans lequel on remarquait un peu d'injection et de rougeur générales, n'offrait aucune lésion appréciable dans le point correspondant à l'altération des os. La coupe de l'os permit de constater que les deux tables de l'os avaient leur couleur normale, et qu'elles étaient séparées par un tissu rougeâtre, bien plus dur et plus serré que dans l'état ordinaire.

Sur la pièce desséchée, telle que nous l'avons aujourd'hui entre les mains, il est impossible de trouver aucune trace de solution de continuité. Dans le lieu où a porté la violence, il semble que les deux tables aient été enfoncées vers l'intérieur, l'interne moins cependant que l'externe, de sorte que l'épaisseur de l'os a diminué, la lame de diploé qui sépare les deux tables est peu épaisse, et enfin la saillie intérieure n'est pas en proportion exacte avec la dépression extérieure. Les parties molles ont été laissées, et demeurent adhérentes à l'endroit du crâne qui a été blessé. (Voy. *Bulletins de la Société anatomique,* 12e année, 1837, pag. 128.)

No 45. — Tête donnée en 1812 par Béclard, alors chef des travaux anatomiques de la Faculté.

À la partie moyenne et inférieure du frontal, immédiatement au-dessus des arcades sourcilières, on aperçoit une dépression irrégulière, large comme une pièce de cinq francs, revêtue de tissu compacte, et que nous considérons comme étant la cicatrice d'une ancienne fracture avec enfoncement. Le fond de cette dépression est occupé par un sillon de deux à trois centimètres de longueur, indice de la direction qu'affectait la solution de continuité. Derrière ce sillon, dans l'intérieur du crâne, et sur la ligne médiane, existe une saillie longitudinale, dirigée de haut en bas, surpassant trois ou quatre fois en volume l'apophyse crista-galli, et due sans doute au refoulement des fragments. À la partie inférieure du sillon précédemment indiqué, un peu au-dessus de l'épine nasale, on remarque deux petites ouvertures, l'une, communiquant avec la cavité crânienne, l'autre plus large, s'ouvrant dans les sinus frontaux. L'état des parties ne laisse aucun doute sur la guérison du malade; mais il est probable qu'il avait conservé une fistule aérienne.

No 46. — Fragment isolé de la voûte du crâne, qui nous paraît être la partie moyenne du pariétal gauche, donné par M. Cruveilhier, sans renseignements.

Au niveau de la bosse pariétale, on voit une large ouverture oblongue, dont le grand diamètre, dirigé obliquement de haut en bas, et d'avant en arrière, a environ quatre centimètres d'étendue, tandis que le petit n'en a

que deux. Les bords de cette ouverture sont minces et arrondis dans presque toute leur circonférence. En avant,
près de l'extrémité antérieure de l'ouverture, la table externe présente une dépression considérable, au-dessous
de laquelle est un bourrelet très-saillant qui la sépare de la
fosse temporale. Sur la demi-circonférence postérieure
se trouvent deux fêlures dont les bords sont exactement
rapprochés et consolidés, et qui ne sont apparentes que
sur la table externe.

En examinant la face cérébrale, on voit que la table interne a subi une perte de substance assez considérable,
qui a été en partie réparée par la production d'une substance osseuse nouvelle, d'une couleur jaunâtre et d'un
aspect irrégulier. — Cet os présente une épaisseur considérable (un centimètre dans quelques points).

On ne peut douter que cette lésion ne soit le résultat
d'une fracture avec perte de substance.

N° 47. — Voûte du crâne, provenant de la collection de
Desault, sur laquelle les sutures sont soudées et presque
entièrement effacées, et qui paraît avoir appartenu à un
homme vigoureux.

Vers l'angle supérieur et postérieur du pariétal droit,
on aperçoit une ouverture en forme de demi-lune, ayant
un bord externe convexe, qui est taillé à pic dans l'épaisseur de l'os, et dont les arêtes sont émoussées, et un
bord interne droit, irrégulier et mince, précédé d'une dépression comme si l'os avait été coupé en biseau aux dépens de sa table externe. On serait tenté tout d'abord de
prendre cette ouverture pour le résultat d'un coup de
feu qui a pénétré de gauche à droite, ou pour la trace
de l'application d'une couronne de trépan, en partie com-

blée par une cicatrice osseuse. La couleur du pariétal blessé est un peu plus foncée que celle du côté opposé, et l'os est aussi percé d'ouvertures vasculaires plus nombreuses.

A l'intérieur du crâne, on remarque, au côté externe de la perforation, une surface de la largeur d'une pièce de deux francs, qui est déprimée au-dessous du niveau du reste des os, et entièrement dépourvue de table interne; à la place de celle-ci, existe un tissu osseux compacte, mais irrégulier, et parcouru par une multitude de petits sillons contournés sur eux-mêmes. La surface que nous venons de décrire est entourée d'un bord inégal, nettement tranché et coupé par des stries multipliées, qui tombent perpendiculairement sur lui et donnent au tissu osseux un aspect froncé. En se rapprochant de la perforation, ce bord s'amincit et se confond insensiblement avec elle; du côté opposé, on voit que la table interne se prolonge de manière à boucher incomplétement la perforation, et semble, en outre, avoir été repoussée vers la cavité crânienne.

Les sillons de l'artère méningée moyenne sont larges, profonds, nombreux, et fournissent un très-grand nombre de ramifications, tant à droite qu'à gauche. L'intérieur de cette calotte osseuse est, en outre, semé de petites masses osseuses, irrégulières, saillantes au-dessus du niveau de la table interne, et surtout marquées dans la région frontale.

Une fente linéaire, longue de quatre à cinq centimètres, parallèle à la ligne médiane sur le côté droit de laquelle elle est située, existe sur le frontal. Cette solution de continuité est-elle postérieure à la mort? A-t-elle été faite pendant la vie? C'est ce qu'il n'est guère possible de déterminer ; mais, dans cette dernière hypothèse, toujours est-il certain que cette fracture est récente, et entièrement indépendante de la lésion principale, dont l'ancienneté est manifeste.

N° 48. — Voûte du crâne, d'origine inconnue. Cette pièce est très-lourde ; elle pèse 513 grammes.

La moitié gauche du frontal présente à sa face interne une tumeur à base large, étendue de la suture fronto-pariétale à la fosse frontale, et limitée en dedans par la gouttière longitudinale qui n'est pas déformée. Cette tumeur osseuse, inégale, et qui semble résulter du refoulement de la table interne, fait une saillie de plus d'un centimètre. La moitié droite du frontal est également épaissie, mais sa table interne ne fait pas de saillie sensible dans l'intérieur du crâne. L'épaisseur de la moitié gauche du frontal est de vingt-trois millimètres ; celle de la moitié droite est de treize seulement. A l'extérieur, la moitié gauche du frontal présente, dans le point qui correspond à la saillie intérieure, une dépression large et superficielle qui semble indiquer pour point de départ à ces lésions une violence extérieure, sans doute une ancienne fracture avec enfoncement des fragments, à laquelle le malade a longtemps survécu. Le frontal et les pariétaux sont criblés d'ouvertures vasculaires. La suture fronto-pariétale, presque effacée du côté droit, a complétement disparu du côté gauche : il reste quelques traces de la suture sagittale.

N° 49. — Voûte du crâne, donnée par M. le professeur Cruveilhier, et recueillie à la Salpêtrière.

Elle présente, sur sa partie supérieure et un peu latérale gauche, une plaque osseuse, oblongüe, qui commence en arrière, sur l'extrémité postérieure de la suture sagittale, et vient se terminer sur la partie supérieure gauche du frontal. Cette plaque, qui fait au-dessus des os une saillie de quatre à cinq millimètres environ, est inégale, non rugueuse, d'un blanc mat, formée de substance très-compacte. De la circonférence de cette plaque partent un nombre considérable de rayons divergents, formés par des gouttières creusées dans la table externe de l'os. Ces rayons sont surtout nombreux et très-prononcés au niveau de la bosse pariétale gauche, au-dessus et au niveau de la bosse frontale du même côté. Dans le premier de ces deux points, quelques-uns de ces rayons ont un diamètre assez considérable, mais le plus grand nombre a la grosseur d'un cheveu; ils sont presque tous parallèles les uns aux autres, et convergent vers la plaque. La plupart d'entre eux, surtout du côté de la suture sagittale, circulent entre de petits mamelons stalactiformes, de substance osseuse, qui paraît s'être déposée sur leurs bords. Toute cette altération, plaque et rayons, est circonscrite exactement par une dépression de la table externe des os, remarquable surtout sur le frontal, et tout le long de la ligne courbe de l'occipital. La plaque a huit centimètres de longueur, et trois à quatre centimètres de largeur dans sa partie moyenne : elle est recouverte par une portion de péricrâne dure et épaissie.

Cette pièce a été recueillie sur une femme qui disait avoir reçu un coup dans son enfance, et avoir été trépanée : l'inspection de la pièce ne montre pas la plus légère trace de trépan.

La surface interne de cette voûte du crâne présente plusieurs particularités remarquables : le sillon de l'artère méningée moyenne est beaucoup plus large à gauche (côté de la maladie) qu'à droite. Toute la face interne du pariétal gauche est criblée de sillons et de trous qui, dans quelques points, lui donnent un aspect chagriné; le pariétal droit en présente un moins grand nombre.

Le poids et l'épaisseur de cette voûte du crâne sont augmentés : elle pèse 372 grammes. L'épaisseur des os est plus considérable du côté droit que du côté gauche. Le frontal, à droite de la crête coronale, a neuf millimètres ; au niveau de la fosse temporale droite, cinq millimètres ; en arrière, et à droite de la protubérance occipitale externe, neuf millimètres ; au niveau de la protubérance, douze millimètres ; au niveau de la fosse temporale gauche, trois millimètres ; à gauche de la suture coronale, quatre millimètres. Au niveau de la cicatrice osseuse, le crâne a sept millimètres d'épaisseur. La portion droite supérieure du frontal présente, près de la suture fronto-pariétale, un point où il a près d'un centimètre d'épaisseur; il y a dans ce point une saillie vers l'intérieur du crâne.

La suture fronto-pariétale, la suture sagittale, et l'angle supérieur de la suture lambdoïde, sont entièrement soudés.

ORDRE VIIIe. — *Fractures des os de la face.*

N° 50. — Base du crâne, donnée par M. Petit, chirurgien à Corbeil.

Une violence extérieure a agi sur la racine du nez et sur les apophyses montantes du maxillaire supérieur de l'un et de l'autre côté. La partie inférieure et moyenne du frontal a été brisée en plusieurs fragments; la fracture circonscrit les sutures fronto-nasale et fronto-maxillaire, et s'étend de chaque côté jusque dans l'intérieur de l'orbite; les fragments ne sont que légèrement déprimés à gauche : à droite, ils ont subi un déplacement plus considérable, et font saillie vers l'angle supérieur et interne de l'orbite.

L'apophyse montante du maxillaire supérieur droit a été fracturée en partie à sa base, et enfoncée vers la cavité des fosses nasales. La suture qui l'unit au frontal est disjointe, et le sommet de l'apophyse est déprimé au-dessous du niveau du bord correspondant du frontal; une partie du bord externe de l'os propre du nez du même côté est fracturée, et entièrement séparée; la suture qui unit son bord supérieur à l'échancrure nasale du frontal est également disjointe.

Du côté gauche, les désordres sont moins considérables : une fêlure se remarque à la base de l'apophyse montante, qui n'en a pas moins conservé son niveau et toutes ses articulations intactes. Sur la paroi interne de l'orbite gauche, la fracture du frontal se prolonge directement en bas, et sépare l'un de l'autre le bord postérieur de l'os unguis et le bord correspondant de l'ethmoïde. De chaque côté, le canal nasal a conservé sa forme et ses dimensions.

Quelques désordres peu apparents se remarquent sur la table interne du frontal, vis à vis les fractures de la table externe : deux fêlures, dont les bords sont tout à fait en contact, et de même niveau, partent de la partie antérieure du trou borgne, et s'étendent en avant, à droite et à gauche de la crête coronale. L'extrémité antérieure de la base de l'apophyse crista-galli est détachée par une fracture qui divise obliquement d'avant en arrière, et de droite à gauche, le trou borgne. Cette apophyse crista-galli est isolée de toutes parts.

Il est fâcheux que nous soyons privés de tout renseignement sur la cause qui a produit ces désordres, sur les symptômes qui les ont suivis, et sur l'époque de la mort.

N° 51. — Moitié antérieure de la tête, provenant de la collection de Desault.

La paroi antérieure des sinus frontaux a été détruite, et l'on voit à découvert une large fosse formée par les deux sinus, dont la cloison a entièrement disparu. Le fond de cette fosse, borné par la lame interne du frontal, est un peu plus large que son orifice. Celui-ci, formé, dans ses quatre cinquièmes supérieurs, par le coronal, est complété, dans le cinquième inférieur et moyen, par le bord supérieur des os propres du nez, libres dans ce point de toute articulation.

La circonférence de cette ouverture est assez régulièrement arrondie : elle est interrompue, un peu au-dessus du bord supérieur et interne de l'orbite gauche, par une échancrure assez profonde, étroite dans le point où elle se joint à la circonférence du trou, plus large dans le point opposé. À droite, et un peu au-dessus de l'articulation de l'apophyse montante avec le frontal, est une autre échancrure triangulaire, dont la base est dirigée en avant. Tout le pourtour de cet orifice présente un bord mousse, arrondi, formé par de la substance compacte, sans trace de vermoulure.

Les os propres du nez sont soutenus, sur les côtés, par les apophyses montantes des maxillaires supérieurs (la droite a subi une déformation dont nous essaierons de déterminer la nature un peu plus loin); en arrière et en haut, par un prolongement venant de la lame externe du frontal, et qui semble n'être qu'une exagération de l'épine nasale de cet os ; au-dessous de ce point, ils sont appuyés sur la lame perpendiculaire de l'ethmoïde, très-solide et compacte. Le bord supérieur de ces os est mousse, arrondi ; il a perdu toutes ses dentelures , et a, dans sa partie moyenne, près de sept millimètres d'épaisseur. L'os propre du côté droit est un peu incliné en arrière ; son bord externe chevauche sur le bord antérieur de l'apophyse montante du maxillaire de ce côté. Les deux os paraissent descendus : la distance qui sépare leur bord supérieur des bosses sourcilières n'est que de quelques millimètres sur des têtes bien conformées ; sur la pièce qui nous occupe, cette distance est de vingt-huit millimètres.

L'apophyse montante de l'os maxillaire supérieur droit est enfoncée vers les fosses nasales, et a éprouvé une fracture transversale au-dessous de son sommet. On ne prendra pas cette fracture pour la suture qui unit l'os maxillaire au coronal, puisqu'on voit cette suture au-dessus de la fracture. Le fragment supérieur n'a presque pas éprouvé de déplacement ; l'inférieur est enfoncé en dedans, et son bord antérieur est passé sous le bord externe de l'os propre du nez du même côté, qui en est séparé par un intervalle d'un ou deux millimètres.

Quelle est l'origine de la lésion que nous avons sous les yeux ? La fracture qui existe à la partie supérieure de l'apophyse montante droite met sur la voie : il est probable que la paroi antérieure du sinus a été réduite en esquilles par le même coup, et que ce que nous voyons n'est autre chose que la cicatrice de cette fracture avec perte de substance.

Le fond de la fosse formée par les sinus frontaux ne présente rien de remarquable. La circonférence de l'ou-

verture extérieure a vingt-sept millimètres de diamètre
vertical, et trente-sept de diamètre transversal.

N° 52. — Mâchoire inférieure, donnée par la Société
anatomique, sans renseignements.

Le condyle gauche, probablement à la suite d'une fracture de sa base, a été fortement dévié en dedans, de
sorte que son col tombe presque perpendiculairement sur
l'axe de la branche gauche de la mâchoire. Sa forme est
entièrement changée : il est fortement aplati dans le sens
transversal, et sa face externe, devenue supérieure, au
lieu du tubercule qu'elle présente ordinairement, est concave et rugueuse, sa face interne légèrement convexe et
mamelonnée.

Le rebord alvéolaire, mince et tranchant, ne présente
plus aucune trace d'alvéoles, les branches de la mâchoire
décrivent avec le corps un angle obtus, circonstances qui
indiquent l'âge avancé du sujet auquel cette mâchoire a
appartenu.

N° 53. — Fracture de la mâchoire inférieure par un
coup de feu, donnée par M. Bonamy. Cette pièce a été
trouvée dans les pavillons d'anatomie de la Faculté.

La partie inférieure du menton, chez cet individu, présentait un gonflement assez considérable; la difformité
était médiocre. Dans le tissu cellulaire sous-cutané, on
trouva plusieurs grains de plomb qui étaient très-adhé-
rents, et non entourés d'une fausse membrane.

Le coup de feu a frappé la mâchoire inférieure au niveau du côté gauche de l'apophyse du menton, et l'a divisée en trois fragments, deux latéraux, et un médian. Ce
dernier, qui a subi un déplacement assez considérable

vers la cavité buccale, est placé derrière les deux fragments latéraux, et jeté entre eux comme un pont. Au devant de lui, ceux-ci sont séparés par une large échancrure que convertit en trou une substance ligamenteuse
étendue d'un fragment à l'autre. On remarque dans
l'épaisseur des fragments, du gauche principalement,
plusieurs globules bleuâtres, irrégulièrement arrondis,
solidement incrustés dans la substance osseuse, qui paraissent faire corps avec elle, et qu'une coupe fait reconnaître pour des grains de plomb.

Les dents de tout le fragment gauche ont entièrement
disparu, ainsi que leurs alvéoles, à l'exception de celle
de la dernière molaire. L'incisive moyenne droite est restée
en place, quoique ayant perdu la moitié gauche de son alvéole.

On peut voir, mentionnée au numéro 11, l'observation
d'une *fracture incomplète* de l'os maxillaire inférieur, qui a
été montrée à la Société anatomique par M. Gariel, que
nous avons examinée alors, qui était destinée à notre Musée, et qui a malheureusement été perdue.

N° 54. — Voûte du crâne provenant de la collection
de Desault. Accidents de commotion à la suite d'une
chute. Trépan.

Suivant le peu de renseignements que nous possédons
sur cette pièce, elle a appartenu à une petite fille dont
l'âge n'est pas indiqué, et qui était atteinte de scrofules.
A la suite d'une chute, elle éprouva les accidens de la commotion, et fut trépanée. A l'ouverture du cadavre, on
trouva dans le cerveau *plusieurs tumeurs dures et stéato-
mateuses* (des tubercules, probablement).

Lorsqu'on examine cette pièce, on est d'abord frappé du nombre considérable de couronnes de trépan dont elle est en quelque sorte criblée : en effet, on ne remarque pas moins de neuf de ces ouvertures placées sur le frontal et les deux pariétaux, et distribuées sur chacun de ces os, trois par trois, avec une sorte de régularité. En second lieu, les os sont très-minces ; dans le point de leur plus grande épaisseur, ils n'ont que deux millimètres et demi, un millimètre dans les autres points. La fontanelle antérieure et la suture qui réunit les deux moitiés du frontal ne sont pas encore effacées.

SECTION V.

FRACTURES DU MEMBRE SUPÉRIEUR.

Cette section sera divisée en quatre ordres :

Ordre Ier. — Fractures des os de l'épaule.
Ordre IIe. — Fractures de l'humérus.
Ordre IIIe. — Fractures des os de l'avant-bras.
Ordre IVe. — Fractures des os de la main.

Ordre Ier. — *Fractures des os de l'épaule.*

Les pièces que renferment cet ordre ont rapport à la clavicule ou à l'omoplate.

Celles qui sont relatives à la clavicule sont au nombre de onze : cinq appartiennent au côté droit, et six au côté gauche. Ces onze clavicules fracturées ont été rangées sur un même plateau, et sur deux lignes, les droites d'un côté, les gauches du côté opposé.

Cette disposition permet de les comparer avec facilité, et le premier fait qui ressorte de cette comparaison, c'est que les désordres et les déplacements sont plus considérables dans les fractures de la clavicule droite que dans celles de la clavicule gauche. Peut-être cette différence est-elle due à ce que l'on obtient difficilement que les malades, habitués à se servir du bras droit, maintiennent leur membre dans l'immobilité parfaite, qui est la condition indispensable d'une consolidation régulière.

Sous le rapport de leur siége, ces fractures peuvent être partagées en sous-ordres : 1º Les unes, au nombre de quatre, sous les nᵒˢ 55, 56, 57 et 58, sont placées près de l'extrémité scapulaire, au niveau même de la courbure qu'on remarque à la réunion du tiers externe avec les deux tiers internes de la clavicule ; 2º cinq, sous les nᵒˢ 59, 60, 61, 62 et 63, occupent la partie moyenne ; 3º il y en a une, nº 64, qui siége près de l'extrémité sternale ; 4º enfin, le nº 65 présente deux fractures, rapprochées des extrémités sternale et scapulaire.

Dans toutes ces fractures, le fragment externe est placé plus bas que l'interne, et les deux fragments chevauchent l'un sur l'autre, de manière à ce que la longueur de la clavicule soit diminuée : c'est donc le mode de déplacement le plus constant. Le fragment externe est ordinairement placé en arrière de l'interne, et l'extrémité de ce dernier forme une saillie dirigée en avant. La disposition opposée se remarque dans deux circonstances : 1º dans les fractures situées près de l'extrémité sternale (nº 64 et 65), 2º dans les fractures obliques de dehors en dedans et d'arrière en avant (nᵒˢ 58 et 63).

Dans les fractures situées près de l'extrémité acromiale de la clavicule, l'extrémité scapulaire du fragment externe

est sur un plan beaucoup antérieur à son extrémité fracturée; de sorte qu'il fait avec le fragment interne un angle
ouvert en avant, et que son axe prolongé tomberait à une
distance assez considérable en arrière de l'articulation
sterno-claviculaire. Les fractures de la partie moyenne ne
présentent pas ce dernier genre de déplacement : la direction du fragment externe est, au contraire, oblique de
dehors en dedans, et d'arrière en avant, en même temps
que de bas en haut, et l'angle formé par la rencontre des
deux fragments est saillant en haut et en avant.

Nº 55. — Clavicule droite, d'origine inconnue.
Près de son extrémité scapulaire, en dedans des insertions des ligaments coraco-claviculaires, à la réunion
de son tiers externe avec ses deux tiers internes, est une
fracture consolidée dans la position la plus vicieuse, et
qui présente l'exagération des déplacements qu'on observe ordinairement. Les deux fragments ont chevauché
l'un sur l'autre de plus d'un centimètre, et la clavicule a
perdu beaucoup de sa longueur. Le fragment externe est
descendu à plus de deux centimètres au-dessous du niveau de l'interne, son extrémité acromiale est portée fortement en avant, tandis que son extrémité fracturée se
dirige en arrière; la première de ces extrémités est, en
outre, plus élevée que l'autre, de sorte que ce fragment a
une direction oblique de dehors en dedans, d'avant en
arrière, et de haut en bas. Le fragment sternal se termine
par une extrémité aiguë et très-saillante, de la partie inférieure de laquelle se détache une jetée osseuse deux fois
plus large et plus épaisse que l'os lui-même, qui va tomber sur la face supérieure du fragment scapulaire, et pré-

sente plusieurs gouttières et canaux, parmi lesquels on en remarque un qui la traverse d'avant en arrière.

N° 56. — Clavicule gauche fracturée, donnée par le professeur Thillaye.

La fracture est également située en dedans des insertions des ligaments coraco-claviculaires. Les fragments, réunis par un cal solide, ont subi des changements de rapports analogues à ceux que nous avons signalés dans la pièce qui précède, si ce n'est toutefois que l'externe est à peine descendu au-dessous de l'autre ; en sorte que, au niveau de la fracture, la clavicule, loin d'être épaissie, présente une surface large et aplatie, limitée en avant et en arrière par deux saillies anguleuses, dans lesquelles on reconnaît les extrémités des fragments. La saillie antérieure appartient au fragment interne, et la postérieure à l'externe. Le raccourcissement de la clavicule est à peu près d'un centimètre.

N° 57. — Clavicule gauche fracturée, donnée par le professeur Thillaye.

La fracture est située aussi à la réunion du tiers externe avec les deux tiers internes ; elle paraît oblique de dehors en dedans et d'avant en arrière. La consolidation est parfaite. L'angle, saillant en arrière, formé par la rencontre des deux fragments, est très-prononcé, mais moins aigu cependant que dans les deux cas précédents, ce qui indique des changements moins considérables dans la direction du fragment externe. Le déplacement principal consiste en ce que ce fragment est descendu d'un centimètre au-dessous du niveau de l'interne. La clavicule est épaissie dans le lieu correspondant à la fracture. L'extrémité du fragment sternal forme une saillie assez marquée en avant et en haut; celle du fragment externe se perd insensiblement dans le cal. Les deux fragments ont chevauché l'un sur l'autre, de façon que la clavicule a éprouvé un léger raccourcissement.

Nº 58. — Clavicule gauche fracturée, donnée par le professeur Laennec.

La fracture occupe la même place que dans les pièces précédemment décrites; mais elle semble dirigée obliquement de dehors en dedans et d'arrière en avant. La consolidation est complète. Les deux fragments ont chevauché l'un sur l'autre, de sorte que l'interne est placé au-dessus et un peu en arrière, tandis que l'externe a glissé au-dessous et en avant; l'extrémité de ce dernier se termine par une pointe très-aiguë. La direction des deux fragments se rapproche tellement de la direction normale, que la forme de la clavicule est très-peu altérée; seulement cet os est plus court, et son épaisseur est plus grande dans le point où les extrémités des deux fragments sont superposées. Le trou qui reçoit l'artère nourricière est fort large.

Nº 59. — Clavicule droite fracturée, donnée par le professeur Laennec.

La fracture, oblique de dehors en dedans et de haut en bas, occupe la partie moyenne de l'os. Elle n'est pas consolidée; les fragments, maintenus seulement par des ligaments, chevauchent l'un sur l'autre. L'externe est fortement dirigé de dehors en dedans, de bas en haut, et d'arrière en avant; son extrémité est placée au-dessous et en arrière de celle du fragment interne. De la rencontre des deux fragments résulte un angle obtus, saillant en haut et en avant.

N° 60. — Clavicule droite fracturée, donnée par le professeur Laennec.

La fracture, placée aussi vers le milieu de l'os, est consolidée. Les déplacements sont les mêmes que dans le cas précédent, si ce n'est que, le fragment scapulaire étant moins descendu au-dessous du sternal, l'angle de rencontre des deux fragments est moins prononcé. Le chevauchement a dû être considérable, car cette clavicule paraît avoir perdu un tiers de sa longueur.

N° 61. — Clavicule gauche fracturée, donnée par le professeur Laennec.

La fracture, située dans le même lieu, est consolidée. La clavicule est peu raccourcie; elle présente d'ailleurs la même déformation que les deux os dont nous venons de donner la description.

N° 62. — Clavicule gauche fracturée, d'origine inconnue.

La fracture est placée vers la partie moyenne, oblique de dehors en dedans et d'avant en arrière, et ne paraît pas très-ancienne, car la fusion entre les deux fragments n'est pas encore complète, et leurs extrémités sont enveloppées d'un tissu osseux de nouvelle formation, dont la texture est aréolaire. Les deux fragments ont fortement chevauché l'un sur l'autre, l'interne en avant, l'externe en arrière; ce dernier est en outre très-légèrement oblique de dehors en dedans et de bas en haut. La cla-

vicule est raccourcie en raison du chevauchement, qui est
de deux à trois centimètres.

N° 63. — Clavicule gauche fracturée, donnée par le
professeur Lassus.

Cet os est grêle et paraît avoir appartenu à une femme
ou à un enfant. La fracture, bien consolidée, en occupe
le milieu; elle est oblique de dehors en dedans et d'arrière en avant, c'est-à-dire, en un sens opposé à celui des
quatre fractures qui précèdent; aussi les déplacements
éprouvés par les fragments sont-ils tout à fait différents :
l'externe a glissé en avant et au-dessous de l'interne, qui
fait en arrière une saillie légère ; le chevauchement est
peu considérable.

N° 64. — Clavicule droite fracturée, donnée par le
professeur Thillaye.

La fracture siége à trois centimètres de l'extrémité sternale de la clavicule. La consolidation est complète, mais
peu régulière, parce que les deux fragments ont glissé
l'un sur l'autre ; l'externe s'est porté en bas et en avant,
l'interne en haut. De cette disposition résultent deux saillies, l'une antérieure, formée par l'extrémité du fragment
scapulaire, l'autre supérieure, due au fragment sternal.

N° 65. — Clavicule droite fracturée en deux endroits,
donnée par le professeur Thillaye.

Des deux fractures, l'une est placée à trois centimètres
de distance de l'extrémité acromiale de l'os, et l'autre, à
deux centimètres de son extrémité sternale, en dehors de
l'insertion du ligament costo-claviculaire. Toutes deux
sont consolidées, mais la configuration de l'os est altérée :

le fragment moyen s'est déplacé de telle façon que son extrémité interne forme une saillie assez considérable au devant du fragment sternal, tandis que son extrémité externe a glissé au-dessous du fragment acromial. Celui-ci, d'un autre côté, au lieu de se diriger de dehors en dedans et de bas en haut, comme nous l'avons observé jusqu'à présent, est incliné dans un sens exactement opposé, c'est-à-dire, de dehors en dedans et de haut en bas. La clavicule, qui paraît avoir appartenu à un sujet robuste, est légèrement raccourcie, et ses courbures régulières sont remplacées par deux brisures anguleuses, dont chacune répond à une des solutions de continuité.

Le Musée possède plusieurs exemples de fractures de l'omoplate, dont le plus remarquable est dû à M. le professeur Thillaye.

N° 66. — Le sternum et les deux épaules ont été préparés et conservés maintenus en rapport par leurs articulations naturelles. Le sternum, la clavicule et l'omoplate gauches sont fracturés, et la solution de continuité est récente.

La lésion éprouvée par le sternum tient à la fois de la fracture et de la luxation, car elle siége dans l'articulation de la première avec la seconde pièce de cet os; une lamelle osseuse très-mince, mais de la largeur du sternum, qui appartient à la seconde pièce, a été détachée, et s'est portée en arrière avec la première pièce tout entière, ainsi qu'avec les cartilages de la seconde côte; les ligaments antérieurs de l'articulation sternale ayant été complétement rompus, l'extrémité supérieure de la seconde pièce forme, en avant et en haut, une saillie con-

sidérable. Le chevauchement des deux pièces l'une sur
l'autre est de quinze à dix-huit millimètres ; aussi les cartilages des secondes et troisièmes côtes sont-ils rapprochés, et le second espace intercostal extrêmement étroit.
Le sternum a une direction fortement oblique de haut en
bas, et d'avant en arrière.

La fracture de la clavicule occupe la partie moyenne.
Les fragments ont chevauché l'un sur l'autre, de telle
sorte que le fragment sternal est en arrière du fragment
acromial, ce qui est contraire à ce qu'on observe ordinairement. Cette circonstance, rapprochée des désordres
observés sur le sternum, nous porte à croire que les
fractures multiples que présente cette pièce ont été produites par une violence extérieure, dont l'action s'est exercée à la fois sur la poignée du sternum et la moitié interne de la clavicule, tandis que l'omoplate était soutenue
par un plan résistant. Ainsi, par exemple, le sujet a pu
se trouver pris entre une muraille et le timon d'une voiture; ou encore, il a pu être renversé et couché sur un
sol inégal par la chute de pierres ou de décombres qui
ont enfoncé la partie supérieure du thorax. Le travail de
consolidation est peu avancé; les extrémités des fragments
sont enveloppées de plaques osseuses minces qui forment
autour d'elles une espèce de gaine bien distincte.

La fracture de l'omoplate commence au bord vertébral,
immédiatement au-dessous de la facette triangulaire sur
laquelle glisse le muscle trapèze, et finit au bord axillaire,
immédiatement au-dessous de la cavité glénoïde; par conséquent, elle traverse la fosse sous-épineuse d'un côté à
l'autre, et divise l'omoplate en deux portions. La direction de la fracture n'est pas rectiligne: elle représente
un V dont la branche interne serait beaucoup plus lon-

gue que l'externe. Les deux pièces osseuses sont disposées de telle sorte que l'inférieure est placée en avant dans
toute l'étendue de la longue branche du V, et en arrière,
au niveau de la courte branche. En outre, les deux fragments chevauchent l'un sur l'autre, d'autant plus qu'on
se rapproche davantage de l'aisselle. Il en résulte que :
1º l'angle inférieur de l'omoplate est porté en dehors et
en haut ; 2º le bord axillaire de l'omoplate est raccourci
de plus de deux centimètres ; 3º il est très-large à sa partie supérieure, au-dessous de l'articulation scapulo-humérale.

Nº 67. — Fracture de l'omoplate droite.

L'omoplate, la clavicule et le tiers supérieur de l'humérus ont été conservés dans leurs rapports naturels.
Ces os semblent avoir appartenu à un sujet vigoureux. La
fracture, située près du sommet de l'acromion, en arrière
de l'articulation de cet apophyse avec la clavicule, se
dirige transversalement de droite à gauche. Le fragment
claviculaire, long d'environ deux centimètres, est fortement oblique de haut en bas et d'arrière en avant. De
cette obliquité résulte que les fragments ne sont demeurés
en contact que par leur bord inférieur, et sont séparés en
haut par un sillon en forme de V, au fond duquel on aperçoit des prolongements fibreux formés par le périoste
épaissi. Les bords de la solution de continuité sont surmontés par deux crêtes osseuses de nouvelle formation.
D'après le mode de déplacement du fragment claviculaire,
il y a lieu de croire que la fracture a été produite par
une violence extérieure qui a agi de haut en bas sur l'extrémité même de l'acromion.

N° 68. — Fracture de l'omoplate droite.

Avec l'omoplate a été conservée la moitié externe de la clavicule. La fracture a le même siége et la même direction que dans le cas précédent, mais le mode de déplacement du fragment claviculaire est différent : ce fragment a été repoussé en bas, de sorte que les deux surfaces fracturées ont chevauché de toute leur épaisseur. Les ligaments inférieurs de l'articulation acromio - claviculaire sont rompus, l'articulation est ouverte par en bas, et les surfaces articulaires écartées l'une de l'autre dans le même sens, tandis qu'elles sont peu distantes du côté supérieur. La disposition des parties nous fait supposer que cette lésion reconnaît pour cause un coup violent porté de haut en bas, précisément au niveau de l'articulation acromioclaviculaire.

N° 69. — Fracture de l'omoplate gauche.

Les deux os de l'épaule ont été conservés dans leurs rapports naturels. La fracture occupe la cavité glénoïde et l'apophyse coracoïde. Celle-ci est rompue à sa base, et rejetée tout entière en dehors, du côté de l'articulation scapulo-humérale ; quant à la cavité glénoïde, son bord interne et son extrémité inférieure ont été brisés en plusieurs fragments, et repoussés en arrière. La voûte acromio-claviculaire est intacte. Il est à regretter que l'humérus n'existe pas sur cette pièce, car il est probable que la tête de cet os a éprouvé une luxation ou une forte contusion. De pareils désordres n'ont pu être produits que par un coup violent porté d'avant en arrière sur le moignon de l'épaule, immédiatement au dessous de la saillie acromiale.

Ordre IIe. — *Fractures de l'humérus.*

Nous décrirons successivement les pièces relatives :
1° aux fractures de la partie moyenne de l'os, 2° aux fractures qui se rapprochent de l'extrémité supérieure, 3° aux
fractures qui se rapprochent de l'extrémité inférieure.

On verra que le mode de déplacement est loin d'être
constamment semblable pour les solutions de continuité
situées dans le même lieu. Ces différences dépendent le
plus souvent de la direction particulière de chaque fracture; mais il est aussi des cas où le déplacement est si
insolite, et la difformité qui en résulte si singulière, qu'on
ne sait à quoi l'attribuer, si ce n'est à la gravité de la lésion, à l'absence complète de soins, ou à la mauvaise direction du traitement.

N° 70. — Humérus gauche fracturé, donné par le professeur Lassus.

La fracture, située au milieu même du corps de l'os,
est parfaitement consolidée. Les axes des deux fragments,
au lieu de se confondre dans une même ligne droite, forment entre eux un angle saillant, en dehors et en avant,
de sorte que l'humérus présente une convexité antérieure
et externe. Outre ce déplacement suivant la direction, il
en existe aussi un suivant l'épaisseur, l'extrémité du fragment inférieur étant passée un peu en avant et en dedans
de celle du fragment supérieur.

N° 71. — Humérus gauche, donné par le professeur
Lassus.

La fracture, qui occupe la partie moyenne de l'os, est
solidement et régulièrement consolidée : il n'y a eu qu'un

léger glissement des deux fragments l'un sur l'autre, l'inférieur étant passé en arrière; la direction de l'os est à peine changée, il présente une très-légère courbure à concavité antérieure. En arrière, on remarque une crête longitudinale formée par l'extrémité du fragment inférieur; en avant, l'extrémité du fragment supérieur paraît large, aplatie, limitée latéralement par deux crêtes saillantes, entre lesquelles on voit une ouverture fistuleuse, ovalaire, à bords mousses, dont le grand diamètre est parallèle à la direction de l'os, et qui pénètre dans le canal médullaire. A l'aspect de ces désordres, on serait tenté de croire que la fracture, oblique de haut en bas et d'arrière en avant, a partagé l'os en deux fragments principaux, et qu'en outre l'extrémité du fragment supérieur a été éclatée et partagée en deux par une solution de continuité longitudinale. La gouttière destinée au passage du nerf radial et de l'artère humérale profonde, qui correspond au cal, est beaucoup plus prononcée qu'à l'ordinaire.

N° 72. — Humérus gauche fracturé, d'origine inconnue.

La fracture est placée un peu au-dessous de la partie moyenne. La consolidation est complète. Le tiers moyen de l'os est gonflé, sa surface est rugueuse et percée d'un assez grand nombre de trous vasculaires, dont quelques-uns ont deux millimètres de diamètre. La gouttière de l'artère humérale profonde est très-marquée et bordée par deux crêtes osseuses inégales et saillantes. La direction de l'os a subi une altération remarquable, car il représente une courbure régulière, à convexité antérieure et interne. La coupe de l'os ne fait point reconnaître quelle a été la direction de la fracture; elle montre seulement

que le gonflement de l'os est dû à l'épaississement des
parois du canal médullaire : quant à celui-ci, il est fort
rétréci, et même interrompu de distance en distance par
l'exubérance de la substance osseuse.

N° 73. — Humérus droit fracturé, donné par le professeur Lassus.

La fracture, située un peu plus bas que la partie
moyenne de l'os, est consolidée d'une façon fort irrégulière. Le fragment scapulaire est porté en avant et en dehors, et son extrémité inférieure fait une saillie considérable dans ce sens. Le fragment inférieur, placé en arrière du précédent, a éprouvé un mouvement de rotation
sur son axe, tel que l'épitrochlée se trouve sur un plan
postérieur à l'épicondyle d'au moins deux centimètres.
Les extrémités des deux fragments ne se touchent pas, et
sont unies par des portions osseuses de nouvelle formation, qui leur servent d'intermédiaire : il en résulte qu'au
niveau de la fracture l'humérus décrit une sorte de zigzag. L'extrémité du fragment scapulaire présente une ouverture fistuleuse par laquelle on pénètre librement dans
le canal médullaire ; celle de l'autre fragment n'offre rien
de semblable. La coupe de l'os montre que le canal médullaire est parfaitement conservé : celui du fragment
scapulaire communique à l'extérieur par l'ouverture indiquée ; celui du fragment radio-cubital se termine en cul-
de-sac. On voit très-bien que les deux fragments ont chevauché, et sont restés séparés par un intervalle de quinze
millimètres, qui est comblé par un pont très-épais de matière osseuse compacte et résistante. D'après les déplacements que nous venons de décrire, il est probable que
la fracture a été abandonnée à elle-même, et que la con-

solidation s'est faite pendant que l'avant-bras était mal soutenu et dans la pronation forcée. Cette pièce démontre clairement que le contact des fragments n'est pas une condition indispensable pour que la consolidation d'une fracture puisse avoir lieu.

N° 74. — Humérus gauche fracturé, donné par le professeur Lassus.

La fracture, située un peu au-dessus de la partie moyenne, paraît avoir été comminutive, car la longueur de l'os est diminuée de beaucoup, sa surface est parsemée de petites aspérités dues aux dépôts de matière osseuse nouvelle, et, d'un autre côté, il offre une courbure à convexité postérieure et externe, et présente un épaississement notable et un changement dans sa configuration, tel qu'au lieu d'être cylindrique il affecte une forme triangulaire, analogue à celle du tibia. La coupe de l'os permet de voir qu'il est constitué au niveau de la fracture par du tissu celluleux que revêt une lame mince de tissu compacte. Il semble aussi que la forme triangulaire de l'os soit déterminée par la saillie d'un fragment de quatre à cinq centimètres de longueur, qui a été repoussé en avant.

N° 75. — Humérus droit fracturé, d'origine inconnue.

La fracture occupe toute la moitié supérieure du corps de l'os ; elle est comminutive, et l'on reconnaît très-bien, à la direction des fibres, outre les fragments supérieur et inférieur, un fragment externe, long d'environ un décimètre, et un interne, long de quatre à cinq centimètres, et dirigé de haut en bas et de dehors en dedans. L'humérus est raccourci et aplati d'avant en arrière, dans toute l'étendue de la fracture. La consolidation est parfaite, mais très-irrégulière, et le cal est parsemé de rugosités et d'éminences osseuses. La coupe de l'os permet de constater sa séparation en plusieurs fragments, qui sont aujourd'hui soudés entre eux. Dans le point qui répond à la fracture, le canal médullaire est large transversalement, comprimé d'avant en arrière, et rempli de tissu réticulaire, au milieu duquel se trouvent quelques noyaux de substance compacte.

N° 76. — Humérus gauche fracturé, donné par le professeur Lassus.

La fracture, située vers le tiers supérieur de l'humérus, a été produite par un coup de feu, comme le prouve l'incrustation de quelques fragments de plomb dans la partie postérieure de l'os, qui a été fracassé dans l'étendue de sept à huit centimètres. Cette lésion a été sans doute traitée avec beaucoup de soin, car la consolidation est parfaite, et l'humérus est à peine raccourci, et n'a rien perdu de sa rectitude ; seulement, il est aplati transversalement et réduit, dans ce sens, à quinze millimètres, tandis que, au contraire, on ne mesure pas moins de quatre centimètres d'avant en arrière. La coupe de l'os montre que le canal médullaire est interrompu au niveau de la fracture. Dans ce point, l'humérus est plein et constitué par du tissu osseux d'une texture celluleuse, au milieu duquel on remarque des lignes de tissu compacte, qui sont peut-être les indices d'esquilles englobées dans le cal ; on voit aussi, près de la face antérieure de l'os , une parcelle de plomb qui a été divisée par la scie, et qui est incrustée dans la substance osseuse.

Nº 77. — Humérus gauche fracturé, d'origine inconnue.

La fracture, très-oblique de haut en bas et de dehors en dedans, commence un peu au dessous de la tête de l'humérus, et finit à quatre ou cinq centimètres plus bas : c'est une fracture du col chirurgical. Elle est consolidée, mais sans doute depuis peu de temps, car sa direction est indiquée par un sillon très-apparent, surtout en avant. Les deux fragments ont chevauché l'un sur l'autre ; l'inférieur a glissé en dehors et en avant, et maintient le supérieur, qui, à cause de cette disposition due à la direction de la fracture, n'a éprouvé qu'un déplacement peu sensible. Des végétations osseuses se portent de sa face interne du fragment inférieur à l'extrémité de l'autre fragment, et contribuent à assurer la solidité du cal. Au dessus de la fracture, et en arrière, on voit une ouverture fistuleuse qui pénètre dans le tissu spongieux de la tête de l'humérus. L'os a été scié dans le sens de la songueur, ce qui permet de constater les déplacements précédemment indiqués, et la sécrétion de matière osseuse de nouvelle formation autour des fragments, en sorte qu'on aperçoit à peine les traces de la fracture.

Nº 78. — Humérus gauche fracturé, provenant de l'ancienne Académie de chirurgie.

Cette pièce présente un véritable écrasement de la tête et du tiers supérieur de l'humérus. Toute cette portion de l'os est aplatie transversalement, au point de présenter en avant un bord tranchant, et d'être réduite à l'épaisseur de quelques millimètres ; il existe même, en outre, une perforation irrégulière. On conçoit qu'il ne reste au-

cun vestige du canal médullaire. La tête de l'humérus
est tout à fait plate, et la surface articulaire, au lieu
d'être lisse et encroûtée de cartilage, est criblée d'une
multitude de trous arrondis. Malgré ces désordres extrêmes, la consolidation est parfaite et très-solide ; il est
même très-probable qu'une ankylose s'était établie entre
l'humérus et l'omoplate. Il est à regretter que ce dernier os ne soit pas en notre possession, et surtout que
l'observation de cette lésion remarquable ne soit point
parvenue jusqu'à nous.

Nº 79. — Humérus gauche fracturé.

Avec la moitié supérieure de l'humérus, on a conservé
les deux os de l'épaule dans leurs rapports naturels. L'extrémité supérieure de l'humérus est écrasée comme dans
l'observation précédente. La portion articulaire de la tête
forme un seul fragment, tandis que les tubérosités sont
partagées en trois ou quatre esquilles réunies entre elles
par des liens fibreux. Toute cette extrémité est aplatie
transversalement, et réduite à deux ou trois centimètres
d'épaisseur. Il est probable que le malade a survécu à ces
désordres pendant quelques semaines ; car on aperçoit
sur le corps de l'os, au voisinage de la fracture, une
couche osseuse de formation nouvelle. Si la vie se fût
prolongée plus longtemps, la guérison eût sans doute
eu lieu avec des déformations analogues à celle que présente la pièce décrite sous le nº précédent.

Nº 80. — Humérus gauche fracturé, donné par le professeur Lassus.

La fracture, située à la réunion des deux cinquièmes
inférieurs avec les trois cinquièmes supérieurs de l'os ,

est entièrement consolidée. Le cal n'est pas difforme; l'os présente seulement à son niveau un léger renflement. Le fragment inférieur est dirigé très-obliquement de haut en bas et d'avant en arrière, et l'humérus, au lieu d'être rectiligne, présente en avant un angle saillant d'environ 150 degrés. La coupe de l'os démontre que la saillie est principalement formée par l'extrémité du fragment inférieur, laquelle a glissé au-devant de celle du fragment supérieur. Le canal médullaire est conservé partout, excepté au niveau même du cal, où il se trouve interrompu et comblé par de la substance osseuse, dont la texture est celluleuse.

N° 81. — Humérus gauche fracturé, provenant de la collection de Desault.

La fracture, qui siége au point de réunion du tiers inférieur avec les deux tiers supérieurs de l'os, est entièrement consolidée, mais les deux fragments ont chevauché; l'inférieur s'est placé au-devant de l'autre, et son extrémité forme une saillie assez considérable : il en résulte que l'humérus présente une convexité antérieure.

N° 82. — Moitié inférieure d'un humérus gauche fracturé, d'origine inconnue.

La fracture, située six centimètres au-dessus de l'articulation huméro-cubitale, est consolidée; mais, au niveau du cal, l'os a doublé de volume. Une section verticale permet de constater que les fragments ont glissé l'un sur l'autre, et que c'est l'inférieur qui s'est placé en avant. La lésion paraît très-ancienne; le canal médullaire n'est pas interrompu; il se continue, en décrivant un coude, de l'un des fragments à l'autre.

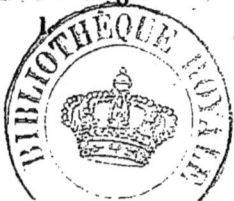

N° 83. — Humérus gauche fracturé, donné par le professeur Lassus.

La fracture siége à la partie inférieure de l'humérus, quatre centimètres au-dessus de l'articulation. Elle est consolidée d'une façon irrégulière : le fragment inférieur est placé en avant du supérieur, et dirigé très-obliquement de haut en bas et d'avant en arrière, de sorte que les deux fragments font, lors de leur rencontre, un angle de 135 degrés saillant en avant. Ce ne sont pas leurs extrémités qui sont soudées entre elles ; c'est l'extrémité inférieure du corps de l'os qui est réunie à la face postérieure du fragment trochléal, immédiatement au-dessus de la cavité olécrânienne.

N° 84. — Moitié inférieure d'un humérus droit fracturé, dont l'origine est inconnue.

Cette pièce nous offre une fracture comminutive de l'extrémité inférieure. Il semble qu'il y ait eu trois fragments principaux, un supérieur formé par la plus grande partie du corps de l'os, un inférieur, long de quatre à cinq centimètres, et un moyen, d'environ huit centimètres de longueur. Ces fragments sont réunis par un cal solide, mais très-irrégulier. La solution de continuité qui sépare le fragment moyen du fragment trochléal étant oblique de haut en bas et de dehors en dedans, et ces deux fragments ayant glissé l'un sur l'autre, l'extrémité du dernier s'est portée non plus seulement en avant, comme dans les cas précédents, mais aussi en dehors. De là résultent : 1° la saillie habituelle en avant ; 2° la saillie en dehors d'une éminence osseuse très-aiguë qui appartient à l'extrémité du fragment inférieur ; 3° un léger mouvement de rotation de ce même fragment autour d'un axe fictif qui le traverserait d'avant en arrière, mouvement en vertu duquel l'épitrochlée s'est relevée, tandis que l'épicondyle s'est abaissé. D'un autre côté, les fragments moyen et supérieur se rencontrent sous un angle très-obtus ouvert en avant, de sorte que l'humérus, vu de profil, représente une ligne brisée. La portion fracturée est parsemée de trous et de sillons vasculaires. La gouttière de l'artère humérale profonde est très-marquée.

N° 85. — Humérus gauche fracturé, provenant de l'ancienne Académie de chirurgie.

La fracture occupe la partie inférieure de l'humérus. Le cal est difforme; son volume est si considérable qu'il semble que l'os soit boursouflé, et sa surface est criblée de trous vasculaires de diverses grandeurs, et de sillons qui s'y rendent, et dont les plus apparents ont une direction transversale. On aperçoit aussi plusieurs ouvertures très-larges, par où on pénètre dans l'épaisseur de l'os; une d'elles fait communiquer ensemble les cavités coronoïde et olécrânienne. La surface articulaire radio-cubitale paraît avoir été détruite par la carie. La section verticale de l'os n'y fait apercevoir ni corps étranger ni portion d'os nécrosée.

N° 86. — Humérus droit fracturé, donné par le professeur Lassus.

La fracture, située vers le point de réunion du quart inférieur de l'os avec ses trois quarts supérieurs, est très-oblique de haut en bas et d'arrière en avant. Il en résulte qu'il y a chevauchement, et que le fragment inférieur est remonté en dehors et en arrière du supérieur, déplacement contraire à celui qu'on observe ordinairement.

N° 87. — Extrémité inférieure d'un humérus gauche fracturé, d'origine inconnue.

La fracture est placée à six centimètres au-dessus de l'articulation huméro-cubitale. Elle est consolidée, mais le fragment inférieur a une obliquité très-prononcée de haut en bas, d'avant en arrière, et surtout de dehors en dedans; il en résulte une difformité peu ordinaire, c'est-à-dire, une saillie anguleuse en dehors.

N° 88. — Portion d'un humérus droit fracturé, d'origine inconnue.

L'extrémité inférieure de cet os a été en partie enlevée; toutefois il en reste assez pour qu'on puisse voir que la fracture, située un peu au-dessus de l'articulation du coude, est consolidée dans une position vicieuse; les fragments forment, en se rencontrant, un angle d'environ cent cinquante degrés saillant en arrière, disposition entièrement opposée à celle qui existe dans la plupart des cas.

N° 89. — Articulation huméro-cubitale, du côté gauche, sur laquelle on observe une fracture de l'extrémité inférieure de l'humérus, et une déformation des surfaces articulaires du cubitus et du radius; pièce très-remarquable, donnée par M. Mercier, interne des hôpitaux, membre de la Société anatomique.

M. Mercier a inséré, dans les *Bulletins de la Société anatomique* (année 1837, p. 188), une note concernant cette fracture. Sur le membre thoracique gauche d'un cadavre qu'il disséquait, il fut frappé des déformations suivantes : 1° augmentation du diamètre transversal au niveau de l'articulation du coude; 2° en dehors de l'extrémité inférieure de l'humérus existe un enfoncement angulaire en

forme de coup de hache; 3° en dedans, se trouve, au-
dessous de l'épitrochlée qui est très-saillante, une autre
dépression semblable à la précédente, mais en sens inverse; 4° les muscles qui sont placés devant et derrière
l'extrémité inférieure de l'humérus se dévient un peu de
leur direction normale pour se porter en dehors; 5° en
essayant de porter l'avant-bras en dehors, comme pour
lui faire faire un angle avec le côté externe du bras, on
sent remonter un peu la saillie osseuse qui forme le
côté inférieur de la dépression angulaire externe. M. Mercier regarda cette saillie osseuse comme due à l'extrémité
supérieure du radius, et crut, d'après les signes précédemment énumérés, avoir affaire à une luxation latérale
externe incomplète de l'avant-bras sur le bras; mais il
n'en était rien, ainsi que cela résulte de l'inspection de la
pièce que nous avons sous les yeux.

L'extrémité inférieure de l'humérus a été fracturée,
suivant une ligne qui, partant du milieu de la gorge de
la poulie humérale, monte d'abord verticalement, puis
se porte obliquement en dehors pour se terminer au-
dessus de l'épicondyle. Il existe donc en dehors un fragment, entièrement séparé du reste de l'os, et qui comprend la moitié externe de la trochlée, la petite tête ou
condyle de l'humérus, et l'épicondyle. Ce fragment est
très-irrégulier et tellement altéré qu'il serait difficile
d'y reconnaître les divers détails anatomiques que nous
venons de mentionner; il semble qu'il ait éprouvé un déplacement en vertu duquel son extrémité inférieure a été
projetée en dehors, de telle sorte que sa partie articulaire regarde en dehors et en avant, et l'épicondyle se
trouve tourné en haut et en arrière. Par son côté interne
il présente une excavation large et lisse qui s'appuie sur

une surface arrondie appartenant à l'humérus, et cette
sorte de pseudarthrose est complétée par des ligaments
fibreux, assez lâches pour permettre quelques mouvements.

Les deux os de l'avant-bras ont conservé leurs rapports
entre eux; mais, ne se trouvant plus soutenus en dehors
et en haut, ils se sont portés dans les deux sens et surtout
dans le dernier. De ce déplacement est résulté un changement très-curieux dans la disposition des surfaces articulaires tant supérieure qu'inférieure. La surface qui
appartient à l'humérus offre deux portions unies entre
elles à angle droit : l'une, parallèle à l'axe de l'os ou verticale, située en dedans, est constituée par la moitié interne de la poulie humérale demeurée en continuité avec
le reste de l'os ; l'autre, horizontale, externe, est formée
par une surface étroite correspondant aux cavités coronoïde et olécrânienne, et surtout par le fragment détaché. La surface articulaire antibrachiale a subi une déformation correspondante. Ainsi la moitié interne de la cavité
sigmoïde du cubitus, considérablement agrandie, présente une surface légèrement excavée, d'une étendue et
d'une forme qui rappelle celle de la cavité glénoïde de
l'omoplate, prolongée d'environ un centimètre au-dessous
du niveau de l'apophyse coronoïde, tournée en dedans,
ayant une direction verticale, et destinée à s'articuler avec
la partie conservée de la trochlée humérale; la moitié externe de la cavité sigmoïde est beaucoup moins étendue que
l'interne, le rebord antérieur de l'apophyse olécrâne a disparu, et se trouve remplacé par une surface large et plane,
transformation qui est due sans doute au frottement de cette
portion de l'os contre la face postérieure de l'humérus,
au-dessus de la cavité olécrânienne ; le bec de l'apophyse

coronoïde, qui répond à l'angle formé par la rencontre
des deux fragments huméraux, est pareillement émoussé,
et l'on voit à sa place un plan lisse, articulaire, incliné
en bas; enfin, la surface articulaire latérale destinée au
radius a acquis une étendue verticale triple de celle qui
lui est habituelle. Quant à la tête du radius, son volume
général est augmenté, et elle présente l'aspect d'un cône
à base inférieure, de sorte que l'espèce de cupule par
laquelle elle se termine en haut est considérablement
rétrécie; elle s'articule d'ailleurs sur le côté avec la facette
latérale du cubitus, et sa partie supérieure se loge dans
une excavation assez profonde, creusée dans l'épaisseur
du fragment épicondylien de l'humérus.

Sur la pièce telle que nous la possédons, les surfaces
articulaires ont été maintenues écartées, afin qu'on puisse
mieux juger de leur configuration; mais sur le cadavre
elles étaient maintenues en contact par des liens fibreux
dont on aperçoit encore quelques vestiges. On remarque
surtout une sorte d'appareil ligamenteux inter-articulaire,
composé d'une corde fibreuse qui unit les deux fragments
de l'humérus, en se portant transversalement de l'un à
l'autre, et qui reçoit en arrière un trousseau fibreux
très-fort inséré d'une autre part sur les ligaments postérieurs, en avant un petit filet ligamenteux qui part du
centre de la cavité supérieure du radius, comme le ligament rond de l'articulation coxo-fémorale part du centre
de la tête du fémur.

A cette observation intéressante, M. Mercier a joint
quelques réflexions; il fait remarquer que, s'il s'est trompé
gravement dans le diagnostic, on voit au moins qu'il
existait quelques raisons pour rendre son erreur excu-
sable, et il s'efforce de démontrer comment on aurait pu,

si on avait eu quelque soupçon du fait, arriver, sinon à
une connaissance exacte de la lésion, du moins à un diagnostic approximatif. D'abord il devait y avoir, dans le
cas présent, raccourcissement notable du membre, tandis
que, dans une luxation latérale incomplète, il n'y a pas
de raccourcissement appréciable. Ensuite, l'extrémité supérieure des os de l'avant-bras étant remontée, et, de plus,
le fragment épicondylien de l'humérus se trouvant sur-
ajouté à la tête du radius, la dépression angulaire externe
devait se trouver plus haut, plus distante de la dépression
inférieure que cela n'a lieu dans les luxations ci-dessus
indiquées. Enfin on aurait pu sans doute imprimer au
radius et au fragment épicondylien des mouvements qui
eussent démontré leur indépendance.

N° 90. — Articulation du coude, du côté droit, présentant plusieurs fractures, tant de l'extrémité inférieure
de l'humérus que des extrémités supérieures du radius
et du cubitus; pièce donnée par M. Callé, élève des hôpitaux.

L'histoire de la malade sur laquelle cette pièce a été
recueillie se trouve consignée dans les *Bulletins de la
Société anatomique* (année 1835, pag. 133). Cette observation nous aidera à compléter notre description, et nous
en extrairons ce qui a rapport aux circonstances qui ont
précédé l'examen nécroscopique.

La femme Legrandre, âgée de cinquante-sept ans, a été
admise à l'infirmerie de la Salpêtrière, le 7 juillet 1835,
pour une double hydropisie de l'abdomen, péritonéale et
enkystée, avec œdème considérable des membres inférieurs et vaste épanchement pleurétique du côté droit.
La malade est morte le 22 juillet. Trois mois avant son

entrée à l'infirmerie, époque à laquelle elle faisait remonter les premiers dérangements de sa santé, cette femme n'avait éprouvé, dans le cours de sa vie, aucun autre accident que celui dont on va parler.

Vers l'âge de trente ans elle a reçu, sur la partie postérieure du coude droit, le choc violent d'une lourde porte-cochère, qui s'est fermée rapidement, au moyen d'un gros poids, tandis que cette femme passait. Elle n'a pas été renversée sur le coup, mais, immédiatement après l'accident, elle s'est trouvée dans l'impossibilité de se servir de son bras, et il est survenu un gonflement énorme du coude, accompagné de douleur et de chaleur très-vives. Dans la persuasion que l'accident qu'elle venait d'éprouver n'aurait pas de suites fâcheuses, la malade n'a réclamé les secours d'aucun homme de l'art, et s'est contentée d'appliquer sur son bras des cataplasmes émollients. Cependant, souffrant encore au bout de trois mois, et remarquant que son bras était déformé et gêné dans ses mouvements, elle s'est adressée à un médecin qui lui a dit que sa démarche était tardive et qu'il n'y avait rien à faire. Depuis lors, elle a recouvré graduellement l'usage de son membre; elle a pu porter la main à la tête facilement et sans douleur, et même elle a repris l'exercice de la couture, à laquelle elle a constamment travaillé avec sa main droite. Les mouvements de pronation et de supination étaient parfaitement conservés; la pronation était même exagérée. L'avant-bras était habituellement dans une flexion légère, et la malade ne pouvait le placer dans l'extension complète, quels que fussent ses efforts; enfin, il était un peu plus faible, et se fatiguait plus facilement que celui du côté gauche; du reste, il ne présentait aucune atrophie.

Examiné pendant la vie, le membre a présenté quatre centimètres de raccourcissement, apprécié par la mensuration prise de l'espace compris entre l'apophyse coracoïde et l'acromion à la pulpe du doigt médius, de chaque côté. Le pli du bras et le coude étaient déformés, de telle sorte que la partie externe du pli du bras semblait soulevée par un corps légèrement oblong, transversalement dirigé, mobile sans pouvoir être complétement déplacé, d'une dureté osseuse, et donnant lieu à une crépitation grosse et sèche lorsqu'on lui imprimait des mouvements. Le doigt, promené de bas en haut sur le radius jusqu'au niveau de la tubérosité bicipitale, sentait dans cet endroit une dépression considérable. Les mouvements de pronation et de supination qu'on faisait exécuter à l'avant-bras ne se transmettaient point à la saillie mentionnée sur laquelle on tenait le pouce appliqué, et celui-ci percevait une crépitation manifeste. D'après cet ensemble de signes, M. A. Bérard, qui se livrait à cette exploration, fut porté à diagnostiquer une fracture de l'extrémité supérieure du radius, sans consolidation, et avec formation d'une fausse articulation.

La tumeur dont nous venons de parler était surmontée par le condyle externe de l'humérus, dont la saillie paraissait d'autant plus exagérée que la tubérosité interne ne pouvait être appréciée, et que le pli du bras offrait, au niveau du point qu'elle aurait dû occuper, une dépression très-marquée. Comme, d'un autre côté, l'olécrâne était très-saillant en dedans, et s'élevait d'au moins trois centimètres au-dessus de sa place habituelle, il sembla évident qu'il existait une luxation latérale et en même temps postérieure du cubitus. La partie antérieure du pli du bras ne présentait néanmoins aucune élévation, et l'on n'apercevait sur la peau nulle cicatrice, indice d'anciens foyers purulents ou de trajets fistuleux, par lesquels des esquilles auraient pu se frayer un chemin à l'extérieur.

Voici maintenant les désordres que permit de constater l'autopsie, désordres dont on retrouve encore la plus grande partie sur la pièce telle que nous la possédons.

L'extrémité inférieure de l'humérus a été fracturée suivant une ligne qui, partant du sillon placé entre la petite tête de l'humérus et la trochlée, monte obliquement en haut et en dedans; il en est résulté que la trochlée et la tubérosité interne ont été séparées du reste de l'os. L'extrémité articulaire de l'humérus réduite, par le fait de cette séparation, à quelques vestiges du condyle externe, est taillée en biseau mousse de dehors en dedans et de bas en haut, et représente plutôt la tête d'une énarthrose que l'une des parties constituantes d'une articulation ginglymoïdale.

L'extrémité supérieure du cubitus a subi des changements extrêmement remarquables. A la place de la grande cavité sigmoïde existe une surface articulaire vaste, peu profonde, presque plane, très-légèrement concave dans le sens vertical, n'ayant que des limites peu marquées en bas, et se continuant, sans transition apparente, avec la face antérieure de l'os. De la partie inférieure et externe de cette large surface s'élève à angle droit une légère saillie, que nous croyons formée par les débris de l'apophyse coronoïde; du côté opposé et presque à la même hauteur, on remarque une esquille de trois centimètres de longueur, curviligne, placée horizontalement et en travers, de manière à ce que sa concavité regarde l'intérieur de l'articulation, tandis que sa convexité est dirigée en avant, son sommet libre et tourné en dehors, sa base unie au bord interne de la grande surface articulaire par des liens fibreux qui lui laissent un peu de mobilité. Entre ce fragment interne et le sommet de l'olécrâne, il y a quatre centimètres de distance; on en mesure plus de cinq entre ce même sommet de l'olécrâne et le fragment externe, précédemment indiqué, tandis que, dans l'état normal, le diamètre vertical de la grande cavité sigmoïde du cubitus est à peine de deux centimètres et demi. La largeur de cette surface articulaire est aussi considérablement accrue; elle est de trois centimètres, c'est-à-dire à peu près le double des dimensions ordinaires. Enfin l'apophyse olécrâne très-élargie est surmontée à sa partie interne d'une espèce de tubercule très-saillant, avec lequel elle paraît intimement soudée.

Le radius est fracturé au niveau de sa tubérosité bicipitale, et les deux fragments ne sont ni réunis ni consolidés. L'extrémité supérieure du fragment carpien, fixée par le ligament interosseux demeuré intact, et appliquée contre le cubitus, répond exactement à la saillie osseuse formée par les débris de l'apophyse coronoïde; elle touche l'humérus quand l'avant-bras est fléchi, mais, dans l'extension, elle en est éloignée de plus de deux centimètres. Quant au fragment huméral, il paraît dirigé horizontalement, son extrémité inférieure en avant, et la supérieure en arrière; il est d'ailleurs plongé dans une masse de tissu fibreux, qui le maintient et s'oppose à ce qu'on puisse distinguer clairement sa disposition; il est facile de s'assurer, cependant, qu'il est déformé et entouré de plusieurs esquilles, lesquelles ont été probablement détachées de sa surface.

Les cartilages diarthrodiaux de l'humérus, du cubitus et du radius ont été complétement détruits, et remplacés par un tissu irrégulier, tomenteux, fibro-cartilagineux, appréciable encore sur l'extrémité inférieure de l'humérus. L'intérieur de cette fausse articulation était rempli de tissu fibreux; on y voyait des brides fibreuses en forme de lanières, dont les unes étaient fixées aux deux bouts, tandis que les autres supportaient par une de leurs extrémités des fragments osseux du volume d'un pois et de forme variable, les uns aplatis et rugueux, les autres lisses et arrondis; ces dernières sont encore apparentes sur la pièce telle que nous la possédons. On trouva, en outre, au moment de l'autopsie, six petits cartilages entièrement libres dans l'articulation, et assez semblables, pour l'aspect, aux molaires temporaires des enfants. L'union des os était assurée par une capsule fibreuse très-ample et très-épaisse, qui s'insérait sur le pourtour des surfaces articulaires de l'humérus et du cubitus et sur les fragments du radius.

Les muscles qui s'insèrent à la tubérosité externe de l'humérus, soulevés par le fragment supérieur du radius, ne présentent du reste rien d'anormal. Il n'en est pas de même de ceux qui s'implantent sur la tubérosité interne; leur tendon commun a pris une consistance cartilagineuse, et ils s'insèrent à l'angle supérieur et interne de la cavité articulaire du cubitus, disposition qu'on peut encore vérifier sur la pièce, et qui démontre que, si l'apophyse olécrâne s'est élargie, c'est par l'adjonction de l'épitrochlée, détachée du reste de l'humérus et soudée avec elle. Le triceps brachial s'insère comme à l'ordinaire derrière l'olécrâne. Enfin, l'insertion inférieure du biceps présente une particularité remarquable, c'est que le tendon semble avoir été divisé en deux parties: une inférieure, qui se prolonge sur le fragment carpien du radius; l'autre, qui remonte pour aller se contourner en dedans et en arrière du fragment huméral, et qui se termine en partie sur ce fragment, en partie sur la capsule articulaire. Les nerfs et les vaisseaux tant profonds que superficiels, n'ont éprouvé aucune altération soit dans leur texture, soit dans leurs rapports.

D'après cette description, il nous paraît probable qu'au moment de l'accident, il y a eu simultanément : 1° fracture de l'humérus et détachement de toute la moitié de son extrémité inférieure, laquelle s'est plus tard réunie avec l'olécrâne; 2° fracture de l'apophyse coronoïde à sa base, et déplacement de cette apophyse qui, maintenue par le périoste et les muscles voisins, s'est soudée en bas et en dehors, sur le cubitus; 3° fracture du radius, avec séparation et isolement persistant des deux fragments; 4° enfin, séparation d'une multitude d'esquilles, dont la plus remarquable est celle qui a contracté des adhérences avec le bord interne de la cavité articulaire du cubitus, dont quelques-unes entourent le fragment huméral du radius, tandis que d'autres se voient, dans l'articulation, suspendues à des prolongements fibreux de nouvelle formation.

Le défaut de traitement, ainsi que le fait remarquer M. Callé, l'usure des surfaces articulaires déplacées par des mouvements continuels, la déchirure des ligaments primitifs, le travail d'inflammation qui a dû nécessairement survenir, rendent compte de la destruction des cartilages diarthrodiaux, de la formation de la capsule et des liens fibreux de nouvelle formation qui remplissaient l'intérieur de l'article. On s'explique facilement la grande facilité des mouvements du radius par la non-consolida-

tion de sa fracture et la conservation des attaches muscu-
laires sur le long fragment inférieur. Le raccourcissement
de l'avant-bras, observé pendant la vie, trouve sa cause
dans la direction horizontale du fragment du radius, laquelle équivaut à une perte de substance de cet os, et dans
l'ascension de l'apophyse olécrâne, conséquence nécessaire du double déplacement de l'apophyse coronoïde
portée en bas, et de la trochlée humérale portée en haut
et en dedans.

Sans entrer dans le détail des agents thérapeutiques
qu'on aurait pu employer pour combattre ou prévenir
l'inflammation, de l'appareil qu'on aurait pu appliquer
pour maintenir réduites ces fractures compliquées de luxations, nous nous demanderons, avec M. Callé, si, quelque efficaces qu'eussent pu être les moyens thérapeutiques, quelque ingénieux et quelque parfait qu'on suppose
l'appareil, l'art aurait obtenu, dans le même espace de
temps, autant que la nature par ses seuls efforts. Nous
pensons, avec l'auteur, qu'une déformation peu considérable que l'art serait peut-être parvenu à prévenir, en
supposant un succès bien douteux, est un accident léger
en comparaison de l'ankylose qui aurait été la conséquence
presque forcée de la longue application d'un appareil puissant et compliqué.

No 91. — Squelette de l'épaule et du bras, sur lequel on
voit un détachement de l'épiphyse supérieure de l'humérus; pièce donnée par M. Champion, de Bar-sur-Ornain.

L'histoire du malade qui a fourni cette pièce se trouve
dans les *Bulletins de la Faculté de médecine* (t. III, p. 118).
Nous en extrayons les détails suivants : « Un enfant de
onze ans, assis sur une charrette, eut le bras pris dans

l'essieu de la roue, dont la rotation rapide engagea soudain et successivement la manche de la chemise, l'a-vant-bras, puis le bras, et entraîna le corps qui fut renversé en arrière, et traîné quelques pas, le dos tourné vers la roue, jusqu'à ce que, averti par les cris de l'enfant, le voiturier arrêta les chevaux.

« On retira l'enfant en détachant la roue. La peau du bras était arrachée, ainsi que celle de l'avant-bras; une petite partie, complétement détachée, était restée après le bois de la charrette, et le reste formait des lambeaux roulés sur eux-mêmes; les aponévroses, mises à découvert, ne paraissaient point lésées. On voyait, en outre, au côté externe de l'aisselle, une plaie transversale, peu étendue, mais assez profonde pour qu'on y sentît à nu l'humérus en devant, et l'artère brachiale en arrière.

« On examina l'enfant, et on ne reconnut ni fracture ni luxation. C'est le troisième jour seulement que M. Champion vit ce malade : les parties étaient trop douloureuses, enflammées, ecchymosées, pour qu'on pût se livrer à des recherches fructueuses. Les symptômes allèrent en augmentant; une douleur très-vive se faisait constamment ressentir à l'épaule et au-dessous de l'insertion du deltoïde, où on remarquait un étranglement circulaire. La peau se mortifia, des accidents adynamiques se développèrent, et le malade succomba vingt-deux jours après l'accident.

« A l'ouverture du cadavre, on trouva le tissu cellulaire sous-cutané et la peau mortifiés. Les muscles n'avaient éprouvé aucun déchirement; les faisceaux interne et postérieur du triceps brachial étaient seuls engorgés et infiltrés d'un sang noir; l'artère et les nerfs étaient intacts. Plus profondément, on aperçut un écartement de l'épiphyse supérieure de l'humérus détachée du corps de l'os; la séparation était complète, mais l'épiphyse tenait encore à l'humérus par des portions de périoste et de ligament orbiculaire, seulement du côté externe. Du côté interne, le périoste était déchiré, et il y avait plusieurs lignes (de cinq à dix millimètres) d'écartement entre l'épiphyse et le corps de l'os ; le ligament et la capsule synoviale étaient rompus aussi en devant. » On voit encore, sur la pièce que nous possédons, l'épiphyse, qui comprend la tête et les deux tubérosités humérales, maintenue en rapport avec la cavité glénoïde par la partie externe de la capsule et par les insertions des muscles sous-scapulaire, sus-épineux, sous-épineux et petit rond. On ne trouve aucun indice d'un travail de consolidation commencé.

ORDRE IIIe. — *Fractures des os de l'avant-bras.*

Les fractures de l'avant-bras occupent la diaphyse ou les extrémités. Celles qui occupent la diaphyse sont complètes, c'est-à-dire qu'elles intéressent les deux os, ou incomplètes, c'est-à-dire, qu'elles sont bornées à un seul. Sous les n°s 92 et 93 figurent deux fractures complètes ; sous les n°s 94, 95, 96, des fractures du cubitus seul, mais avec une déformation telle que nous sommes persuadés qu'il y a eu fracture des deux os. Le n° 97 nous offre un exemple de fracture du cubitus, avec luxation de l'extrémité supérieure du radius. Les pièces décrites aux n°s 98, 99, 100, 101, 102 et 103, ont rapport, les trois premières, à des fractures du radius, les trois dernières à des fractures du corps du cubitus. On voit, par la comparaison de ces pièces, que le déplacement est à peu près

I.

nul dans les fractures du cubitus, tandis qu'il peut être assez marqué, et qu'il peut même exister un léger chevauchement des fragments l'un sur l'autre, quand c'est le radius qui est fracturé. Dans ce dernier cas, c'est le fragment carpien qui est déplacé; son extrémité fracturée se rapproche du cubitus, quelquefois jusqu'au contact, de manière à faire disparaître complétement l'espace interosseux. Viennent ensuite, sous les n°° 104 et 105, deux fractures de l'olécrâne; et enfin, sous les n°° 106, 107 et 108, trois fractures de l'extrémité inférieure du radius, avec déplacement en arrière du fragment carpien.

N° 92. — Avant-bras droit fracturé, provenant de la Société anatomique.

La fracture est située un peu au-dessus du milieu de l'avant-bras; elle est complète, c'est-à-dire, que les deux os sont fracturés. La consolidation est parfaite sous le rapport de la solidité; mais le double cal est assez volumineux pour que les deux os se touchent, et que l'espace interosseux ait tout à fait disparu au niveau de la fracture; il y a, du reste, non point continuité, mais simple contact entre le radius et le cubitus, et ce contact ne résulte pas seulement du volume du cal, il est dû aussi au déplacement des fragments supérieurs, et spécialement de celui du cubitus qui s'est porté en dehors; quant à celui du radius, c'est en arrière qu'il fait saillie. Les fragments inférieurs ne paraissent avoir subi aucun déplacement; aussi l'espace interosseux est-il conservé au-dessous de la fracture, tandis qu'au-dessus il est rétréci. On observe en outre que l'avant-bras est légèrement incurvé au niveau du point fracturé, et que les fragments forment là, par leur rencontre, un angle très-obtus, de 170 degrés environ, dont le sinus est tourné en avant. Nous pensons que la déformation de l'avant-bras n'a pas été assez considérable pour s'opposer, pendant la vie, aux mouvements de pronation et de supination.

No 93. — Avant-bras gauche fracturé, provenant de la collection de Desault.

La fracture siége sur les deux os, à une hauteur inégale ; le cubitus a été brisé un peu au-dessous de sa partie moyenne, et le radius, au point d'union de son tiers supérieur avec ses deux tiers inférieurs. Il est probable que cette fracture n'a point été soignée, car les fragments, qui ont chevauché les uns sur les autres, sont consolidés dans leur position vicieuse, et avec un raccourcissement considérable, que nous évaluons à environ huit centimètres. Les fragments supérieurs, tant celui du cubitus que celui du radius, sont dirigés vers le centre du membre : de là résulte le rétrécissement de l'espace interosseux en haut, et son maintien en bas. Les fragments inférieurs paraissent avoir conservé leurs rapports normaux ; celui du radius se termine par une pointe très-aiguë et très-prolongée. L'avant-bras présente, au niveau du point fracturé, un angle obtus d'environ 160 degrés, saillant en dehors. Les deux os paraissent hypertrophiés, et sont criblés d'ouvertures vasculaires, qui semblent indiquer que la guérison n'a pas eu lieu sans un travail d'inflammation remarquable. (Voy. pl. 6, fig. 3.)

No 94. — Cubitus gauche fracturé, provenant de la collection de Desault.

La fracture, oblique de dehors en dedans, et de haut en bas, est située un peu au-dessous de la partie moyenne de l'os. Le cal est peu volumineux, et la consolidation est parfaite sous le rapport de la solidité ; mais le fragment inférieur a subi un déplacement considérable, de telle sorte que son extrémité carpienne a été portée en dedans et en arrière, et qu'il forme, avec le fragment supérieur, un angle obtus de 150 à 155 degrés, saillant en avant et en dehors. Nul doute, à la vue d'une semblable difformité, que le radius n'ait aussi été fracturé, et qu'en outre la guérison du malade n'ait été abandonnée aux seuls efforts de la nature.

Nº 95. — Cubitus gauche fracturé, donné par le professeur Lassus.

Cette pièce nous offre une lésion analogue à celle qui est décrite sous le nº précédent. Le déplacement des fragments est encore plus considérable, et l'angle qu'ils forment par leur rencontre, saillant dans le même sens, est d'environ 135 degrés. Du reste, la consolidation est tellement complète et régulière, que si la courbure insolite du cubitus était moins anguleuse et moins marquée, on serait tenté de la regarder plutôt comme une de ces déviations dues au rachitisme que comme le résultat d'une solution de continuité.

Nº 96. — Cubitus gauche fracturé, donné par le professeur Lassus.

La fracture siége vers l'union du tiers supérieur avec les deux tiers inférieurs de l'os. Le cal est solide, mais volumineux, et les fragments sont déplacés, de façon que l'inférieur s'est porté en arrière et un peu en dedans ; ils forment en outre par leur rencontre un angle obtus d'environ 150 degrés, dont le sinus est tourné en avant. Vers

le bord radial de l'os, au niveau du cal, existe une production osseuse assez considérable, appuyée sur l'extrémité du fragment supérieur, excavée à la manière d'une
surface articulaire, et dont la disposition indique très-
manifestement qu'il a existé dans ce point une fausse articulation entre le cubitus et le fragment inférieur du radius,
qui avait sans doute aussi subi une fracture; de sorte que
la pièce que nous possédons ne représente réellement que
la moitié de ce cas pathologique extrêmement curieux.

N°. 97. — Articulation huméro-cubitale et avant-bras
gauche, pièce provenant de la collection de Desault, sur
laquelle existent simultanément une fracture de la partie
moyenne du cubitus, et une luxation en avant de l'extrémité supérieure du radius sur la petite tête de l'humérus.

Le cubitus ressemble à ceux qui ont été décrits sous
les n°s 94 et 95; comme eux, il offre une fracture vers sa
partie moyenne; le cal est solide, et les deux fragments forment par leur rencontre un angle obtus de
150 degrés, saillant en avant. Sur le sommet de cet
angle existe une éminence osseuse, irrégulière, allongée
de haut en bas, et légèrement concave, avec laquelle s'articule le radius, au moyen de productions osseuses implantées sur son bord interne. Cet os, qui ne présente
aucune solution de continuité, est placé au devant du
cubitus, comme cela a lieu quand l'avant-bras est dans
une position moyenne entre la pronation et la supination.

Le radius, intact et rectiligne, étant juxtaposé au cubitus
fracturé et déformé, et s'articulant vers le milieu de sa
hauteur avec le sommet de l'angle que présente ce dernier os, cette disposition a pour conséquence nécessaire

un écartement exagéré entre les extrémités des deux os
de l'avant-bras.

On trouve, en effet, cinq centimètres et demi entre les
deux apophyses styloïdes, tandis que cet intervalle, mesuré sur plusieurs avant-bras placés dans la même position, et appartenant à des squelettes de grande dimension,
n'est que de quatre centimètres, six ou huit millimètres.
Malgré cette augmentation dans l'écartement des apophyses styloïdes, les deux os n'ont pas cessé de se toucher;
les surfaces articulaires sont donc agrandies, et cet agrandissement porte uniquement sur l'extrémité du cubitus,
du côté externe de laquelle naît un prolongement osseux,
terminé par une surface convexe et lisse qui est reçue dans
la petite cavité sigmoïde du radius. En haut, l'écartement
est plus considérable; l'extrémité supérieure du radius a
perdu complétement ses rapports avec la petite cavité
sigmoïde du cubitus, et avec la tête de l'humérus : projetée en avant, et distante du cubitus d'au moins deux
centimètres, elle dépasse en outre d'un centimètre le niveau de l'apophyse coronoïde; il y a donc luxation complète de l'extrémité supérieure du radius, à la fois en avant
et en haut.

Le radius a certainement éprouvé un mouvement ascen-
sionnel : ce qui le prouve, ce n'est pas seulement la différence de hauteur entre son extrémité supérieure et l'apophyse coronoïde du cubitus, car cette différence pourrait
tenir à l'incurvation du cubitus; c'est surtout l'inspection de
l'articulation carpienne, et la disposition relative des apophyses styloïdes, lesquelles sont situées sur le même
plan, tandis que, dans l'état normal, celle du radius descend
au-dessous de l'autre de six à huit millimètres. En se portant en haut, le radius a dû entraîner la main après lui;

aussi la surface articulaire inférieure du cubitus est-elle partagée en deux facettes secondaires, dépourvues de cartilage, mais revêtues d'une couche de tissu éburné, lisse et poli, sur lesquelles glissait sans doute l'os pyramidal.

La double lésion que présente cette pièce est probablement la conséquence d'une chute sur la paume de la main, dans laquelle le bord radial de celle-ci a porté le premier, soit à cause des inégalités du terrain, soit par suite de l'attitude du sujet, dont l'avant-bras était dans une pronation forcée. Le premier effort s'est donc exercé sur le radius, qui a été luxé en avant, et porté en haut; la fracture du cubitus n'est survenue que plus tard, quand cet os s'est trouvé pris entre le sol et le poids du corps transmis par l'articulation huméro-cubitale, trop solide pour céder. Une circonstance qui vient à l'appui de cette supposition, c'est que la partie inférieure de la petite tête de l'humérus paraît contuse, et présente une dépression incomplétement comblée par du tissu fibreux, laquelle indique le détachement d'un petit fragment osseux, tandis que, d'un autre côté, on remarque aussi une perte de substance au rebord antérieur de la cupule du radius, c'est-à-dire, dans le point qui se trouve tourné en arrière lorsque l'avant-bras est dans la pronation extrême.

Quoiqu'il en soit de notre explication, le blessé paraît avoir guéri et survécu longtemps à cet accident. Abandonnée du radius, la petite cavité sigmoïde cubitale tend à s'effacer; elle n'est plus recouverte de cartilage, ses bords sont émoussés, et la lame osseuse qui la revêt est criblée de trous et comme érodée. Dans la position nouvelle prise par le radius, son extrémité supérieure portait en arrière sur le sillon qui sépare la trochlée de la petite tête humérale : aussi ce sillon est-il dépourvu de cartilage, sans doute à cause du frottement qu'il éprouvait dans les mouvements de flexion de l'avant-bras, tandis que la petite tête est encore couverte de débris cartilagineux. La flexion de l'avant-bras sur le bras devait à peine aller au delà de l'angle droit, car le radius arc-boutait alors contre la face antérieure de l'humérus. De ce contact sans cesse renouvelé des deux os, il est résulté qu'une cavité large et profonde (trois centimètres de diamètre, huit millimètres de profondeur) s'est formée immédiatement au-dessus de la petite tête de l'humérus, et que la cupule qui surmonte le radius est devenue tout à fait plane, par suite de l'usure de ses bords.

N° 98. — Radius gauche fracturé, donné par le professeur Lassus.

La fracture occupe la partie moyenne. La consolidation est complète et régulière, sauf une courbure anguleuse d'environ cent cinquante-cinq degrés, dont la saillie est tournée en arrière. Il y a eu changement dans la direction de l'os, mais sans chevauchement des fragments. A la partie antérieure du cal, on remarque une sorte d'épine très-aiguë dirigée en bas, et longue seulement de quelques millimètres. La cavité sigmoïde de l'extrémité inférieure de cet os offre dans sa moitié postérieure une surface lisse et éburnée, ce qui peut faire présumer que l'articulation radio-cubitale inférieure a subi quelque violence. D'après l'incurvation que présente cet os, on doit supposer que le cubitus était aussi fracturé, ou qu'au moins l'articulation radio-cubitale inférieure avait été dilacérée.

N° 99. — Radius gauche fracturé, provenant de l'ancienne Académie de chirurgie.

La fracture est située vers l'union du tiers supérieur de l'os avec ses deux tiers inférieurs. La consolidation a été obtenue avec une légère difformité, résultant de ce que le fragment inférieur s'est porté en avant et en dedans, tandis que le supérieur s'est placé en arrière et un peu en dehors. Les fragments se rencontrent d'ailleurs suivant un angle très-obtus, saillant du côté de l'espace interosseux, et ils ont légèrement chevauché l'un sur l'autre. Le radius était-il seul fracturé? D'après le chevauchement des deux fragments, on pourrait croire que non ; cependant la description de la pièce suivante prouvera que ce mode de déplacement est possible, quoique la fracture soit bornée au radius.

N° 100. — Avant-bras gauche, sur lequel existe une fracture du radius ; pièce donnée par M. le professeur Breschet.

Le squelette de l'avant-bras est complet ; le radius est placé au-devant du cubitus, comme cela a lieu quand la main est dans une position intermédiaire à la pronation et à la supination extrêmes ; il est fracturé obliquement vers son tiers inférieur. Les fragments ont légèrement chevauché l'un sur l'autre, et l'inférieur est rejeté en dedans, de sorte que son extrémité fracturée appuie sur la face antérieure du cubitus, et a contracté avec ce dernier os des adhérences au moyen de liens fibreux accidentels. Il résulte de ce déplacement du fragment carpien que l'apophyse styloïde du radius s'est relevée, et se trouve presque sur un même plan horizontal avec celle du cubitus, au lieu de se prolonger de six à huit millimètres au-dessous d'elle, ainsi que cela s'observe sur un avant-bras à l'état normal. Ce fragment a donc, en réalité, exécuté un mouvement de rotation autour d'un axe fictif, qui traverserait son articulation cubitale inférieure horizontalement et d'avant en arrière. Nous devons faire observer que ce déplacement s'est accompli sans que les ligaments de l'articulation radio-cubitale inférieure paraissent avoir souffert aucune atteinte; du moins le ligament triangulaire a-t-il été conservé intact.

N° 101. — Cubitus droit fracturé, donné par le professeur Lassus.

La fracture située un peu au-dessous du milieu de l'os paraît avoir été oblique de haut en bas et d'arrière en avant; toutefois la consolidation est complète, régulière, sans difformité, et le cal ne présente qu'un volume très-peu considérable. Il est remarquable que, malgré l'extrême simplicité de cette fracture, toute la surface du cubitus présente un grand nombre de trous vasculaires.

N° 102. — Cubitus gauche fracturé, d'origine inconnue.

Cette fracture est semblable à la précédente. La consolidation est également complète et régulière; seulement le cal est un peu plus volumineux, et l'on remarque sur le bord radial une crête formée par un dépôt de matière osseuse, de nouvelle formation.

N° 103. — Cubitus droit fracturé, provenant de la collection de Desault.

La fracture est située vers le quart inférieur du cubitus; elle paraît transversale, et semble être en voie de consolidation. A son niveau, on remarque un gonflement assez considérable, qui se prolonge au-dessus et au-dessous, en diminuant insensiblement; les deux fragments ne sont pas encore soudés l'un à l'autre, et les liens qui les unissent permettent une légère mobilité. Par la coupe de l'os, nous avons pu constater que : 1° la fracture est en effet exactement transversale; 2° les fragments sont placés bout à bout, de manière à ce que leurs axes se confondent; 3° le canal médullaire du fragment supérieur est conservé; 4° celui du fragment inférieur est obstrué au niveau du point fracturé, et dans l'étendue de six à huit millimètres, par de la matière osseuse compacte; 5° une couche de matière osseuse, de nouvelle formation, est déposée à la surface des deux fragments, entre eux et une membrane fibreuse, qui est peut-être le périoste soulevé; 6° cette couche, plus épaisse au niveau de la fracture que partout ailleurs, s'étend à la distance de plusieurs centimètres au-dessus et au-dessous, et c'est à elle qu'est dû le gonflement précédemment indiqué; 7° malgré l'épaisseur de la couche osseuse au niveau de la fracture, elle est cependant interrompue dans ce lieu, et la continuité n'est encore maintenue que par la membrane fibreuse dont nous avons parlé plus haut.

Il est à regretter qu'on ne possède aucun renseignement sur ce fait, et qu'on ignore la date de la fracture : c'est par l'examen de semblables pièces qu'on arriverait à la démonstration du mécanisme suivant lequel a lieu la consolidation des os fracturés. (Voy. pl. 6, fig. 4 et 5.)

No 104. — Avant-bras gauche sur lequel existe une fracture de l'olécrâne, pièce donnée par M. Bordet, élève des hôpitaux.

L'histoire du malade sur lequel a été recueilli ce cas pathologique se trouve consignée dans les *Bulletins de la*

Société anatomique (année 1836, p. 151). C'est un homme qui fit, à l'âge de quatre-vingt-deux ans, une chute sur la glace, par suite de laquelle il se luxa l'extrémité supérieure gauche de l'humérus. Le malade, qui n'avait jamais éprouvé aucun accident jusqu'à cette époque , ne voulut pas avoir recours au médecin. La guérison eut lieu, mais les mouvements demeurèrent assez bornés , surtout ceux en haut. Cet homme ayant succombé quatre ans après à une autre maladie, on put constater qu'il existait , outre la luxation scapulo-humérale , une fracture qui occupait la base de l'olécrâne, et se dirigeait un peu obliquement de haut en bas, de dedans en dehors, et d'arrière en avant. Le fragment supérieur est uni au resté du cubitus par un tissu fibreux très-solide, qui, sur le cadavre frais, permettait assez de mobilité , de sorte que la comparaison qu'on a coutume d'établir entre l'olécrâne et la rotule se trouvait ici d'une parfaite exactitude. Une esquille du volume d'un pois occupe le côté interne de l'articulation, maintenue, comme les deux fragments principaux, par des liens fibreux résistants. L'écartement, qui était de quatre à cinq millimètres au moment de l'autopsie, n'est plus que de deux millimètres sur la pièce que nous avons sous les yeux. Cette différence est due au raccourcissement qu'ont éprouvé les ligaments en se desséchant. La coupe de la pièce permet de constater que les liens fibreux qui unissent les fragments ne s'insèrent pas à toute l'étendue des surfaces fracturées ; ils forment une couche épaisse placée en arrière. Les points dépourvus de ligaments sont lisses et polis , disposition qui résulte sans doute de la mobilité de l'olécrâne et des frottements que cette apophyse exerçait sur le cubitus.

Un fait notable , c'est qu'il existe si peu d'écartement

entre les fragments d'une fracture qui a été abandonnée à elle-même. Il faut probablement attribuer ce résultat, d'une part à l'intégrité de la couche fibreuse postérieure, d'autre part, à l'immobilité dans laquelle a dû rester le membre luxé.

N° 105. — Articulation du coude du côté droit, sur laquelle existent des changements remarquables dans la disposition et les rapports des surfaces articulaires, changements qui ont pour cause première une fracture de l'extrémité supérieure du cubitus.

La fracture, située à la base de l'apophyse olécrâne, et dirigée très-obliquement de haut en bas, d'avant en arrière, et de dedans en dehors, a partagé le cubitus en deux fragments, l'un supérieur, qui comprend la moitié interne de l'apophyse coronoïde, l'apophyse olécrâne tout entière, et la portion du cubitus qui la supporte ; l'autre inférieur, que forme le cubitus surmonté par la moitié externe de l'apophyse coronoïde. A la suite de cette fracture, voici quels déplacements ont eu lieu : le fragment supérieur, demeuré en rapport avec l'humérus, s'est porté en arrière, en bas, et un peu en dedans ; le fragment inférieur a passé au devant de l'articulation, en se portant légèrement en dehors, et en entraînant avec lui l'extrémité supérieure du radius luxé en avant.

Ce dernier accident, c'est-à-dire, la luxation du radius, nous paraît incontestable, quoique cet os manque sur la pièce que nous avons sous les yeux. En effet, si l'extrémité supérieure du radius était demeurée en rapport avec l'humérus, on devrait rencontrer, au-dessous de la petite tête de cet os et sur le cubitus, une surface articulaire qui correspondît au rebord de la cupule terminale du radius. Or, c'est ce qui n'a pas lieu : le cubitus ne présente sur son côté externe aucune trace d'une surface articulaire accidentelle, et l'on trouve la petite cavité sigmoïde parfaitement intacte, dirigée en avant et placée, comme la portion de l'apophyse coronoïde à laquelle elle est accolée, sur un plan antérieur à l'articulation huméro-cubitale. D'un autre côté, une partie de la petite tête de l'humérus est en rapport avec la grande cavité sigmoïde du cubitus élargie, nouvelle preuve que le radius avait cessé de correspondre à cette petite tête humérale. Ainsi donc, en résumé, nous pensons qu'il y a eu ici fracture de l'olécrâne, compliquée de luxation du cubitus et du radius en avant.

Les fragments s'étant consolidés dans leur position vicieuse, l'histoire de cette lésion remarquable est, pour ainsi dire, écrite sur la pièce que nous possédons. On voit que l'apophyse olécrâne, qui d'ordinaire paraît la continuation du cubitus suivant l'axe duquel elle se prolonge, s'implante ici sur la face postérieure du cubitus, quatre centimètres au-dessous de l'apophyse coronoïde, et se dirige obliquement de bas en haut et d'avant en arrière, de manière à former avec le cubitus un angle de cent trente-cinq degrés, dont le sinus regarde en arrière; le sommet de l'apophyse olécrâne n'est que d'un centimètre au-dessus du niveau de l'apophyse coronoïde. La grande cavité sigmoïde ne représente plus, comme dans l'état normal, un croissant à concavité tourné en avant ; mais bien un croissant à concavité tournée directement en haut. La courbe de ce croissant est aussi beaucoup plus prononcée qu'à l'ordinaire : si l'on tire, sur un cubitus sain, une ligne droite du sommet de l'apophyse coronoïde au sommet de l'olécrâne, et que du milieu de cette ligne on élève une perpendiculaire qui tombe sur le fond de la cavité sig-

moïde , cette perpendiculaire n'aura pas plus de douze millimètres de longueur; elle a , au contraire, vingt-six millimètres d'étendue sur la pièce que nous possédons. La
cavité sigmoïde du cubitus a donc plus que doublé en profondeur; nous nous sommes également assurés que sa largeur a augmenté d'un tiers. Elle est constituée en arrière
par la surface articulaire de l'olécrâne, en avant, par la
portion du cubitus dont cette apophyse a été détachée; aussi
la cavité nouvelle , lisse et revêtue de cartilage à sa partie postérieure , est-elle , dans sa moitié antérieure , irrégulière et creusée de plusieurs sillons. La portion externe
de l'apophyse coronoïde demeurée adhérente au cubitus est
placée sur un plan antérieur aux surfaces articulaires, et
n'entre pas dans la composition de l'articulation nouvelle.
Non-seulement les deux os de l'avant-bras , privés de
l'appui de l'olécrâne, se sont portés en avant de l'humérus;
ils paraissent en outre avoir éprouvé un mouvement de
rotation autour de l'axe du cubitus , mouvement en vertu
duquel le radius et la petite cavité sigmoïde du cubitus
ont été portés en avant. Par suite de ce déplacement , l'a-
vant-bras devait se maintenir dans une position plus rapprochée de la pronation que de la supination, et les mouvements dans ce dernier sens devaient être bornés.

L'humérus est comme enseveli dans la profondeur de la
cavité sigmoïde , et ses surfaces articulaires sont débor-
dées en avant par l'apophyse coronoïde , et par l'olécrâne en arrière; il en résulte que les mouvements de
flexion de l'avant-bras sur le bras , arrêtés par le contact
de l'apophyse coronoïde avec la face antérieure de l'humérus , ne vont pas au delà de l'angle droit. Sur la portion
de l'humérus qui correspondait à la cupule du radius, lors
de ces mouvements, on aperçoit une saillie osseuse, de

nouvelle formation, lisse et encroûtée de cartilage, qui jouait sans doute alors le rôle de la petite tête humérale, et fournissait au radius un point d'appui. Une surface éburnée, située immédiatement au-dessus de la trochlée, indique le point sur lequel portait l'apophyse coronoïde du cubitus. La petite tête humérale est privée de cartilage, et comme érodée dans une partie de son étendue. Enfin, les surfaces articulaires, tant humérale que cubitale, sont entourées de quelques productions osseuses peu saillantes et irrégulières. La solidité du cal et l'organisation parfaite de la nouvelle articulation prouvent que le malade a survécu à cette lésion remarquable.

Nous recommandons à l'attention des lecteurs la pièce que nous venons de décrire avec un soin extrême et presque minutieux, car c'est un fait excessivement rare, et peut-être unique dans la science, que cet exemple bien avéré de fracture de l'olécrâne, compliquée de luxation en avant des deux os de l'avant-bras, et guérie radicalement.

N° 106. — Squelette de l'avant-bras droit, sur lequel existe une fracture de l'extrémité inférieure du radius ; pièce d'origine inconnue.

La fracture, parfaitement consolidée, commence en avant, à quatre millimètres au-dessus de l'articulation radio-carpienne, et se termine en arrière, à vingt-cinq millimètres de cette même articulation ; son trajet est donc oblique de haut en bas, et d'arrière en avant ; la ligne qui indique la limite antérieure de cette fracture est, en outre, inclinée de haut en bas et de dehors en dedans ; le fragment inférieur a exécuté sur le supérieur un mouvement facilité par la double obliquité de la fracture, mouvement en vertu duquel son bord postérieur et son extrémité

externe se sont portés légèrement en haut. Il en est résulté
que : 1° la surface articulaire du radius se trouve horizontale, au lieu d'être inclinée de haut en bas, d'avant en arrière, et de dedans en dehors ; 2° l'apophyse styloïde du
radius est exactement au même niveau que celle du cubitus, tandis que, dans l'état normal, elle descend plus bas ;
3° la surface articulaire du cubitus est sur le même plan
que celle du radius.

Ce changement dans la direction des surfaces articulaires
n'a pu avoir lieu sans entraîner un changement correspondant dans la direction de l'axe de la main ; celle-ci devait
avoir de la tendance à s'incliner en arrière et en dehors.

N° 107. — Squelette de l'avant-bras gauche, sur lequel
existe une fracture de l'extrémité inférieure du radius,
pièce dont l'origine est inconnue.

La fracture est placée à plus de trois centimètres au-
dessus de l'articulation radio-carpienne. Le cal est solide
et volumineux. Le déplacement du fragment carpien est
analogue à celui qu'on observe dans le cas précédent, mais
beaucoup plus considérable. La totalité de ce fragment a
été portée en haut, de sorte que l'extrémité inférieure du
cubitus fait une saillie de trois à quatre centimètres, et que
sa surface articulaire radiale est entièrement découverte,
et a perdu tout rapport avec la cavité sigmoïde du radius. Il semble, en outre, que le fragment carpien a exécuté un mouvement de rotation autour d'un axe fictif qui
le traverserait, d'avant en arrière, au voisinage de son
articulation avec le cubitus : par suite de ce mouvement,
son extrémité supérieure s'est rapprochée du cubitus, et
l'espace interosseux est réduit à trois ou quatre millimètres ; son extrémité inférieure, représentée par la surface

I.   9

articulaire du radius, présente une telle obliquité de haut en bas, et de dehors en dedans, que son côté externe est élevé de quinze millimètres au-dessus de l'articulation radio-cubitale; le bord postérieur de cette surface s'est également relevé ; de là, une nouvelle obliquité de haut en bas et d'arrière en avant. Ce même bord est aplati et fendillé, comme s'il avait subi un écrasement; il en est de même du bord externe et de l'apophyse styloïde, qui semblent avoir été refoulés en haut et en dehors.

Malheureusement le squelette de la main n'existe pas sur cette pièce; on aurait pu vérifier si le cubitus se trouvait en contact immédiat avec le carpe, comme cela nous paraît probable. Quant à la main, nous ne doutons pas qu'elle ne fût fortement inclinée en dehors et en arrière. Son axe était sans doute représenté par la perpendiculaire élevée sur le milieu de la surface articulaire carpienne du radius. (Voy. Pl. 6, fig. 6.)

N° 108. — Squelette de la partie inférieure de l'avant-bras, du carpe et du métacarpe, sur lequel on voit une fracture de l'extrémité inférieure du radius; pièce d'origine inconnue.

La fracture a une direction très-oblique; elle commence, en arrière, à trois centimètres au-dessus de l'articulation radio-carpienne, et vient, en avant, se terminer à l'union du tiers antérieur avec les deux tiers postérieurs de la surface articulaire inférieure du radius. Les deux fragments ont glissé l'un sur l'autre, l'inférieur, en arrière, le supérieur, en avant, et le chevauchement est d'environ un centimètre; ils se sont soudés dans leurs nouveaux rapports, formant par leur réunion un angle de cent soixante degrés, à ouverture postérieure, et dont le sommet saillant en avant est constitué par l'extrémité du fragment supérieur, qui est émoussée, arrondie, compacte et lisse, et qui paraît avoir éprouvé une perte de substance assez considérable, car on y retrouve à peine quelques vestiges de la surface articulaire du radius. La portion de cette surface qui est demeurée sur le fragment inférieur a conservé son inclinaison naturelle de haut en bas et de dedans en dehors, et s'articule, comme à l'ordinaire, avec le scaphoïde et le semi-lunaire.

Le radius ayant éprouvé, par suite du chevauchement des fragments, une notable diminution de longueur, il en résulte que le cubitus le dépasse en bas de près d'un centimètre. Le ligament triangulaire interposé au cubitus et au carpe est détruit dans sa partie centrale, et cette destruction permet au cubitus de s'articuler sans intermédiaire avec la face supérieure du pyramidal. Ce dernier os est affaissé, sans doute par suite de la pression incessante du cubitus, et la petite cavité sigmoïde de celui-ci est en rapport de contiguïté avec la face interne du semi-lunaire. Au-dessus de cette petite cavité s'est formée une articulation nouvelle entre le cubitus et un prolongement osseux né de l'extrémité du fragment supérieur du radius. L'articulation radio-cubitale se trouve ainsi transportée plus haut, et le cubitus entre dans la composition de l'articulation du poignet; celle-ci mérite, dans le cas actuel, le nom de *radio-cubito-carpienne*.

Outre ces altérations déjà si remarquables, le cubitus présente une légère incurvation dont la convexité est tournée en avant, et la rangée supérieure du carpe, portée en arrière de l'inférieure, forme dans ce sens une saillie très-marquée.

La guérison parfaite d'une fracture qui présentait une

telle obliquité, la courbure du cubitus, la dépression du pyramidal, et la bonne direction de l'articulation radio-carpienne, toutes ces raisons nous portent à penser qu'un traitement méthodique a été dirigé contre cette lésion remarquable, et que l'art s'est opposé d'une manière active au renversement de la main en dehors et en arrière. (Voy. Pl. 6, fig. 7 et 8.)

N° 109. — Moule en plâtre de l'avant-bras et de la main d'une jeune fille, dont le radius était fracturé près de son extrémité inférieure.

Ce moule, donné par M. le professeur Dupuytren, permet d'apprécier les changements que produit la fracture de l'extrémité inférieure du radius dans la forme de l'avant-bras et dans la direction de la main. Les difformités les plus remarquables sont : l'incurvation à convexité antérieure de l'avant-bras; la saillie de l'extrémité inférieure du cubitus, en bas, en avant, et en dedans; et la déviation de la main en arrière et en dehors.

ORDRE IVe. — *Fractures des os de la main.*

Le musée ne possède qu'une seule pièce qui puisse être rapportée à cet ordre.

N° 110. — Second os du métacarpe du côté gauche, fracturé, donné par la Société anatomique.

La fracture est située vers la partie moyenne de l'os, et paraît légèrement oblique de haut en bas, et d'arrière en avant. Le cal est très-solide, mais difforme. Le fragment inférieur s'est porté en arrière et en haut, et a chevauché sur le supérieur : il en résulte un raccourcissement notable du métacarpien , et une courbure anguleuse très-prononcée dont la saillie est tournée en arrière. Le doigt indicateur devait être incliné vers la paume de la main. Un déplacement si remarquable des fragments a lieu de surprendre ; une circonstance qui peut servir à l'expliquer, c'est la position du second métacarpien, qui , placé à l'une des extrémités du métacarpe, n'est pas soutenu, comme le troisième et le quatrième , par les os voisins.

SECTION VI.

FRACTURES DU MEMBRE INFÉRIEUR.

Cette section sera divisée en quatre ordres.

ORDRE Ier. — Fractures du fémur.
ORDRE IIe. — Fractures de la rotule.
ORDRE IIIe. — Fractures des os de la jambe.
ORDRE IVe. — Fractures des os du pied.

ORDRE Ier. — *Fractures du fémur.*

Le grand nombre des pièces relatives à ces fractures , leur variété et leur intérêt, nous forcent à établir, dans cet ordre , des divisions secondaires : nous décrirons donc , dans un premier article , les fractures du corps, et, dans un second, celles du col du fémur.

ART. Ier. — *Fractures du corps du fémur.*

Ces fractures peuvent être divisées en trois classes : la première comprend les solutions de continuité qui occupent le tiers moyen de l'os ; la seconde , celles qui en oc-

cupent le tiers supérieur (non compris le col); et la troisième enfin, celles qui sont situées au tiers inférieur.

Iʳᵉ CLASSE. — *Fractures de la partie moyenne du corps du fémur.*

Les pièces dont se compose cette classe sont au nombre
de vingt-trois. Quinze, qui ont rapport à des fractures
simples, sont décrites du n° 111 au n° 125 inclusivement;
et huit, relatives à des fractures comminutives, s'étendent du n° 126 au n° 133.

Simples ou comminutives, les fractures de la partie
moyenne du fémur présentent un mode de déplacement
des fragments à peu près constant : 1° l'extrémité du
fragment supérieur est placée en avant, et forme, dans ce
sens, une saillie plus ou moins considérable, plus ou
moins abrupte, plus ou moins aiguë; celle du fragment
inférieur est placée en arrière; 2° les deux fragments
glissent l'un sur l'autre, de sorte qu'il y a un chevauchement plus ou moins considérable, qui peut varier entre
un et dix centimètres; 3° les extrémités fracturées sont
portées en dehors, et les axes des fragments forment,
par leur rencontre, un angle dont l'ouverture, tournée en
dedans, présente de nombreux intermédiaires entre 175
et 85 degrés.

Les exceptions à cette disposition, qu'on peut considérer comme la règle, sont fort rares. Aucune des fractures que nous possédons n'est exempte de chevauchement; deux seulement (nᵒˢ 124 et 125) offrent l'exemple
d'un déplacement tel, que le fragment supérieur est placé
en arrière de l'inférieur, et cette anomalie s'explique par
la direction de la fracture, qui est oblique de haut en bas,
et d'avant en arrière. D'un autre côté, nous n'avons

trouvé que deux cas (n°s 123 et 127) dans lesquels manque l'angle obtus, à ouverture interne, résultant de l'incidence oblique des fragments l'un sur l'autre. Dans ces deux pièces, l'axe prolongé du fragment inférieur tombe derrière la tête du fémur, et cet os, loin de présenter la courbure anguleuse ordinaire, offre une légère convexité en dedans.

Un mode de déplacement moins constant que les précédents consiste dans la rotation du fragment inférieur autour de son axe. Ce mouvement rotatoire, cette sorte de pivotement, entraîne la déviation du pied, dont la pointe se tourne en dedans ou en dehors, suivant que c'est le condyle externe ou le condyle interne du fémur qui a été porté en avant. Cinq pièces nous ont offert des exemples de rotation du fragment inférieur : dans quatre de ces cas, le condyle interne est devenu antérieur (n°s 114 , 123 , 128, 129); dans un seul (n° 122), c'est le condyle externe.

Le plus souvent les fragments se touchent, et la face postérieure de celui qui est en haut s'appuie sur la face antérieure de celui qui est en bas; quelquefois, cependant, ils sont séparés par un intervalle plus ou moins considérable, et la distance qui existe entre eux est comblée par un dépôt de matière osseuse de nouvelle formation. Ce dépôt est plus ou moins considérable, et plus ou moins régulier. Quelquefois c'est une masse solide, remplissant exactement l'intervalle des fragments (n° 123); d'autres fois la matière osseuse, versée avec abondance près des extrémités fracturées, semble avoir manqué dans les points intermédiaires, et les fragments restent séparés par un sillon profond : c'est ce qui arrive, surtout quand le chevauchement est très-considérable (n° 116). Assez souvent aussi des ouvertures infundibuliformes existent derrière l'extrémité du fragment supérieur, et devant celle du fragment inférieur, et se prolongent assez loin dans le centre du cal (n° 119). Enfin , sur la pièce décrite au n° 132 , le cal affecte la forme singulière d'une couronne osseuse dans laquelle se perd, en avant, le fragment supérieur, et, en arrière, l'inférieur, séparés l'un de l'autre par l'ouverture centrale de la couronne.

Les dépôts osseux intermédiaires aux fragments sont formés de substance celluleuse enveloppée d'une couche compacte plus ou moins forte, et il n'existe aucune communication entre eux et le canal médullaire (n° 123). La portion celluleuse est quelquefois très-raréfiée (n° 119), quelquefois même elle a disparu, et le cal représente une coque osseuse interposée aux fragments (n° 127). La surface du cal est ordinairement criblée de petites ouvertures très-rapprochées les unes des autres et dispersées irrégulièrement, et quelquefois parcourue par des sillons vasculaires très-apparents (n° 123); on y voit aussi de larges ouvertures, orifices de canaux qui plongent dans le tissu spongieux.

Avant de commencer la description particulière de chaque pièce , et pour faciliter l'intelligence de cette description , nous devons prévenir les lecteurs que nous avons toujours supposé le fémur placé dans une position telle qu'une ligne droite verticale passe à la fois par le centre de ses extrémités articulaires iliaque et tibiale.

N° 111. — Fémur gauche fracturé, donné par le professeur Laennec.

Cet os, appartenant à un jeune sujet, comme l'indique l'état des épiphyses, est fracturé à sa partie moyenne. Le fragment supérieur, placé directement au devant de l'inférieur, offre une inclinaison générale de haut en bas, d'arrière en avant, et aussi de dedans en dehors. Dans ce dernier sens, l'obliquité est très-peu marquée : les fragments ont chevauché l'un sur l'autre ; de sorte que le membre a subi un raccourcissement que nous évaluons approximativement à quatre ou cinq centimètres. Le cal solide est surmonté en arrière par une saillie que forme l'extrémité du fragment inférieur ; en avant, il s'arrondit et se confond insensiblement avec le reste de l'os, en présentant toutefois dans ce point un assez grand nombre d'ouvertures irrégulières.

Nº 112. — Fémur droit fracturé, donné le 20 août 1807 par M. Prieur, chirurgien en chef de l'hôpital civil et militaire de Moulins.

La fracture est située à la réunion des deux cinquièmes inférieurs avec les trois cinquièmes supérieurs de l'os ; elle paraît oblique de haut en bas, et d'arrière en avant. Le fragment tibial, porté en arrière, est recouvert par l'extrémité inférieure du fragment iliaque, qui se prolonge en bas sous forme d'une pointe très-aiguë. Le cal, très-solide, se perd insensiblement sur la face postérieure de l'os. Le chevauchement a entraîné un raccourcissement de cinq à six centimètres. Le fragment inférieur est très-légèrement oblique de bas en haut et de dedans en dehors, de sorte que son axe prolongé tomberait sur le grand trochanter, et qu'il fait, avec le supérieur, un angle obtus de 170 à 175 degrés, dont l'ouverture est tournée en dedans. Une cavité infundibuliforme, terminée en cul-de-sac, existe au point de jonction des deux fragments, en arrière de l'extrémité du supérieur.

N° 113.—Fémur droit fracturé, provenant de l'ancienne Académie de chirurgie.

La fracture occupe la partie moyenne de l'os. L'extrémité du fragment supérieur est placée devant celle de l'inférieur, et fait saillie en avant et en dehors. Les deux fragments, qui ont chevauché l'un sur l'autre d'environ 8 centimètres, se rencontrent sous un angle de 165 degrés, ouvert en dedans. Le cal, solide, volumineux, irrégulier, est surmonté en dedans d'un tubercule osseux implanté sur le fragment inférieur, et percé de nombreuses ouvertures, dont les plus remarquables, creusées sur l'extrémité du fragment supérieur, ressemblent assez exactement aux alvéoles des dents molaires.

N° 114. — Fémur droit fracturé, tiré de la collection de Désault.

La fracture occupe la partie moyenne de l'os. Le fragment inférieur est couvert par le supérieur dans l'étendue de cinq à six centimètres, ce qui donne la mesure du chevauchement. Les extrémités des fragments sont portées en dehors, et ceux-ci forment, par leur rencontre, un angle de 155 degrés, ouvert en dedans. En outre, le fragment tibial a éprouvé autour de son axe un mouvement de rotation tel, que le condyle interne est sur un plan antérieur à l'externe, disposition contraire à ce qu'on observe sur un fémur intact. Le cal, qui présente en dehors une surface régulièrement arrondie, est surmonté en dedans d'un mamelon vertical; sa surface est percée d'ouvertures apparentes, surtout en haut et en bas, dans le voisinage des extrémités fracturées.

115. — Fémur gauche fracturé, donné par le professeur Thillaye.

La fracture occupe la partie moyenne de l'os. Comme dans les exemples précédents, c'est l'extrémité du fragment iliaque qui est placée en avant, et la rencontre des fragments a lieu sous un angle d'environ 165 degrés, ouvert en dedans. Le chevauchement a été peu considérable, et le cal serait parfaitement régulier s'il ne se terminait en avant par une crête comprimée transversalement, qui paraît appartenir au fragment supérieur. Mais un mode de déplacement digne d'être noté est le suivant : le fragment iliaque étant dirigé obliquement de haut en bas et d'arrière en avant, et la direction du fragment inférieur étant la même, tandis que celle du cal intermédiaire aux deux fragments est précisément inverse, il en résulte que cet os, vu de profil, représente un véritable zigzag.

Nº 116. — Fémur droit fracturé, provenant de l'Académie de chirurgie.

Cette fracture, située vers la partie moyenne de l'os, semble avoir été très-oblique de haut en bas et d'arrière en avant. Le fragment supérieur est placé devant l'inférieur, dans l'étendue d'un décimètre au moins ; le chevauchement et le raccourcissement ont donc été très-considérables. L'os décrit une courbure générale, à concavité interne. En même temps qu'il occupe la partie postérieure, le fragment tibial est placé un peu en dedans, et se termine par une saillie abrupte, hérissée de plusieurs aspérités osseuses ; le fragment iliaque offre, au contraire, dans son ensemble, une courbure dont la convexité regarde en avant, et qui vient se perdre sur la face antérieure du fémur. Le cal solide, assez régulier, si l'on a égard à l'étendue de la fracture, est criblé, à sa partie inférieure, de larges et nombreuses ouvertures ; on remarque en dehors un sillon large et profond, et en dedans, une longue rainure, qui indiquent le point de contact des deux fragments.

N° 117. — Fémur droit fracturé, donné par le professeur Lassus.

La fracture occupe la partie moyenne de l'os. Les fragments ont chevauché l'un sur l'autre d'environ 5 à 6 centimètres. Le supérieur fait en avant une saillie considérable, qui a là forme d'un coin, tranchant par son extrémité et par sa partie antérieure, comprimé latéralement, convexe et lisse sur sa face externe, presque plane sur sa face interne, qui est criblée d'une foule de petites ouvertures oblongues. L'inférieur forme en arrière un relief considérable, mais plus émoussé. Au niveau de la fracture, on mesure huit centimètres, du bord antérieur au bord postérieur de l'os, cette épaisseur considérable est due à ce que les fragments ne se touchent point, et sont réunis par l'intermédiaire de productions osseuses de nouvelle formation. Le fémur présente en outre, comme les précédents, une courbure générale, dont la concavité est tournée en dedans, disposition qui résulte de ce que les extrémités des fragments sont toutes deux portées en dehors. De nombreux sillons verticaux existent à la surface de l'os; deux vastes cavités infundibuliformes se voient, l'une en bas, derrière l'extrémité du fragment iliaque, l'autre en haut, devant celle du fragment tibial.

N° 118. — Fémur droit fracturé, d'origine inconnue.

Cet os, provenant d'un sujet rachitique, ainsi que l'indiquent sa déformation et sa légèreté, est fracturé un peu au-dessous de sa partie moyenne. Le fragment inférieur, qui a conservé sa rectitude normale, fait saillie en arrière et en dehors du fragment iliaque, sur lequel il a légèrement chevauché ; ce dernier, aplati transversalement, offre une incurvation régulière, à convexité antérieure. Le fémur, dans sa totalité, présente une double courbure, l'une dont la concavité regarde en arrière, l'autre dont la concavité regarde en dedans. Les fragments sont réunis par un cal, solide et assez régulier, si ce n'est en arrière, où l'on remarque quelques aspérités osseuses, surajoutées à l'extrémité du fragment inférieur.

N° 119. — Fémur gauche fracturé, tiré du cimetière des Innocents, et donné par M. le professeur Thouret.

Cet os, qui paraît avoir appartenu à un sujet grand et vigoureux, est fracturé un peu au-dessous de son tiers supérieur. Les deux fragments ont exécuté l'un sur l'autre un chevauchement de six centimètres. L'inférieur, placé en arrière, se termine par une extrémité mousse, qui dépasse le cal ; le supérieur, dirigé obliquement de haut en bas, d'arrière en avant, et de dedans en dehors, forme au devant du fragment tibial une saillie considérable (de six centimètres), criblée d'ouvertures. Il est évident que les deux fragments ne se touchaient point, et que leur intervalle a été comblé par des jetées osseuses de nouvelle formation. De même que sur la pièce décrite au n° 117, on voit une large cavité infundibuliforme en arrière de l'extrémité saillante du fragment iliaque, et trois ouvertures arrondies au devant de celle du fragment tibial. Le cal est solide, et assez régulier : sa surface est sillonnée de gouttières transversales, et percée d'ouvertures arrondies, vasculaires, dont les plus larges existent sur la portion osseuse intermédiaire aux deux fragments ; tout l'os est couvert de sillons longitudinaux, parallèles, et criblé d'une multitude de trous.

La section verticale de l'os confirme ce que nous avons avancé relativement à l'intervalle qui sépare les fragments et à leur chevauchement; on peut se convaincre qu'il existe entre eux la distance de plus d'un centimètre en haut, et de plus de deux centimètres, en bas, laquelle est remplie par du tissu celluleux revêtu d'une lame périphérique compacte et très-résistante. On voit aussi que les orifices vasculaires précédemment indiqués sont les embouchures de conduits qui se distribuent dans la masse osseuse de nouvelle formation. Le canal médullaire du fragment inférieur, sans aucune relation avec le cal, est fermé en haut par une lamelle osseuse fort mince; celui du fragment supérieur se continue avec une sorte de vacuole, allongée en forme de canal, qui se perd dans le tissu spongieux du cal.

N° 120. — Fémur gauche fracturé, donné par le professeur Thillaye.

La fracture siége à l'union des deux cinquièmes supérieurs avec les trois cinquièmes inférieurs. Les deux fragments ont chevauché l'un sur l'autre de trois à quatre centimètres; l'extrémité du supérieur est dirigée en avant et en dehors; celle de l'inférieur se termine d'une manière abrupte en arrière et en dedans; les deux fragments se rencontrent sous un angle de 135 degrés. De là résultent, d'une part, un raccourcissement notable du membre, d'une autre part, une courbure anguleuse très-marquée, saillante en avant et surtout en dehors.

La tête de ce fémur a subi une altération singulière, que nous retrouverons encore sur d'autres pièces. Sur la limite de la surface articulaire, on aperçoit un sillon qui paraît formé par l'érosion du tissu osseux; de ce sillon en partent deux autres, qui se dirigent vers le centre de la tête, et sur le trajet desquels la couche compacte dont l'os est revêtu paraît fendillée; le tissu celluleux est en outre raréfié. Nous reviendrons plus loin sur ce sujet.

N° 121. — Fémur gauche fracturé, donné par M Prieur, chirurgien en chef de l'hôpital civil et militaire de Moulins.

La fracture, située un peu au-dessus de la partie moyenne de l'os, a été abandonnée à elle-même; aussi les fragments, d'ailleurs parfaitement consolidés, sont-ils placés dans une position très-vicieuse. Le chevauchement est à peine marqué, mais les axes des parties fracturées forment entre eux un angle de 130 degrés, saillant en avant, et surtout en dehors. A cette première cause de difformité est venue s'en adjoindre une autre: c'est que le fragment inférieur a pivoté autour de son axe, de sorte que la partie latérale interne de l'articulation regarde presque directement en avant. La pointe du pied devait, chez ce malade, être portée fortement en dehors. Le cal, peu volumineux, présente quelques aspérités; le fragment inférieur semble engainé par une expansion du cal, comme l'apophyse styloïde du temporal est engainée par l'apophyse vaginale.

N° 122. — Fémur gauche fracturé, provenant du cimetière des Innocents, et donné par le professeur Thouret.

Cet os, fracturé vers l'union de son tiers supérieur avec ses deux tiers inférieurs, offre l'exemple d'un dépla-

cement exagéré des fragments, qui ne peut être dû qu'à
un défaut complet de soins, et à la plus incroyable négli-
gence. Le fragment supérieur se porte presque horizontalement d'arrière en avant et de dedans en dehors, tandis
que l'inférieur affecte une direction oblique de haut en
bas, de dehors en dedans, et d'avant en arrière : ainsi dirigés, ces deux fragments forment entre eux un angle de
85 degrés, saillant en avant et en dehors, et la distance
qui sépare le sommet de cet angle d'une ligne droite menée
entre les deux extrémités du fémur est de vingt-trois centimètres. Quoiqu'il y ait à peine un léger chevauchement, le
fémur est raccourci de dix à douze centimètres, ce qui est
le quart de sa longueur totale. Le fragment inférieur a
éprouvé un mouvement de rotation tel, que le condyle
externe est porté en avant ; la pointe du pied devait être
tournée en dedans. Le cal est solide ; sa partie antérieure,
constituée par l'extrémité du fragment iliaque, est arrondie en forme de genou, et présente une petite ouverture
par laquelle on pénètre dans le canal médullaire ; sa partie postérieure, percée d'un trou semblable, est irrégulière, et formée par le fragment tibial, qui a été attiré en
arrière.

La tête du fémur est agrandie, et comme renforcée par
un dépôt de matière osseuse nouvelle, surajoutée à la partie supérieure et antérieure du col, c'est-à-dire, à une
partie qui, en vertu du changement de direction de l'os
fracturé, devait supporter le poids du corps, transmis par
le sourcil cotyloïdien. Cette altération, jointe à la solidité
du cal, nous persuade que le malade guéri a pu continuer
à se servir de son membre, malgré son étrange déformation.

No 123. — Fémur droit fracturé, donné par le professeur Thillaye.

La fracture siége à l'union des trois cinquièmes supérieurs avec les deux cinquièmes inférieurs. Les déplacements sont très-remarquables : les fragments, qui ont chevauché de quatre centimètres environ, sont placés, l'inférieur en arrière, et le supérieur en avant, et ne se touchent point; loin de là, ils sont demeurés séparés par un intervalle de deux centimètres, lequel est comblé par un cal très-résistant, exactement perpendiculaire aux deux fragments. En outre, on voit naître de l'extrémité du fragment iliaque, un prolongement aigu, qui dépasse en bas le cal de trois centimètres. Le fragment inférieur est oblique de haut en bas et de dedans en dehors, de façon que son axe prolongé irait tomber sur la tête du fémur, et qu'il forme avec le supérieur un angle obtus de 175 degrés, dont l'ouverture regarde en dehors. Enfin, ce même fragment tibial est contourné autour de son axe, et le condyle interne est placé en avant. Nul doute que la pointe du pied ne fût ici portée fortement en dehors.

La coupe verticale démontre que le dépôt osseux intermédiaire aux fragments est constitué par un tissu celluleux, comparable, pour la force, à celui du calcanéum, et dont la résistance est encore augmentée par la présence d'une couche compacte épaisse et solide qui l'enveloppe de toutes parts. Le canal médullaire des deux fragments n'a aucun rapport avec le cal ; celui du fragment supérieur se continue sans interruption jusqu'à l'extrémité de l'éminence pointue par laquelle il se termine. (Voy. Pl. 7, fig. 1.)

No 124. — Fémur gauche fracturé, d'origine inconnue.
La fracture, située vers la partie moyenne de l'os, est

oblique de haut en bas et d'avant en arrière; aussi est-ce le fragment inférieur qui a passé devant le supérieur. Le chevauchement paraît peu considérable, malgré l'obliquité de la fracture; mais les fragments se rencontrent sous un angle de 150 degrés, dont l'ouverture est tournée en dedans. Le cal est peu volumineux; à peine si l'épaisseur du fémur s'est accrue d'un centimètre dans le sens antéro-postérieur, c'est-à-dire, dans le sens suivant lequel les fragments se recouvrent. Il est aussi très-solide et régulier; on voit seulement, en arrière et en dehors, une saillie pointue formée par l'extrémité du fragment iliaque; celle du fragment tibial est arrondie, et se confond insensiblement avec le reste de l'os.

N° 125. — Fémur gauche fracturé, donné par M. Pigné, membre de la Société anatomique.

La fracture, qui siége à l'union du tiers supérieur avec les deux tiers inférieurs de l'os, paraît avoir été oblique de haut en bas, et d'avant en arrière. Le fragment inférieur, placé au-devant du supérieur, n'a que très-légèrement chevauché sur lui. Bien que les extrémités des deux fragments soient comprises dans un cal solide et régulier, on les distingue cependant très-bien, et l'on voit qu'elles se croisent en formant un angle de 140 degrés, saillant en dehors. Celle du fragment tibial se termine par une crête osseuse, tranchante, oblique de haut en bas, et de dedans en dehors; celle du fragment iliaque, séparée de la précédente par une gouttière verticale, se confond, en s'arrondissant, avec le reste de l'os. Le cal est remarquable, comme dans la pièce du n° 124, par le peu d'étendue de son diamètre antéro-postérieur. La surface de l'os est couverte de sillons verticaux parallèles.

N° 126. — Fémur gauche fracturé, donné par le professeur Lassus.

La fracture, comminutive, située au-dessous de la partie moyenne, présente trois fragments principaux, bien isolés et distincts : l'un, formé par les trois cinquièmes supérieurs de l'os ; un autre, par les deux cinquièmes inférieurs ; et le troisième, long de dix à douze centimètres, ne comprenant qu'une partie de l'épaisseur de l'os, intermédiaire aux deux précédents de la partie postérieure, desquels il semble avoir été détaché. Le dernier, refoulé tout à fait en arrière, est uni intimement, et solidement soudé avec le fragment inférieur, sur lequel il a très-légèrement chevauché, et dont il continue la direction. Les deux fragments réunis sont obliques de haut en bas, d'arrière en avant, et de dehors en dedans, et recouverts par l'extrémité antérieure du fragment iliaque, qui fait au-devant d'eux une saillie prononcée. Le chevauchement est à peine de deux centimètres ; il paraît plus considérable, à cause du fragment moyen, qui se prolonge en arrière et en haut. La solidité de la réunion est assurée par des végétations osseuses interposées aux fragments ; le cal est néanmoins assez régulier. L'angle obtus, à ouverture interne, qui résulte de la rencontre des parties supérieure et inférieure du fémur est peu marqué (170 à 175 degrés) ; aussi la direction générale de l'os se rapproche-t-elle beaucoup de l'état normal.

N° 127. — Fémur droit fracturé, donné par le professeur Laennec.

La fracture, située au-dessous de la partie moyenne, se dirige obliquement de haut en bas et d'arrière en avant. Il y a deux fragments principaux : l'un, qui comprend les

trois cinquièmes supérieurs de l'os; l'autre, qui est constitué par ses deux cinquièmes inférieurs. Celui-ci est
subdivisé en trois fragments secondaires, dont le plus
petit représente une lame osseuse, de deux à trois centimètres de largeur, oblique de haut en bas, d'arrière en
avant, et de dehors en dedans, soudée avec les deux autres d'une manière très-régulière, et se perdant insensiblement dans l'extrémité inférieure du fémur, de manière
à faire croire que la fracture ne s'est pas étendue jusque
là et qu'elle a été incomplète. Du reste, les deux fragments principaux chevauchent l'un sur l'autre de huit
centimètres : c'est le supérieur qui est placé en avant,
sens dans lequel il forme une saillie coupée carrément;
l'inférieur est oblique de bas en haut, d'avant en arrière,
et de dehors en dedans, de sorte que son axe prolongé
irait passer en arrière de la tête du fémur, et son extrémité supérieure, assez aiguë, est prolongée en arrière
et un peu en dedans. Le cal solide est formé par des productions osseuses qui rétablissent la continuité entre les
fragments chevauchés; sur son côté interne on voit deux
larges ouvertures, dont l'une communique avec le canal
médullaire du fragment tibial, tandis que l'autre laisse
apercevoir une vaste cellule interposée aux deux fragments. La matière osseuse du cal ayant une coloration
brune qui tranche sur la couleur moins foncée des fragments, il semble que ceux-ci aient été réunis à l'aide d'une
substance étrangère, d'une sorte de mastic.

N° 128. — Fémur gauche fracturé, provenant du cabinet de Desault.

La fracture est comminutive, et située au-dessous
du milieu de l'os. On distingue trois fragments : un supé-

rieur et un inférieur très-considérables, et un moyen, plus petit, long de douze centimètres, qui paraît borné à la moitié de l'épaisseur du fémur. Le fragment tibial, déplacé en totalité, s'est porté en dehors et en arrière de l'iliaque, et tous deux ont conservé leur direction normale; quant au fragment moyen, dirigé de haut en bas et de dedans en dehors, il forme au-devant des deux autres une sorte de jetée oblique qui assure la solidité de leur union. Le cal, solide et assez régulier, présente trois saillies : la première, en haut et en dedans, due à l'extrémité du fragment moyen; la seconde, aussi en dedans, mais plus bas, produite par celle du fragment supérieur; et enfin la troisième, en dehors et en arrière, constituée par le fragment inférieur; ce dernier a pivoté autour de son axe, de manière que sa face antérieure regarde un peu en dehors, mouvement qui a dû entraîner la rotation du pied dans ce sens.

N° 129. — Fémur droit fracturé, d'origine inconnue.

L'os est fracturé au-dessus de sa partie moyenne, et partagé en quatre fragments, un supérieur et un inférieur volumineux, et deux autres plus petits, moyens et antérieurs par leur position. L'extrémité du fragment inférieur est placée en arrière et en dehors de celle du fragment supérieur, et tous deux se rencontrent sous un angle de 160 degrés, dont l'ouverture est tournée en dedans. Les deux fragments moyens, longs de 10 à 12 centimètres, dirigés verticalement, et séparés par une gouttière longitudinale, masquent les extrémités des fragments principaux, au devant desquels ils forment un relief considérable. Le cal est solide, mais irrégulier; ce qui est dû, tant à la disposition mentionnée des fragments qu'à la pré-

sence d'une grande quantité d'aspérités qui s'élèvent de
la face postérieure, et sont, ou des productions osseuses
nouvelles, ou de petites esquilles réunies au reste. Le
fragment tibial a exécuté autour de son axe un mouvement de rotation précisément inverse de celui que nous
avons remarqué sur la pièce précédente, de sorte que la
pointe du pied a dû être portée en dedans.

N° 130. — Fémur droit fracturé, recueilli dans les amphithéâtres d'anatomie, et donné au musée par MM. Marjolin et Rullier, alors prosecteurs de la Faculté.

Cet os, qui, d'après ses dimensions et son poids considérable, paraît avoir appartenu à un homme d'une haute
stature et d'une forte constitution, est fracturé comminutivement un peu au-dessous de sa partie moyenne. On
distingue trois fragments : le supérieur et l'inférieur sont
les plus considérables, comme cela arrive ordinairement ;
le moyen est une grosse et forte esquille, de dix centimètres de longueur sur deux à trois d'épaisseur. Le fragment
tibial a été porté en arrière et en haut, de sorte qu'il
existe un chevauchement d'au moins un décimètre, et un
raccourcissement proportionné du membre ; le fragment
iliaque, placé en avant, se termine par une extrémité fort
aiguë, saillante à la partie antérieure et interne de la
cuisse ; quant au fragment moyen, situé au côté antérieur
et externe, dirigé obliquement de haut en bas, de dedans
en dehors, et d'avant en arrière, il s'unit, par son extrémité supérieure, au fragment iliaque, et fait, par son
extrémité inférieure, un relief fort apparent au côté externe du fragment tibial. La direction générale de l'os est
altérée : il est courbé dans son milieu, et présente là un
angle de 160 degrés, dont l'ouverture regarde en dedans.

La consolidation est complète ; le cal, volumineux et irrégulier, formé par un dépôt de matière osseuse interposée
aux fragments, est surmonté de plusieurs épines qui ne
sont sans doute que les extrémités de petites esquilles
soudées avec la portion tibiale du fémur. On remarque
aussi des ouvertures arrondies, dont les plus volumineuses sont placées le long des intervalles par lesquels
les fragments sont séparés.

N° 131. — Fémur droit fracturé, provenant de l'Académie de chirurgie.

L'état de vermoulure de cet os, et sa coloration brunâtre,
semblent indiquer qu'il a été trouvé dans quelque cimetière. Il est fracturé vers son milieu, et partagé en trois
pièces, une supérieure, une inférieure, et une moyenne,
qui est en même temps externe. Le déplacement des fragments et la déformation du fémur sont tels, que la guérison
paraît avoir été abandonnée aux seules forces de la nature. Le fragment supérieur, dirigé très-obliquement de
haut en bas et de dedans en dehors, est placé en avant ;
l'inférieur, oblique de haut en bas et de dehors en dedans,
forme, avec le précédent, un angle de 100 à 115 degrés,
dont l'ouverture est tournée en dedans. La rencontre de
ces deux fragments n'a pas lieu par leurs extrémités,
mais le bout de la portion tibiale vient s'appuyer sur la
face postérieure de la portion iliaque, au-dessus de son
extrémité, de sorte que celle-ci fait, en dehors et au delà
du point de rencontre, une saillie de trois à quatre centimètres. Entre cette extrémité du fragment iliaque et la
face antérieure et externe du fragment tibial s'étend le
fragment moyen, long de sept centimètres, large de
trois à quatre, et dirigé obliquement de haut en bas et

de dehors en dedans. Les trois fragments circonscrivent, par leur juxta-position , un large conduit d'un centimètre de diamètre, dirigé d'avant en arrière et de haut en bas. Le cal est peu solide , parce que les points par lesquels les fragments se touchent sont très-circonscrits, et que , d'un autre côté, la matière osseuse de nouvelle formation est spongieuse et peu abondante. Le fragment moyen est revêtu d'une couche osseuse nouvelle, creusée de sillons verticaux et d'ouvertures multipliées ; les extrémités des deux grands fragments sont également recouverts de cette espèce d'écorce, qui devient plus épaisse à mesure qu'on se rapproche du cal , et qui diminue, au contraire, et se perd insensiblement sur la surface du fémur, à mesure qu'on s'éloigne de la lésion. (Voy. Pl. 7 , fig. 2.)

N° 132. — Fémur droit fracturé, donné par le professeur Lassus.

Cet os a été fracturé, ou plutôt fracassé, vers le point d'union de son tiers supérieur avec ses deux tiers inférieurs. Outre les deux fragments principaux, il a existé sans doute plusieurs esquilles moyennes, dont il serait impossible de déterminer le nombre ; une seule, placée à la partie antérieure et interne , est aujourd'hui bien évidente. Les fragments se rencontrent sous un angle de 155 à 160 degrés, ouvert en dedans ; le supérieur est dirigé fortement en avant, et chevauche sur l'inférieur ; celui-ci, refoulé en arrière, ne touche pas au précédent.

Le cal offre un volume considérable , dû à l'exubérance de la matière osseuse de nouvelle formation , et une disposition singulière, dont il nous semble difficile de donner une bonne idée : ce n'est ni un dépôt intermédiaire aux deux fragments , étendu de la face postérieure de l'un à la face antérieure de l'autre, ni une masse informe au milieu de laquelle se perdent et disparaissent les extrémités fracturées; qu'on se figure plutôt une sorte de virole osseuse, au centre de laquelle reste une ouverture ou canal placé précisément entre les deux fragments. Formée en grande partie par de la matière osseuse nouvelle, fort irrégulière, épaisse, boursoufflée, surmontée de mamelons et d'aspérités, creusée de sillons, et interrompue par des ouvertures de grandeur, de forme et de direction variées, qui ne pénètrent pas dans le canal médullaire, cette virole, dont la structure est spongieuse, comprend dans son pourtour l'esquille moyenne et les bouts des portions iliaque et tibiale du fémur. Quant aux fragments, ils sont eux-mêmes parcourus par de nombreux sillons verticaux, et percés d'une multitude de pertuis vasculaires.

No 133. — Portion inférieure du fémur droit, sur laquelle on voit une fracture comminutive, pièce donnée par la Société anatomique.

La fracture siége vers l'union des trois cinquièmes supérieurs avec les deux cinquièmes inférieurs. Bien que l'os ait été brisé et réduit en esquilles, la consolidation est parfaite, et le cal très-solide ne présente ni un volume considérable ni une grande difformité. Entre les deux fragments principaux, la continuité est rétablie par deux jetées osseuses, placées l'une au devant de l'autre, séparées par une large ouverture oblongue, et constituées par des esquilles incrustées dans la matière osseuse de nouvelle formation. Celle-ci, remarquable par l'aspect irrégulier de sa surface criblée de trous, se distingue facilement des esquilles, qu'elle lie les unes aux autres, et qu'on reconnaît aux sillons verticaux et parallèles qui les par-

courent. Au bas du cal ; sur le côté interne du fragment
inférieur, on remarque un canal osseux large d'un centimètre, oblique de haut en bas, d'avant en arrière et de
dedans en dehors. Peut-être ce canal, qui affecte la direction de l'artère crurale, et répond à son trajet, était-il en
effet parcouru par ce vaisseau? Nous avons eu plus d'une
fois occasion de constater cette disposition sur le cadavre.

IIe CLASSE. — *Fractures du tiers inférieur du corps du fémur.*

Ces fractures sont au nombre de dix-sept : neuf sont
simples, six compliquées, et deux non consolidées. Les neuf
fractures simples sont décrites du n° 134 au n° 142 ; les
six fractures compliquées, du n° 143 au n° 148. Parmi ces
dernières, il y en a cinq qui s'étendent jusque dans l'articulation ; les deux fractures non consolidées sont rangées sous les n°s 149 et 150.

On retrouve ici le même genre de déplacement observé
dans les fractures du tiers moyen, c'est-à-dire : 1° la saillie du
fragment supérieur en avant ; 2° le chevauchement des fragments ; 3° l'inclinaison du fragment inférieur telle qu'il
forme avec le supérieur un angle plus ou moins marqué,
saillant en dehors. La rotation du fragment inférieur autour de son axe, de manière à ce que la pointe du pied
soit portée en dedans ou en dehors, n'est non plus ici
qu'un caractère accessoire.

Quelques cas font exception : ainsi, nous trouvons un
déplacement latéral des fragments dans les pièces décrites
sous les n°s 141 et 143. Dans la seconde de ces pièces, le
fragment inférieur est placé en dehors, et cette disposition s'explique par l'obliquité de la fracture. Dans la première, le même fragment, porté en dedans, est distant

du supérieur d'environ deux centimètres, et ce phénomène ne saurait être attribué à la direction de la fracture,
qui paraît avoir été transversale. Le n° 142 nous offre
l'exemple d'un mode de déplacement tout à fait insolite.
Les deux fragments, appuyés bout à bout l'un contre l'autre, forment entre eux un angle saillant en avant : c'est
sans doute à la circonstance de l'engrènement réciproque des fragments qu'est due cette anomalie remarquable
dans leur direction.

Le cal présente des variétés analogues à celles que nous
avons signalées plus haut (pag. 135). Nous recommandons
particulièrement à l'attention, sous ce rapport, les pièces
décrites aux n°s 134, 135, 138, 139, 141.

Les fractures qui pénètrent dans l'articulation sont verticales, et passent entre les deux condyles, qu'elles séparent l'un de l'autre. Cette disposition est générale, soit
qu'il n'y ait que deux fragments, condyliens (n° 144), soit
qu'il y en ait trois, un supérieur iliaque, et deux inférieurs
condyliens (n°s 145, 146, 147, 148). Dans ce dernier cas,
les deux fragments condyliens, maintenus sans doute par
leur contact avec la surface articulaire du tibia, n'éprou-
vent dans leurs rapports que de légers changements : c'est
tantôt l'interne, tantôt l'externe qui remonte de quelques
millimètres au-dessus du niveau de l'autre. Ces deux fragments, soudés plus ou moins intimement, forment un seul
tout, qui se comporte comme le fragment tibial dans les
fractures simples de cette région, c'est-à-dire, qui passe
en arrière du fragment supérieur, et dont l'axe peut s'incliner de haut en bas et de dehors en dedans.

Ce qui est très-remarquable, c'est que la consolidation
de ces solutions de continuité comminutives et intra-articulaires est parfaite et presque exempte de difformité, et

qu'après avoir pratiqué la coupe verticale de l'extrémité
inférieure du fémur, on retrouve à peine quelques traces
de la solution de continuité sur le tissu celluleux, revenu à
sa disposition normale. Ce fait semble propre à établir qu'il
y a une grande différence entre la manière dont s'accomplit la consolidation des fractures, suivant qu'elles siégent
sur le corps de l'os ou sur ses extrémités. (*Voy.* les
nos 144, 145, 146.)

No 134. — Fémur gauche fracturé, donné par le professeur Thillaye.

La fracture siége à l'union du tiers inférieur avec les
deux tiers supérieurs de l'os. La direction du fragment
tibial est oblique de bas en haut, d'avant en arrière, et
un peu de dedans en dehors ; il est recouvert, dans l'étendue de six centimètres, par le fragment iliaque. Il y a donc
chevauchement et raccourcissement. La consolidation est
parfaite, et l'union des fragments assurée par un dépôt de
matière osseuse, épais, résistant, régulier, et parcouru
par des sillons vasculaires ; en avant, l'extrémité du fragment supérieur s'arrondit, pour se continuer avec la face
antérieure du fémur ; une trentaine de trous vasculaires
existent dans ce point. En arrière, un prolongement osseux
s'élève de l'extrémité du fragment inférieur, et va se réunir
à la ligne âpre du fémur, en laissant entre lui et le corps
de cet os un trou arrondi, de grandeur suffisante pour
admettre l'extrémité du petit doigt.

No 135. — Fémur droit fracturé, provenant du cimetière
des Innocents, donné par le professeur Thouret.

La fracture siége vers le quart inférieur de l'os. Le fragment inférieur est placé en arrière du fragment supérieur ;

et séparé de lui par un intervalle de deux centimètres au
moins ; il est aussi porté en haut, de sorte qu'il existe un
chevauchement et un raccourcissement qu'on peut évaluer
à quatre centimètres. Les fragments se sont soudés dans
cette position vicieuse : il en résulte que le diamètre antéro-postérieur du fémur est triplé au niveau de la fracture. Parcouru par des sillons vasculaires larges et profonds, le cal offre une disposition assez remarquable : il
représente deux jetées osseuses, qui, nées de l'extrémité
du fragment supérieur, iraient, en se recourbant en arrière, embrasser le fragment inférieur, et se souder avec
sa face antérieure et ses parties latérales. En arrière, entre
ces deux jetées osseuses, d'une part, et les fragments, de
l'autre, on trouve une cavité infundibuliforme, profonde,
et assez grande pour admettre le doigt indicateur. L'extrémité du fragment tibial est coupée carrément, ce qui indique que l'os a été fracturé transversalement. Le canal
médullaire s'ouvre à l'extérieur, par un trou de quelques
millimètres de largeur ; la même disposition existe sur le
bout du fragment iliaque.

Il n'est pas sans intérêt de faire remarquer que, malgré
l'irrégularité de la consolidation, les deux fractions de
l'os n'ont point abandonné leur direction normale, si bien
que, placé sur un plan horizontal, le fémur repose à la
fois sur les deux condyles et sur le grand trochanter.

No 136. — Fémur gauche fracturé, provenant du cabinet de Desault.

La fracture, située vers le tiers inférieur, paraît avoir
été transversale. Les fragments ont exécuté l'un sur l'autre
un chevauchement de cinq à six centimètres : c'est le supérieur qui est placé en avant ; l'inférieur est dirigé de bas

en haut, de dedans en dehors, et d'avant en arrière, de sorte que son extrémité fracturée fait saillie à la fois en arrière et en dehors ; ce fragment a d'ailleurs tourné sur son axe vertical, et le condyle interne s'est porté en avant. Le cal est solide et criblé d'ouvertures arrondies, dont quelques-unes sont précédées de sillons vasculaires. Ces ouvertures sont surtout apparentes dans une double rainure placée en avant et en arrière entre les deux fragments ; ceux-ci sont percés vers leurs extrémités d'un trou par lequel on pénètre dans le canal médullaire.

Nº 137. — Fémur droit fracturé, donné par le professeur Laennec.

Cet os, remarquable par sa pesanteur, est fracturé vers son tiers inférieur, et la solution de continuité paraît oblique de haut en bas, et d'arrière en avant. Le fragment supérieur, dont l'extrémité se termine par une pointe très-aiguë, recouvre l'inférieur, au devant duquel il se trouve placé. Celui-ci est dirigé de bas en haut, d'avant en arrière, et de dedans en dehors, de manière à rencontrer le précédent sous un angle de 165 degrés, dont l'ouverture regarde en dedans. Le cal est d'une solidité parfaite, et surmonté, en arrière, par deux saillies en forme de crêtes irrégulières et tranchantes.

Nᵉ 138. — Fémur droit fracturé, donné par le professeur Thillaye.

La fracture, placée vers l'union des deux tiers supérieurs avec le tiers inférieur de l'os, paraît oblique de haut en bas, et d'arrière en avant. Les fragments ont glissé l'un sur l'autre, et le chevauchement est de cinq à six centimètres : c'est le supérieur qui est placé en avant.

Les extrémités fracturées se croisent, et font toutes deux, en dehors, une saillie assez prononcée; l'angle de rencontre des fragments est de 155 degrés. Le cal, complet en haut et en bas, dans le point correspondant à chacune des surfaces de la fracture, manque entièrement dans l'intervalle, de sorte qu'on trouve là un large conduit, oblique de haut en bas et de dehors en dedans, qui communique avec le canal médullaire de l'un et l'autre fragment. La surface articulaire inférieure du fémur est creusée de plusieurs excavations superficielles, qui semblent dues à l'érosion et à la disparition complète de la lame compacte; au centre d'une de ces excavations, placée sur le condyle interne, on remarque un îlot de substance osseuse blanche, dure, et polie comme de l'ivoire.

N° 139. — Fémur gauche fracturé, d'origine inconnue.

La fracture est transversale, et située vers le quart inférieur de l'os. La consolidation s'est accomplie, mais avec un chevauchement et un raccourcissement de sept à huit centimètres. C'est encore le fragment supérieur qui est en avant; l'inférieur a une direction très-oblique de bas en haut et de dedans en dehors; aussi son extrémité forme au côté externe une saillie bien marquée, et l'angle de rencontre des deux fragments est de 145 degrés. Le cal est dû à l'interposition de substance osseuse de nouvelle formation entre les deux fragments, séparés par une distance d'environ un centimètre. Ces détails sont confirmés par la section verticale de l'os. La surface articulaire inférieure est privée de cartilage, éburnée, inégale, aplatie, et entourée d'un rebord osseux très-apparent sur le condyle interne. Ces altérations sont plus prononcées que celles de la pièce précédente.

N° 140. — Fémur droit fracturé, donné par MM. Marjolin et Rullier, alors prosecteurs.

La fracture, placée à l'union des trois cinquièmes supérieurs avec les deux cinquièmes inférieurs de l'os, paraît oblique de haut en bas, et d'arrière en avant. Les fragments ont chevauché l'un sur l'autre d'environ six centimètres. L'inférieur est porté en dedans et en arrière, où son extrémité fait une saillie considérable qui se termine par une pointe, en arrière de laquelle on rencontre de larges ouvertures conduisant dans le canal médullaire. Quant au fragment iliaque, il est placé en avant et en dehors, et séparé du précédent par un intervalle de plus d'un centimètre, lequel est comblé par un dépôt de matière osseuse lisse et compacte. Une ouverture verticale, placée en avant vers l'extrémité de ce fragment, donne accès dans le canal médullaire. Le fémur décrit une courbe à convexité antérieure et externe.

N° 141. — Fémur gauche fracturé, provenant de la collection de Desault.

La fracture occupe le quart inférieur de l'os. Les fragments sont consolidés dans une position vicieuse, avec un chevauchement et un raccourcissement de six centimètres. L'inférieur s'est porté tout entier en dedans, et un peu en arrière, en même temps qu'il a éprouvé un mouvement de rotation, d'où devait résulter une inclinaison du genou gauche en dedans; ce fragment se termine en haut par une pointe aiguë, derrière laquelle est une ouverture qui conduit dans le canal médullaire. Quant au fragment iliaque, son bout fracturé fait une saillie telle que son axe prolongé tomberait à plusieurs centimètres en dehors du condyle externe. Les deux fragments sont distants de deux centimètres, et cet espace est rempli par un cal dont la direction est horizontale. De cette disposition résulte que le fémur offre, au niveau de la fracture, plus de huit centimètres de diamètre transversal, et seulement quatre à cinq centimètres de diamètre antéro-postérieur. Le cal est bosselé et inégal en avant, partout percé de trous arrondis et larges, orifices de conduits qui s'enfoncent dans son épaisseur. Le fragment inférieur est également criblé de sillons et de trous vasculaires.

La coupe verticale de l'os permet de constater que : 1° la fracture est transversale; 2° le canal médullaire de chaque fragment est indépendant; 3° la matière osseuse interposée aux deux fragments présente une structure dense, serrée, compacte, qui contraste fortement avec la texture spongieuse du fragment inférieur. La solidité de cette substance intermédiaire est telle que, sous l'influence d'une cause vulnérante, une fracture se fût sans doute produite dans tout autre point du fémur plutôt que dans le lieu de l'ancienne fracture.

N° 142.—Fémur gauche fracturé, provenant du cabinet de Desault.

La fracture, qui siége huit centimètres au-dessus de l'articulation fémoro-tibiale, a une direction presque transversale. Il ne semble pas qu'il y ait eu de chevauchement, mais le fragment inférieur a une déviation oblique de haut en bas, d'avant en arrière, et de dedans

I.   11

en dehors, de telle sorte qu'il forme, par sa rencontre avec le fragment supérieur, un angle obtus d'environ 155 degrés, saillant en avant, et que, d'un autre côté, le condyle externe est de deux centimètres plus élevé que le condyle interne. Du reste, la surface articulaire est profondément altérée, entièrement privée de son cartilage et de sa lame compacte, érodée, creusée de cavités arrondies, comparables à des ulcères, dont l'une, assez vaste pour loger une noix, se prolonge au loin dans l'épaisseur du condyle interne.

Une coupe verticale et antéro-postérieure confirme ce que nous avons dit touchant l'absence de chevauchement. Il nous semble, en effet, évident que les fragments se sont appuyés l'un sur l'autre, bout à bout, de manière à ne permettre qu'un déplacement suivant la direction, ou tout au plus un léger raccourcissement résultant de l'engrènement réciproque des fragments. (Voy. pl. 7, fig. 4.)

N° 143. — Fémur droit fracturé, provenant de l'Académie de chirurgie.

Si l'on se contentait d'examiner cet os à l'extérieur, on aurait des idées fort inexactes sur l'étendue et la direction de la fracture. Une coupe verticale de l'os nous a permis de constater que la solution de continuité, située au-dessus de l'articulation du genou, à la distance de dix à douze centimètres, est légèrement oblique de haut en bas et de dehors en dedans. En vertu de cette obliquité, les fragments ont glissé l'un sur l'autre, le supérieur placé en dedans, et l'inférieur en dehors. Le chevauchement peut être évalué à six centimètres. L'extrémité du fragment iliaque, descendue jusqu'au voisinage de l'articulation, dont elle n'est distante que de quatre centimè-

tres, s'est enfoncée dans le tissu celluleux du fragment
tibial. Outre ces deux fragments principaux, on aperçoit
en arrière une large esquille quadrilatérale, qui occupe
l'espace sus-condylien, et qui forme là un relief assez
marqué; de sorte que l'épaisseur de l'os se trouve augmentée à la fois dans son diamètre antéro-postérieur et
dans son diamètre transversal, qui a doublé d'étendue.

Une substance osseuse de nouvelle formation lie entre
eux les fragments, dont elle se distingue par sa coloration plus blanche et par une multitude de petites ouvertures qui lui donnent l'aspect de la dentelle. L'esquille
postérieure semble incrustée dans cette substance. Sur la
ligne oblique qui indique en avant la jonction des deux
fragments, on aperçoit quelques ouvertures oblongues et
assez larges qui conduisent dans le canal médullaire du
fragment supérieur. La surface du fémur est couverte,
au voisinage de la ligne blanche, d'une écorce calcaire
analogue à la matière du cal, et criblée de trous vasculaires, d'autant plus multipliés qu'on se rapproche davantage de l'articulation du genou. Le canal médullaire
du fragment supérieur est sans communication avec celui
du fragment inférieur. (Voy. pl. 7, fig. 5.)

Nº 144. — Extrémité inférieure d'un fémur gauche
fracturé, d'origine inconnue.

La fracture est à la fois intra et extra-articulaire. Sa
direction générale est verticale. Passant par le milieu de
la rainure intra-condylienne, elle a deux branches, une
antérieure et l'autre postérieure : la première partage en
deux la gorge rotulienne, et monte sur la face antérieure
du fémur, en se dirigeant de bas en haut et de dedans en
dehors vers le bord externe de l'os, où elle s'arrête, douze

centimètres au-dessus de l'articulation fémoro-tibiale ; la
seconde monte verticalement, à peu près à la même hauteur, puis change de direction pour aller, en suivant un
trajet court et horizontal, rejoindre la branche antérieure.
La fracture est donc complète, et le condyle externe forme
la base d'un fragment de forme pyramidale, qui est entièrement séparé du reste de l'os. Le sillon qui cerne ce
fragment est large de cinq à six millimètres, et presque
aussi profond en avant, et sur la surface articulaire ; en
arrière, c'est moins un sillon qu'une ligne peu marquée,
résultant de ce que les deux fragments ne sont pas exactement affrontés ; enfin, en haut, on remarque un relief
transversal, formé par l'extrémité supérieure du fragment
externe.

La fracture est consolidée parfaitement, et très-régulièrement ; on remarque, sur le bord externe du fémur,
deux mamelons aplatis et superficiels, constitués par
un dépôt de matière osseuse de nouvelle formation. Les
fragments ont été maintenus presque dans leurs rapports
normaux : l'externe n'a glissé que très-légèrement sur
l'autre, de sorte que le condyle correspondant est de
quatre millimètres plus élevé que dans l'état normal ; en
conséquence, la jambe devait être portée dans une faible
abduction.

Ayant pratiqué sur cet os une section verticale dirigée
d'un côté à l'autre, de manière à tomber perpendiculairement sur la fracture, nous avons éprouvé une grande
surprise en trouvant une extrémité osseuse formée par
du tissu celluleux, dont l'aspect est tout à fait normal, et
sur lequel il n'existe d'autres traces de solution de continuité qu'une ligne très-peu apparente, placée sur le trajet
de la fracture, et due en bas à une légère condensation du

tissu osseux, et en haut, au contraire, à plusieurs vacuoles assez larges.

N° 145.—Fémur gauche fracturé, trouvé dans le cimetière des Innocents, et donné par le professeur Thouret.

La fracture, qui occupe le quart inférieur du fémur, est comminutive, et s'étend jusque dans l'articulation du genou. Autant qu'il est possible d'en juger par l'inspection de la pièce, il y a eu deux fragments principaux, séparés par une solution de continuité oblique de haut en bas et d'arrière en avant. Le supérieur, placé en avant, fait dans ce sens une saillie assez prononcée, située à trois ou quatre centimètres au-dessus de l'articulation; l'inférieur, qui se trouve sur un plan postérieur, semble avoir été partagé en deux portions secondaires par une fracture verticale; et, ce qui nous porte à admettre cette dernière lésion, c'est : 1° la présence d'un relief prononcé, étendu d'avant en arrière entre les deux condyles; 2° l'existence d'un trou à grand diamètre vertical, qui fait suite à ce relief, et se voit sur la face antérieure du fémur; 3° la présence d'un trou semblable dans l'espace intercondylien, de végétations osseuses multipliées et surtout d'une longue fente verticale, placées le long de la face postérieure de l'os. Cette dernière circonstance nous paraît être le vestige de l'éclatement du fragment inférieur et de sa division en deux moitiés latérales. Il n'est pas impossible qu'il y ait eu en outre quelques petites esquilles.

Une section transversale, parallèle à l'axe du fémur, confirme les résultats de l'examen extérieur. On voit très-distinctement le fragment supérieur, dont le canal médullaire se termine en cul-de-sac, mais communique à l'ex-

térieur au moyen de la fente verticale précédemment
mentionnée ; puis le fragment inférieur, formé par du
tissu celluleux , dans lequel se dessine une ligne longitudinale étroite , assez bien marquée, aboutissant en bas au
relief intercondylien , en haut à la fente verticale, et due
à la condensation du tissu osseux.

On ne saurait trop admirer la régularité et la solidité du
cal obtenu malgré la gravité de cette fracture. Les fragments sont à peine déplacés : l'inférieur a seulement exécuté autour de son axe un mouvement de rotation en
dehors ; le chevauchement, s'il a existé, a dû être peu
considérable ; la direction de l'os n'est pas sensiblement
altérée, et le cal n'est que médiocrement volumineux ; sur
toute sa surface on remarque un assez grand nombre de
sillons et de trous vasculaires.

La tête de ce fémur présente à un degré très-marqué
les altérations que nous avons déjà signalées sur la pièce
décrite au n° 120 ; c'est-à-dire, 1° une rainure circulaire
qui nous paraît résulter, tantôt de la résorption de la lame
compacte qui est détruite et laisse à nu le tissu celluleux,
tantôt de la résorption et de la raréfaction de ce tissu, de
l'affaissement et du fendillement de la lame compacte qui
le recouvre ; 2° un sillon que nous croyons dû à la même
cause, et qui, de la rainure circulaire, se rend au point
d'insertion du ligament rond. La section de l'os nous a
permis de constater, en effet, la raréfaction et même la
destruction du tissu celluleux, altération qui se prolonge
au centre du col du fémur. Ce sont des lésions de ce genre
qui ont été prises quelquefois pour les traces de fractures
intra-capsulaires consolidées. Quant à nous, bien loin de
croire que ces altérations succèdent à des solutions de

continuité, nous les regardons comme les résultats d'un
travail organique qui précède et prépare les fractures du
col du fémur.

N° 146. — Fémur droit fracturé, d'origine inconnue.
La fracture, située à la partie inférieure de l'os, est
analogue à la précédente. Le fragment supérieur, coupé
en biseau de haut en bas et d'arrière en avant, se termine
par une pointe qui fait un très-léger relief au devant du
condyle externe : vue de face, l'extrémité de ce fragment
a la forme d'un V, dont les branches indiquent ses points
d'union avec la partie inférieure de l'os. Celle-ci, qui n'a
pas plus de neuf centimètres d'étendue dans le sens vertical, est partagée en deux moitiés, dont chacune porte
un des condyles, par une solution de continuité dirigée
d'avant en arrière. Ces deux moitiés sont soudées entre
elles d'une façon assez régulière ; seulement, le condyle
interne ayant légèrement remonté et s'étant porté un peu
plus en arrière, il est résulté de ce déplacement une ligne
saillante, interrompue de distance en distance par quelques petites fentes, apparente sur la surface articulaire,
dans la fosse inter-condylienne, et en arrière, mais non
visible en avant, sens dans lequel elle est masquée par
le fragment supérieur, qui s'est aussi réuni très-solidement avec les deux autres fragments. Ces derniers ont
glissé en haut et en arrière, de manière à chevaucher sur
le précédent de trois à quatre centimètres ; leur axe est en
outre oblique de haut en bas et de dehors en dedans, de
sorte que l'extrémité de l'externe fait une légère saillie en
dehors et en arrière, tandis que le condyle interne est
plus proéminent en dedans que cela n'a lieu à l'état normal.
Une coupe pratiquée d'un côté à l'autre, suivant la

longueur de l'os, permet de voir l'extrémité anguleuse
du fragment supérieur, s'enfonçant comme un coin entre
les deux fragments condyliens séparés l'un de l'autre
par un intervalle assez marqué où manque le tissu osseux, et qui aboutit, d'une part au sommet du fragment supérieur, d'une autre part à la surface articulaire.
(Voy. pl. 7, fig. 6 et fig. 6 a.)

N° 147. — Fémur gauche fracturé, tiré de la collection
de Desault.

La fracture est comminutive, et très-rapprochée de
l'articulation du genou. Un fragment supérieur, qui
comprend les quatre cinquièmes du fémur, est taillé en
biseau de haut en bas et d'arrière en avant, et représente,
comme dans la pièce n° 146, un V dont le sommet fait
saillie au-devant du condyle externe. Quant au fragment
inférieur, il est placé derrière le précédent, sur lequel il
a chevauché de cinq à six centimètres, et sa direction
générale est oblique de haut en bas et de dehors en dedans, de telle sorte que l'axe du fémur tombe au milieu
du condyle externe. Du reste, ce fragment paraît avoir
été brisé en plusieurs morceaux, qui se sont réunis et
soudés entre eux, de manière à reconstituer un tout solide
quoique irrégulier. C'est en arrière qu'on trouve des traces
manifestes du fracas qu'a subi ce fémur : au lieu d'une
surface unie, ce sont des saillies ou des crêtes, séparées
par des sillons et par des ouvertures de forme et d'étendue variables, qui pénètrent profondément dans le tissu
osseux. On remarque surtout une esquille quadrilatérale
de trois centimètres de largeur, bornée en bas par l'espace intercondylien, en haut par un sillon vasculaire
transversal, latéralement par deux fentes longitudinales.

La manière dont la consolidation s'est établie entre les fragments inférieur et supérieur est très-curieuse : d'une part, l'extrémité fracturée du fragment iliaque s'est soudée avec le condyle externe, et, d'une autre part, l'extrémité du fragment tibial s'est réunie à la face postérieure du fémur, immédiatement au-dessus de la fracture. Entre ces deux points d'union, les fragments sont restés séparés, de sorte qu'il existe entre eux un large espace libre, limité en arrière par la portion du fémur qui surmonte la poulie rotulienne, et en avant par la coupe oblique du corps de l'os fracturé ; le canal médullaire, non oblitéré, s'ouvre dans cet espace.

Sur la tête du fémur, on retrouve les altérations signalées déjà aux n°s 120 et 145.

N° 148. — Fémur gauche fracturé, provenant de la collection de Desault.

La fracture est comminutive et s'étend jusque dans l'articulation du genou. Le fragment supérieur, comprenant les quatre cinquièmes de l'os, est placé au devant du fragment inférieur et à sa partie interne ; celui-ci est dirigé obliquement de haut en bas et de dehors en dedans, de sorte que son extrémité fracturée fait en dehors une saillie assez considérable ; il est lui-même divisé en deux portions, dont chacune porte un des condyles. Ces deux portions sont soudées entre elles : en avant, la consolidation est parfaite et régulière, et le point d'union n'est indiqué que par une gouttière longitudinale ; en arrière, il n'en est pas de même, et les deux morceaux, très-bien réunis en haut et en bas, sont séparés dans l'intervalle par une fente verticale de cinq à six millimètres de largeur. L'extrémité inférieure du fémur est dans un trop grand état de délabrement pour que l'on puisse juger très-exactement des rapports des condyles ; il semble cependant que l'externe a plus remonté que l'interne. L'union des fragments entre eux est assurée par le dépôt d'une quantité assez considérable de matière osseuse nouvelle ; deux larges ouvertures, placées en avant, conduisent dans le canal médullaire de chacun des fragments. La coupe de l'os confirme tous les détails précédemment indiqués, et montre de plus que le canal médullaire de l'un des fragments communique avec celui de l'autre.

N° 149. — Fémur gauche, sur lequel on voit une fracture non consolidée ; pièce donnée par le professeur Lassus.

La solution de continuité est placée vers l'union du tiers inférieur avec les deux tiers supérieurs de l'os. Il n'existe aucune trace de réunion entre les deux fragments, qui sont parfaitement isolés. L'extrémité du fragment iliaque présente à sa partie antérieure un plan lisse et poli, incliné obliquement de haut en bas et d'avant en arrière, formé par de la matière osseuse compacte ; à sa partie postérieure existe une lamelle osseuse, dirigée en haut et en arrière, comme si une petite portion du fémur s'était reployée sur elle-même. Quant à l'extrémité du fragment tibial, elle est irrégulièrement arrondie, coupée en biseau à sa partie antérieure, et surmontée dans le même sens par quelques inégalités. Il est probable que le fragment supérieur était placé devant l'inférieur, et qu'ils chevauchaient l'un sur l'autre.

N° 150. — Fémur droit, sur lequel on voit une fracture

non consolidée; pièce donnée par le professeur Lassus.

La fracture occupe le tiers inférieur de l'os; nous supposons qu'elle a été le résultat soit d'un coup de feu, soit de l'écrasement du membre. Nous ne possédons que le fragment supérieur; son extrémité fracturée est coupée obliquement de haut en bas et de dehors en dedans; et la surface de la solution de continuité, qui n'a pas moins de huit centimètres d'étendue verticale, offre l'aspect d'une cicatrice osseuse arrondie, assez lisse, sillonnée par des petites gouttières et creusée par des trous arrondis et vasculaires; tout à fait en bas, elle se termine par une espèce de renflement, rugueux et irrégulier, assez semblable au bout des os à la suite des amputations, et qui probablement formait une fausse articulation avec le bout du fragment inférieur.

IIIᵉ Classe. — *Fractures du tiers supérieur du fémur.*

Les fractures siégeant à cette hauteur se distinguent de celles qui occupent le corps du fémur, en ce que, d'une part, elles sont plus souvent comminutives, et, d'une autre part, elles présentent presque constamment une obliquité prononcée, soit de haut en bas et de dehors en dedans (Nᵒˢ 151, 152, 153), soit de haut en bas et de dedans en dehors (Nᵒˢ 154, 155), soit de haut en bas et d'arrière en avant (Nᵒ 156), soit de haut en bas et d'avant en arrière (Nᵒˢ 157, 158, 159).

Quelle que soit, au reste, la direction de la solution de continuité, c'est dans le fragment supérieur que paraissent s'accomplir les déplacements principaux, et ce fragment se porte presque irrésistiblement en avant et en dehors, de manière que souvent son extrémité fait, au delà du côté externe du fémur, une saillie très-apparente, et toujours lui-même forme, par sa rencontre avec le fragment inférieur, un angle plus ou moins prononcé, dont l'ouverture regarde en dedans et en arrière.

Le sens suivant lequel se dirige la fracture paraît exercer quelque influence sur le mode de déplacement, dans les deux circonstances suivantes : 1° quand la solution de continuité est oblique de haut en bas et de dedans en dehors, les deux fragments restent arcboutés l'un contre l'autre, et il n'y a pas de chevauchement (voyez n⁰ˢ 154 et 155) ; 2° quand elle est oblique de haut en bas et d'avant en arrière, le fragment inférieur glisse au devant du supérieur, et borne la tendance de celui-ci à se porter en avant; le chevauchement, dans ce dernier cas, est inévitable (voyez n° 157, 158, 159).

N° 151. — Fémur droit fracturé, provenant de la collection de Desault.

La fracture, qui commence six centimètres au-dessous du petit trochanter, est oblique de haut en bas et de dehors en dedans, ainsi qu'on peut le constater sur l'extrémité du fragment supérieur. Celui-ci, dirigé en bas, en dehors, et en avant, recouvre le fragment tibial, dont il croise la direction, et fait à la partie antérieure une saillie de trois à quatre centimètres. Quant au fragment tibial lui-même, remonté en arrière jusqu'au niveau du petit trochanter, il a, en outre, exécuté un mouvement de rotation autour de son axe, de manière que la pointe du pied soit tournée en dehors. L'angle de rencontre des deux fragments est de 135 degrés, et son ouverture est en dedans. La consolidation est parfaite, et l'union a lieu au moyen d'un dépôt de matière osseuse assez considérable, dont la surface est percée d'un grand nombre de trous arrondis, et hérissée de quelques émilences irrégulières; à l'extrémité de chaque fragment, on voit une ouverture par laquelle on pénètre dans le canal médullaire. La coupe de l'os confirme tous ces détails, et montre de plus une étroite communication entre le canal médullaire de l'un et de l'autre fragment.

N° 152. — Fémur droit fracturé, trouvé dans le cimetière des Innocents, et donné par le professeur Thouret.

Cette fracture est comminutive, et présente trois fragments distincts : un supérieur, un inférieur, et un moyen. Le fragment supérieur a été détaché des autres par une solution de continuité, oblique de haut en bas et de dehors en dedans, commençant sur le bord externe du fémur, à la hauteur du petit trochanter, et finissant sur le bord interne de l'os, cinq centimètres au-dessous de cette apophyse. Ce fragment, fortement dévié de sa direction normale, forme en dehors et surtout en avant une saillie anguleuse très-considérable, qui s'élève de quatre centimètres au-dessus du niveau de la face antérieure du fémur. Quant au fragment inférieur, il est placé en arrière, et son extrémité taillée en coin correspond au côté externe du petit trochanter : de la rencontre de ces deux fragments principaux résulte un angle de 130 degrés, dont l'ouverture regarde en dedans. Enfin, le fragment moyen est une forte esquille de huit centimètres de longueur, qui a été refoulée en arrière, et s'est appliquée là contre l'extrémité du fragment tibial avec laquelle elle s'est soudée par son milieu, tandis que son extrémité inférieure fait en bas et en dehors une saillie de deux centimètres, et que son extrémité supérieure s'appuie sur le fragment iliaque. Les parties se sont réunies dans cette position vicieuse au moyen d'un cal solide, mais, percé de plusieurs fentes qui isolent dans quelques points les fragments les uns des autres. Une large ouverture, placée en dehors, permet de pénétrer dans le canal médullaire. Le raccourcissement a dû être considérable pendant la vie, et il tenait à deux causes : 1° au chevauchement du fragment tibial sur le fragment iliaque ; 2° à l'abaissement de la tête du fémur, conséquence de la direction oblique de ce dernier fragment.

Sur la tête du fémur on observe cette gouttière circulaire que nous avons déjà signalée (N°s 120, 145, etc.), et que nous considérons comme due à la raréfaction ou à l'absorption du tissu osseux. Ce qui nous confirme dans cette opinion, c'est qu'ici les mêmes désordres se présentent à un degré beaucoup plus prononcé sur l'extrémité inférieure de l'os.

N° 153. — Fémur gauche fracturé, provenant de la collection de Desault.

La fracture, très-oblique, commence en dehors, au niveau du petit trochanter, et se termine en dedans à cinq centimètres au-dessous de cette même apophyse. Les fragments ont exécuté l'un sur l'autre un chevauchement peu considérable (d'environ deux centimètres) ; le supérieur est demeuré en dedans, et l'inférieur remonté forme au côté externe une saillie aiguë. En outre, le fragment iliaque est fortement incliné de haut en bas, d'arrière en avant, et de dedans en dehors, de manière à rencontrer le fragment tibial sous un angle de 135 degrés, saillant en avant et en dehors. La consolidation s'est ef-

fectuée dans cette position vicieuse: le cal est solide,
mais irrégulier, sillonné de gouttières, et percé de trous
vasculaires, surtout apparents sur la face antérieure; on
voit très-bien, tant en avant qu'en arrière, la ligne de
séparation des fragments, sur le trajet de laquelle se
trouvent quelques aspérités, et plusieurs ouvertures qui
conduisent dans le canal médullaire.

Une coupe verticale, pratiquée au niveau de la fracture, permet de constater l'obliquité de celle-ci; on s'assure également que le canal médullaire n'est pas interrompu, ce qui résulte du peu de chevauchement des
fragments, et qu'il communique à l'extérieur par les ouvertures mentionnées plus haut; enfin, on voit se détacher de la face interne du fragment tibial un prolongement osseux qui s'élargit en montant, et qui semble
destiné à recevoir et à soutenir l'extrémité du fragment
iliaque.

La tête du fémur présente la déformation que nous
avons déjà plusieurs fois signalée : elle ressemble (qu'on
nous pardonne la trivialité de cette comparaison, en faveur
de son exactitude) à une vieille pomme dont la peau est
ridée par suite de l'affaissement de la pulpe flétrie. La section de cette portion de l'os montre que le tissu spongieux
qui la constitue est ramolli, que ses aréoles sont remplies
par une matière jaunâtre, et qu'il est même détruit dans
quelques points où l'on aperçoit de petites excavations
caverneuses. Le tissu celluleux de l'extrémité inférieure
du fémur commence aussi à se raréfier, car le condyle
interne est affaissé et déformé; mais on ne rencontre
pas cette matière jaune qui existe en si grande abondance
dans les aréoles de la tête du fémur.

N° 154. — Fémur gauche fracturé, provenant des Catacombes.

La fracture, qui est comminutive, commence au niveau du petit trochanter, et se porte de là dans une direction oblique de haut en bas et de dedans en dehors. Le petit trochanter et les portions osseuses qui le supportent semblent avoir été séparées entièrement du reste du fémur, et refoulées en haut. Les extrémités des deux fragments principaux sont arcboutées l'une contre l'autre; mais le fragment inférieur ayant été entraîné en haut par la contraction musculaire, a fait basculer le supérieur, qui affecte une direction très-oblique de haut en bas et de dedans en dehors, et qui forme en dehors une saillie assez prononcée. Telle est l'inclinaison de ce fragment que la tête du fémur se trouve descendue au-dessous du grand trochanter : une semblable déviation a dû produire le raccourcissement du membre inférieur. Le cal est solide, mais irrégulier; la ligne qui indique la soudure des fragments iliaque et tibial est inégale, rugueuse, hérissée de petites éminences, et semée d'ouvertures qui pénètrent dans la substance du cal. Une large perforation, qui correspond au sommet de la saillie externe, permet de pénétrer dans le canal médullaire. La coupe verticale du fémur confirme les détails précédents.

N° 155. — Fémur gauche fracturé, provenant du cabinet de Desault.

La fracture siége vers l'union du quart supérieur avec les trois quarts inférieurs de l'os. Il existe deux fragments principaux, dont l'un est supérieur et l'autre inférieur, et un troisième, moyen par son volume et par sa position.

La solution de continuité qui sépare les deux fragments principaux est oblique de haut en bas et de dedans en dehors : ceux-ci n'ont pas chevauché, et se rencontrent sous un angle de 150 degrés, saillant en avant. Un relief assez prononcé, placé au côté externe du fémur, est formé par l'extrémité du fragment iliaque ; celle du fragment inférieur est apparente en arrière, ce qui indique que celui-ci a été légèrement entraîné dans ce sens. En outre, il a exécuté autour de son axe un mouvement de rotation, tel que la pointe du pied devait être tournée en dedans. Quant au fragment moyen, plus large vers son milieu qu'à ses extrémités, long de huit à dix centimètres, il est placé au-devant des deux autres, sur la face antérieure desquels il forme une espèce d'attelle. Le cal paraît être très-solide et régulier.

Une coupe verticale pratiquée sur le fémur permet d'apercevoir, entre les fragments iliaque et tibial, une sorte de barrière, oblique de haut en bas et de dedans en dehors, qui indique le siége et la direction de la fracture, et qui est formée par du tissu celluleux dont la trame est très-forte. Cette barrière intercepte la communication entre les parties supérieure et inférieure du canal médullaire. On voit que le chevauchement a été peu considérable, et que la couche compacte est très-dure et fort épaisse au niveau de la fracture.

Nous trouvons encore sur cette pièce une altération de la tête du fémur, dont la portion articulaire, plus étendue dans le sens vertical que dans le sens antéro-postérieur, est cernée par un sillon circulaire, et semble avoir été refoulée en bas. Au moyen de la coupe pratiquée sur l'os, on peut se convaincre que le tissu celluleux est raréfié dans certains points, et a complétement disparu dans d'autres.

I.

12

La surface articulaire tibiale présente des lésions analogues : elle est cernée aussi par un sillon, qui tend à
l'isoler de la portion non articulaire du fémur, et qui paraît dû également à la raréfaction du tissu spongieux.

Nᵒ 156. — Fémur gauche fracturé, provenant de la
collection de Desault.

La fracture qui siége immédiatement au-dessous du
petit trochanter est comminutive, et il serait difficile de
dire quel est le nombre des fragments; cependant on en
reconnaît deux principaux, supérieur et inférieur, et un
troisième moyen. Le fragment supérieur est séparé de
l'inférieur par une solution de continuité oblique de haut
en bas et d'arrière en avant, et il fait dans le dernier
sens une saillie considérable. Le fragment tibial est passé
en arrière, où son extrémité disparaît au milieu du cal;
au côté externe, on aperçoit le fragment moyen, forte
esquille de huit centimètres de longueur, qui est soudé
avec les deux autres. Le petit trochanter n'existe plus; il
paraît perdu dans la masse du cal. Quant à celui-ci, il est
volumineux, irrégulier, et présente un assez grand nombre
de larges ouvertures, orifices de conduits qui pénètrent
dans son épaisseur.

Une section verticale, faite d'avant en arrière, démontre que les fragments sont restés séparés par un intervalle d'un centimètre, lequel est occupé par du tissu
celluleux, rendez-vous des ouvertures et des conduits
précédemment indiqués. Chaque fragment a son canal
médullaire; on voit sur le côté externe des deux fragments
principaux une large excavation, placée entre eux et le
fragment moyen, et communiquant à l'extérieur par un
grand trou placé en arrière.

N° 157. — Fémur droit fracturé, provenant des Catacombes.

La fracture commence au niveau du petit trochanter,
et se dirige très-obliquement de haut en bas et d'avant en
arrière. Les deux fragments ont glissé l'un sur l'autre, de
sorte que l'inférieur est remonté jusqu'au niveau de la
base du grand trochanter, au devant duquel il fait une
saillie très-aiguë. Le supérieur, placé en arrière, est incliné, se dirige en dehors, et son extrémité forme un
relief d'environ un centimètre au delà du bord externe du
fémur. Le chevauchement et le raccourcissement peuvent
être évalués à six centimètres au moins. Le cal est très-
solide, et régulier, la matière osseuse intermédiaire aux
fragments n'étant point exubérante.

N° 158. — Fémur droit fracturé, provenant de l'Académie de chirurgie.

Cette fracture, située vers la réunion du quart supérieur avec les trois quarts inférieurs de l'os, est très-
oblique de haut en bas et d'avant en arrière. Les deux
fragments ont glissé l'un au devant de l'autre, et le
chevauchement peut être évalué à six centimètres. C'est
l'inférieur qui est en avant, sens dans lequel il forme, au
niveau du petit trochanter, une saillie très-prononcée; le
supérieur est en arrière et un peu en dehors. Le cal est
solide et régulier, et présente seulement, à la partie inférieure et sur la ligne âpre, quelques productions osseuses, en forme d'apophyses très-aiguës. Au moyen d'une
coupe verticale, on s'est assuré que chaque fragment a
son canal médullaire indépendant, et que les deux canaux
médullaires sont séparés par une cloison osseuse solide,
formée en haut par la face antérieure du fragment iliaque,

en bas par la face postérieure du fragment tibial. Le canal médullaire de ce dernier s'ouvre à l'extérieur par un petit trou situé vers son extrémité.

Nº 159. — Fémur droit fracturé, trouvé dans le cimetière des Innocents, et donné par le professeur Thouret.

La fracture est comminutive, et siége un peu au-dessous du petit trochanter. Il y a deux fragments principaux, séparés par une solution de continuité oblique de haut en bas, d'avant en arrière, et de dedans en dehors, et formant, par leur rencontre, un angle de 135 degrés, ouvert en arrière. L'extrémité du fragment iliaque forme, en outre, un relief apparent en dehors; celle du fragment tibial représente une saillie très-prononcée, placée au devant du petit trochanter, et terminée par une ouverture qui conduit au canal médullaire. En arrière et en dehors, on aperçoit une forte esquille, sur laquelle on reconnaît la partie supérieure de la ligne âpre, et qui nous paraît être une dépendance du fragment iliaque qui s'est brisé. Le cal est solide, mais irrégulier, percé de plusieurs ouvertures, et sillonné par des gouttières qui semblent creusées dans la matière osseuse, et dont la plus remarquable, passant au-dessous du petit trochanter, était sans doute destinée aux vaisseaux et nerfs circonflexes.

La coupe de l'os confirme tous les détails précédents; on y remarque surtout la solution de continuité très-oblique du fragment tibial, et la partie postérieure du fragment iliaque, fracturée un peu au-dessous de son milieu.

Nº 160. — Fémur droit fracturé, d'origine inconnue.

La fracture est comminutive, et siége cinq centimètres

au-dessous du petit trochanter. Il existe deux fragments principaux, supérieur et inférieur, et deux fragments intermédiaires, moyens pour la position comme pour le volume. Le fragment supérieur, dirigé de haut en bas, d'arrière en avant, et un peu de dedans en dehors, fait avec l'inférieur, un angle de 145 degrés saillant en dehors et surtout en avant. Quant aux fragments moyens, ce sont deux fortes esquilles placées devant les extrémités des fragments principaux, côte à côte, et séparées seulement par une gouttière verticale; l'externe est deux fois plus long que l'interne, qui a six à sept centimètres. Le cal est très-solide et assez régulier, si ce n'est en arrière, sens dans lequel l'extrémité du fragment tibial forme une saillie surmontée de plusieurs inégalités.

Nº 161. — Os iliaque, et partie supérieure du fémur, du côté droit; pièce provenant de la Société anatomique, et sur laquelle on voit une fracture.

La solution de continuité est située au-dessous du petit trochanter; elle est comminutive, et l'on aperçoit dans le lieu de la fracture plusieurs esquilles, outre les deux fragments principaux, dont l'un est iliaque et l'autre tibial. Le premier est dirigé obliquement de haut en bas et d'arrière en avant; le second est remonté au côté interne du précédent. Tous deux forment, par leur rencontre, un angle d'environ 115 degrés, ouvert en arrière, chevauchent et se croisent, de sorte que l'extrémité du fragment supérieur forme en avant une saillie de deux centimètres, tandis que celle du fragment inférieur, surmontée par des productions osseuses irrégulières, remonte en dedans jusqu'au niveau de la tête fémorale, au-devant de laquelle elle est placée. Dans les mouvements de flexion de

la cuisse sur le bassin, cette extrémité vient toucher l'é-
minence iléo-pectinée, et il n'est pas douteux que cette
disposition a dû, pendant la vie, contenir les mouvements
dans d'étroites limites, et causer de vives douleurs pendant qu'ils s'accomplissaient. L'extrémité du fragment
iliaque est aussi enveloppée de concrétions osseuses parsemées de trous, de gouttières, et de sillons vasculaires.
Le fragment inférieur a exécuté un mouvement de rotation tel que la pointe du pied regarde en dehors. Le
cal est volumineux, et constitué par les végétations osseuses dont nous avons déjà parlé, lesquels forment, en
arrière et aussi en avant, une traînée osseuse oblique
de haut en bas et de dedans en dehors, dont l'aspect est
irrégulier et comme rocailleux. La coupe de l'os permet
de voir que 1º les deux fragments sont placés côte à côte ;
2º le canal médullaire de l'inférieur se termine par un cul-
de-sac sans communication avec le fragment supérieur ;
3º enfin la consolidation est due seulement aux végétations
osseuses, qui forment autour des fragments des espèces
d'attelles ; car, dans leur point de contact, on trouve un
intervalle qui n'est rempli que par de la substance fibreuse.

Nous soupçonnons que le fragment iliaque a été lui-
même comme éclaté et partagé en deux fractions secondaires par une solution de continuité verticale placée
vers la base du col du fémur, et ce qui nous le fait croire,
c'est : 1º la présence d'une esquille qui semble s'insinuer
par son extrémité supérieure, pointue, dans la fente verticale supposée ; 2º une ligne qui se dirige de cette pointe
d'esquille vers le sommet du grand trochanter, ligne qui
se distingue du reste de l'os par son apparence celluleuse
et sa couleur un peu plus foncée ; 3º l'existence d'un angle

formé au niveau de cette ligne par la rencontre du col du
fémur avec la face antérieure de cet os, angle qui n'existe
pas à l'état normal, puisque alors les faces antérieures du
col et du corps du fémur se confondent dans un même
plan; 4° le relief considérable du bord postérieur du
grand trochanter, relief qui, dans notre hypothèse, s'ex-
pliquerait très-bien par l'enfoncement de la partie postérieure du col dans le tissu celluleux de la base du grand
trochanter. D'un autre côté, l'absence complète de végétations osseuses sur les bords de la fracture, et l'impossibilité de découvrir aucune trace de la solution de continuité à la surface de deux coupes pratiquées sur le
fémur, nous inspirent des doutes. S'il a en effet existé une
fracture dans le lieu indiqué, peut-être était-elle incomplète?

N° 162. — Fémur droit fracturé, trouvé dans les amphithéâtres d'anatomie.

Ce fémur a appartenu à un sujet affecté de rachitisme
parvenu à cette période où le tissu osseux acquiert une
grande solidité. Si l'on se bornait à considérer cet os à
l'extérieur, il serait difficile de dire dans quel point
précis siégeait la fracture; mais, en examinant attentivement la coupe qui résulte d'une section verticale, on
peut se convaincre que la solution de continuité, légèrement oblique de haut en bas et de dehors en dedans,
est située un peu au-dessous du petit trochanter. Les deux
fragments sont demeurés arc-boutés l'un contre l'autre,
peut-être même l'inférieur s'est-il légèrement insinué
dans le tissu celluleux du supérieur: aussi n'y a-t-il ni
chevauchement, ni raccourcissement, ni difformité. La
fracture est indiquée sur la coupe par une ligne courbe,

à concavité inférieure peu apparente, et qui résulte de la condensation du tissu celluleux, et à l'extérieur, par des productions osseuses dont la disposition est très-singulière en avant ; car, dans ce sens, elles représentent une ligne tranchante qui engaîne le corps du fémur, comme l'apophyse vaginale du temporal engaîne l'apophyse styloïde. La consolidation est parfaite, et très-régulière.

Des aspérités et des sillons placés au-dessus de la fracture principale indiquent que l'extrémité supérieure du fémur a été fracassée ; on remarque surtout une dépression oblique de haut en bas et de dehors en-dedans, placée sur la face postérieure de l'os, et embrassant les deux trochanters, ligne qui paraît être le vestige d'une fracture, par suite de laquelle la partie postérieure du grand trochanter, la ligne qui l'unit au petit trochanter, et cette apophyse elle-même, ont été séparées du reste du fémur et repoussées en dedans.

Nº 163. — Fémur droit, fracturé dans deux endroits ; pièce provenant de l'Académie de chirurgie.

L'une des fractures est placée au niveau du petit trochanter, l'autre occupe la partie moyenne de l'os, de sorte qu'il y a trois fragments, un supérieur, un moyen, et un inférieur. Le supérieur est dirigé en avant, et surtout en dehors, sens dans lequel son extrémité fait une saillie très-apparente, terminée en pointe ; il rencontre le fragment moyen sous un angle de 130 degrés, ouvert en dedans ; quant au fragment moyen, il s'appuie, par son extrémité supérieure, sur le petit trochanter et la portion de la face du fémur qui est au-dessous, se dirige obliquement en bas, et vient faire saillie à la partie antérieure et interne du fragment tibial, lequel est placé en arrière et en dehors, et a chevauché d'environ deux centimètres. Le fémur décrit donc une sorte de zigzag, et présente un raccourcissement dû à deux causes : 1° au chevauchement des fragments moyen et inférieur l'un sur l'autre ; 2° à l'inclinaison du fragment iliaque, qui est si forte, que le grand trochanter est d'un centimètre plus élevé que la tête du fémur. Avec une semblable disposition, les mouvements d'abduction devaient être fort limités. Les fractures sont d'ailleurs parfaitement consolidées.

N° 164. — Extrémité supérieure du fémur gauche, fracturée par un coup de feu immédiatement au-dessous des deux trochanters ; pièce provenant de l'Académie de chirurgie, qui l'avait reçue de M. Hédou, élève en chirurgie de l'hôpital de la Charité de Paris.

L'observation relative à cette pièce se trouve dans les Mémoires de l'Académie de chirurgie (édition in-8°, t. IV, p. 112). Nous croyons devoir la rapporter ici en entier, à cause de son importance, et de l'intérêt qu'elle présente, ainsi qu'on le verra, sous le point de vue de la médecine opératoire.

« Un soldat, âgé d'environ trente-cinq ans, reçut, à la bataille de Crevelt, le 23 juin 1758, un coup de feu à la partie supérieure et postérieure de la cuisse gauche, qui lui fractura obliquement le fémur, immédiatement au-dessous du grand trochanter. Le chirurgien qui le pansa en premier appareil fit les incisions nécessaires, tant pour extraire la balle et quelques autres corps étrangers engagés dans la plaie, tels que des morceaux de la chemise et de la culotte, que pour prévenir l'engorgement, l'inflammation, la fièvre, les abcès, la gangrène, en un mot, tous les accidents fâcheux qui ont coutume d'arriver après de pareilles blessures. Il fit ensuite tout son possible pour contenir les deux bouts de l'os fracturé, moyennant la bonne situation de la partie et l'application d'un bandage à dix-huit chefs, le seul convenable en pareil cas. Le régime et les autres secours accessoires ne furent point négligés; la saignée surtout fut répétée autant qu'il fut nécessaire, par rapport à la plénitude des vaisseaux et à une fièvre considérable.

« On parvint à calmer les premiers accidents; mais, après cinq mois de soins assidus, la fracture n'était point consolidée; la suppuration, qui, dès le commencement, n'avait jamais été bonne, continuait à être de mauvais caractère.

« A la fin du mois de novembre de la même année, on fut obligé de transporter l'hôpital de Crevelt à Meurs : le blessé était alors moribond, consumé par une fièvre lente, et attaqué du scorbut, maladie qu'il avait contractée à l'hôpital, à cause du mauvais air qu'il n'avait cessé de respirer; peut-être y avait-il quelques dispositions avant son accident.

« Le blessé passa entre les mains d'un autre chirurgien, qui essaya de contenir les deux extrémités de la fracture. Il était survenu à la plaie des chairs fongueuses, d'où il sortait, à chaque pansement, du sang en très-grande quantité : elles excitaient de grandes douleurs pour peu qu'on les touchât. On se servit d'onguent égyptiac, dans l'intention de les réprimer; le malade fit usage intérieurement des antiscorbutiques; on lui donna quelquefois, suivant le besoin, des potions cordiales et narcotiques, tant pour procurer du repos que pour soutenir et ranimer les forces languissantes. Ce traitement fut continué depuis la fin du mois de novembre de l'année 1758 jusqu'au

6 mai de la suivante, sans que le malade éprouvât aucune diminution dans ses maux, que le pus changeât de qualité, qu'il se fît la moindre exfoliation, et que le cal parût vouloir se former. A cette époque, on évacua ce malade de l'hôpital de Meurs sur celui de Bauchum.

« Il y trouva un troisième chirurgien, qui, ayant reconnu plusieurs sinus formés aux faces antérieure et latérale interne de la cuisse, jugea à propos de les ouvrir, pour prévenir la perte totale du membre et la mort même du sujet, qui paraissait très-prochaine ; il résolut, de plus, d'employer les cathérétiques pour détruire toutes les chairs fongueuses, afin de mettre l'os à découvert. Après plusieurs tentatives, voyant que la fracture était toûjours dans le même état, *ce nouveau chirurgien se détermina à scier plus d'un travers de doigt de la partie supérieure du bout inférieur du fémur*, lequel, en chevauchant, irritait les parties voisines, et causait les plus vives douleurs. *Il espérait, par ce moyen, parvenir à faire la véritable conformation des bouts de l'os, et à les contenir tout le temps nécessaire pour la réunion.* Il fut trompé dans son attente; mais du moins il vit avec satisfaction que tous les accidents qui, depuis près d'un an, n'avaient cessé de menacer la vie de cet homme, se calmaient peu à peu : une bonne suppuration s'établit; il y eut des exfoliations, et le suc nourricier coulait en abondance de l'extrémité du corps de l'os, pour la formation du cal, qui devint très-solide dans l'espace de deux mois et demi, quoique les bouts de l'os fussent écartés de plus d'un pouce (5 centimètres) l'un de l'autre, comme il est facile de s'en convaincre en jetant les yeux sur la pièce qui fait le sujet de cette observation.

« On mit tout en usage pour amener les plaies à une

vraie cicatrice; on ne put jamais y parvenir. Lorsqu'une fois ce soldat fut en état de supporter les fatigues du voyage, on l'envoya à Paris, à l'hôtel royal des Invalides : il continua d'y mener une vie fort languissante, malgré tous les soins qu'on apporta pour rétablir son tempérament épuisé tant par l'abondante suppuration que la blessure avait fournie et qu'elle fournissait continuellement que par les douleurs excessives qu'il avait essuyées et par le régime sévère qu'il avait été obligé d'observer pendant un temps assez long.

« Le pus, qui sortait en grande quantité par les fistules, le fit tomber dans le marasme, dont il mourut le 13 avril 1764, après cinq ans, neuf mois et demi, et quelques jours de souffrances. Le lendemain, son cadavre fut porté à l'amphithéâtre de l'hôtel, où M. Hédou, auquel on est redevable de cette observation, faisait alors un cours particulier d'opérations sous M. Sabatier.

« La cuisse fracturée était de quatre travers de doigt plus courte que l'autre. Depuis l'accident, cet invalide n'avait pu faire aucun des mouvements dont elle était auparavant susceptible, les muscles destinés à les lui faire exécuter ayant été en partie détruits par la suppuration, à la suite des fortes contusions et déchirements qu'ils avaient soufferts de la part du corps contondant.

« Avant de faire aucune incision aux téguments, on sonda les fistules, et, pour éviter quelques fausses routes, on se servit d'un stylet assez gros, dont le bout était olivaire : en l'introduisant successivement par chacune des fistules, on parvenait toujours dans le même endroit, et l'on sentait un très-grand vide, ce qui, joint avec le pus sanieux qui en découlait, faisait soupçonner que le fémur était carié dans sa plus grande partie; mais, après avoir

dépouillé l'os de tout ce qui l'environnait, on fut très-
surpris de voir que ce qu'on avait pris pour une carie
n'était autre chose qu'une cavité assez vaste, formée dans
la propre substance du cal, à laquelle aboutissaient
toutes les fistules, par huit trous fort distincts les uns des
autres.

« L'intérieur de cette cavité était tapissé d'une espèce de
poche membraneuse assez épaisse, de peu de consistance,
et de couleur blanchâtre, où séjournait une partie du pus
qui entretenait les fistules, lequel, ayant fusé vers les
parties supérieure et latérale externe de la cuisse, ayant
altéré le grand trochanter, et n'ayant pu se faire jour
extérieurement, avait gagné l'articulation, détruit la capsule, les glandes synoviales, le ligament qui attache la
tête du fémur dans le fond de la cavité cotyloïde, et avait
carié en partie lesdites tête et cavité; il s'était même
porté le long de la partie supérieure et antérieure de la
cuisse, jusque sous les téguments du bas-ventre, où
s'étaient formées plusieurs petites ouvertures par lesquelles il suintait. »

On peut se convaincre de l'exactitude de la plupart de
ces détails, en examinant la pièce que nous avons sous les
yeux. On voit que la fracture est, en effet, située au-dessous des deux trochanters, et dirigée obliquement de haut
en bas et de dehors en dedans, de sorte que le fragment
supérieur comprend la tête et le col du fémur, le grand
et le petit trochanter, et se termine en bas par une extrémité pointue placée au-dessous de cette apophyse; le
fragment inférieur est constitué par le corps entier de
l'os. Le fragment iliaque est placé sur un plan antérieur
à l'autre; il a éprouvé, autour d'un axe fictif qui traverserait le cal d'avant en arrière, un mouvement de ro-

tation en vertu duquel la tête est descendue plus d'un
centimètre au-dessous du niveau du grand trochanter.
L'extrémité du fragment tibial forme un relief en arrière
et en dehors.

L'intervalle compris entre les deux fragments est rempli par des productions osseuses en forme de stalactites,
extrêmement irrégulières, hérissées de pointes plus ou
moins volumineuses, presque toutes dirigées en bas et
en dedans, et criblées de pertuis vasculaires. Telle est
l'abondance de ces productions osseuses que le cal a
presque le volume du poing. Leur disposition est d'ailleurs très-curieuse : elles constituent deux jetées principales, qui nées des faces antérieure et postérieure du
fémur, se portent en dedans, en restant écartées l'une de
l'autre, puis vont se jeter sur les bords antérieur et postérieur du fragment iliaque. Elles circonscrivent ainsi, en
avant et en arrière, une cavité aplatie d'avant en arrière,
longue d'un décimètre, plus large en haut qu'en bas,
bornée en dedans par la surface fracturée du fragment
supérieur, en dehors par la face interne du fragment
inférieur, ouverte en haut, en bas, en avant et en arrière, par des trous arrondis, plus ou moins larges et
multipliés. C'est cette cavité qui était tapissée par une
poche membraneuse, remplie de pus qui s'écoulait par
les trous indiqués, dont chacun correspondait à un trajet
fistuleux ouvert à l'extérieur. La mort s'explique très-bien
par l'existence de ce foyer purulent, qui ne pouvait pas
être fermé, à cause de l'inflexibilité de ses parois, et qui
était le siége d'une suppuration dont l'abondance et la
continuité épuisaient le malade.

La coupe verticale pratiquée sur cette pièce nous a
permis de constater exactement la disposition de la cavité

en question, et de voir que ses parois internes , dépouillées de la couche membraneuse, offrent un aspect
grenu comme celui de la peau de chagrin , et sont, dans
la partie formée par le fragment supérieur, hérissées de
petites pointes osseuses multipliées, semblables aux papilles de la langue d'un chat. La portion de l'os qui supporte ces sortes de villosités a été le siége d'un travail
interstitiel, qui s'annonce par la condensation et l'hypertrophie du tissu celluleux. La couche compacte du fragment inférieur est très-forte, surtout du côté interne, où
elle a une épaisseur double de celle qui occupe le côté
externe : cette épaisseur, qui est de 15 millimètres, est
due à la déposition d'une lame osseuse de nouvelle formation, qui la double en dehors. L'extrémité supérieure
de ce fragment paraît arrondie, parce qu'elle est enveloppée dans le dépôt de matière calcaire nouvelle. Le
canal médullaire s'y termine en cul-de-sac, et sans qu'il
y ait une voie de communication avec l'extérieur.

Nous ne devons pas non plus passer sous silence la
présence de plusieurs parcelles de plomb incrustées dans
les végétations osseuses qui sont placées sur la face an-
rieure, au pourtour d'une large ouverture par laquelle
on pénètre dans la cavité centrale du cal.

Cette pièce, déjà si curieuse à tant d'autres égards,
présente encore un intérêt tout particulier sous le rapport de la pratique. La lecture de l'observation offre, en
effet, la preuve que le chirurgien de l'hôpital de Bauchum
pratiqua la résection, dans le but d'obtenir la consolidation de la fracture non consolidée: les passages im-
primés en italique ne laissent aucun doute relativement
à ce fait important. C'est donc la première observation
authentique de résection pour ce cas particulier, puis-

qu'elle a été pratiquée vers le mois de mai ou de juin
1759, tandis que l'observation de White, qu'on trouve
partout citée comme la plus ancienne, ne date que du
3 janvier 1760. Ainsi, la gloire d'avoir le premier pratiqué cette opération appartient à un chirurgien français.
(Voyez pl. 8, fig. 1 et 1 a.)

Nº 165. — Fémur gauche fracturé, donné par M. Prieur,
chirurgien en chef de l'hôpital civil et militaire de
Moulins.

La lésion siége en même temps au-dessous des deux
trochanters, et à la base du col du fémur, c'est-à-dire
qu'il y a à la fois fracture du corps et du col. Une solution
de continuité commençant au-dessous du petit trochanter, et dirigée obliquement de haut en bas, de dedans en
dehors, et un peu d'avant en arrière, sépare le corps de
l'os de son extrémité supérieure : celle-ci est partagée à
son tour en deux portions par une fracture qui suit le
trajet de la base du col. De cette façon, il y a trois fragments : un inférieur, formé par le corps de l'os, qui
offre une extrémité taillée en sifflet et pointue; et deux
supérieurs, l'un iliaque, constitué par la tête et le col
du fémur, l'autre trochantérien, comprenant les deux
trochanters, la ligne saillante qui les unit en arrière, et
une longue portion osseuse placée au-dessous d'eux. Ce
dernier, assez épais à sa partie supérieure, décroît graduellement et se termine en pointe.

Les fragments sont dans les rapports suivants : l'inférieur ou tibial s'insinue à la manière d'un coin entre
les deux supérieurs : il en résulte que ceux-ci sont écartés
l'un de l'autre en bas, et que leurs extrémités inférieures
font saillie en dedans et en dehors; en outre, celle du

fragment trochantérien se dirige en arrière, tandis que celle du fragment iliaque se porte en avant, sens dans lequel elle fait un angle obtus par sa rencontre avec le fragment tibial. Le fragment trochantérien, se trouvant sur un plan plus reculé que les deux autres, forme en arrière un relief très-prononcé, tandis qu'en avant on observe une inégalité oblique de haut en bas et de dedans en dehors, dont le côté saillant est constitué par les fragments iliaque et tibial. Par suite de la projection en dehors du fragment externe, le petit trochanter qui lui appartient se trouve transporté à la partie postérieure du fémur; une production osseuse de nouvelle formation, surajoutée à cette apophyse et prolongée en dedans, semble destinée à la suppléer. La consolidation est parfaite, et le cal n'est ni volumineux ni difforme ; on aperçoit seulement quelques rugosités en arrière, au-dessous des trochanters, et suivant la direction de la fracture.

Une section verticale, pratiquée d'un côté à l'autre de l'os, permet de constater l'enfoncement du fragment inférieur dans le tissu même de l'extrémité du fémur, qu'il semble avoir fait éclater. La trace de la solution de continuité qui séparait les deux fragments supérieurs est plus difficile à saisir; elle n'est indiquée clairement que près du grand trochanter, par une série de vacuoles disposées en ligne verticale; plus bas, on la soupçonne plutôt qu'on n'est sûr de son existence à un changement brusque dans l'organisation du tissu osseux, qui est beaucoup plus condensé au col du fémur que dans l'épaisseur du grand trochanter.

ART. II. — *Fractures du col du fémur.*

Les pièces relatives à ces fractures sont au nombre de trente-cinq : douze ont rapport aux solutions de continuité situées en dehors du point d'insertion de la capsule articulaire ou sur ce point d'insertion lui-même, et vingt-trois à celles qui sont intra-articulaires. Nous n'avons pas rencontré une seule pièce qui puisse être invoquée à l'appui de l'existence des fractures à la fois intra et extra-articulaires.

Les fractures extra-capsulaires, décrites du n° 166 au n° 177, sont en général situées à la base même du col du fémur, et dirigées de haut en bas et de dehors en dedans, suivant le trajet de la double ligne oblique qui se porte, tant en avant qu'en arrière, du grand au petit trochanter; or, l'implantation de la capsule se faisant sur le milieu du col en arrière et en haut, et vers l'union de son quart externe avec ses trois quarts internes en avant, il est clair que la fracture est de beaucoup en dehors des limites de l'articulation. Dans deux cas seulement, sur les douze que nous possédons (n⁰ˢ 176 et 177), il nous a paru que la fracture était placée sur le col fémoral lui-même, à peu près au niveau de l'insertion de la capsule, et que, par conséquent, sa direction était oblique d'avant en arrière et de dehors en dedans. Nous avons rapproché ces deux pièces des fractures extra-articulaires, parce que nous avons pensé que les replis fibro-séreux de la capsule devaient se prolonger sur le fragment interne et contribuer à sa nutrition, disposition qui établit de grands rapports entre ce genre de lésion et les fractures qui sont tout à fait en dehors de l'insertion de la capsule.

Il est rare que les fractures extra-articulaires soient simples : trois fois seulement cela a lieu sur nos douze pièces (n°ˢ 168, 175, 177). Dans six cas (n°ˢ 167, 169, 171, 172, 174, 176), les deux tiers postérieurs du grand trochanter sont séparés du corps de l'os par une solution de continuité oblique de haut en bas et d'avant en arrière; et sur les trois autres pièces (n°ˢ 166, 170, 173), les deux trochanters sont détachés et refoulés en dedans et en arrière avec l'arête osseuse qui les unit. Ce résultat est d'autant plus remarquable que les vingt-trois pièces relatives aux fractures intra-capsulaires ne nous offrent pas un seul exemple de lésion concomitante de l'un des deux trochanters.

Le mode de déplacement est assez uniforme : la tête du fémur se porte plus ou moins en arrière; ordinairement elle se place précisément au-dessus du petit trochanter. De là résulte que l'axe du col est oblique de dedans en dehors et d'arrière en avant, et que sa face antérieure, qui, dans l'état normal, est continue dans un même plan avec la face antérieure du fémur, forme, par sa rencontre avec celle-ci, un angle saillant en avant, placé sur le trajet de la fracture; quelquefois même on aperçoit dans ce lieu au sommet de cet angle, un sillon plus ou moins large, plus ou moins profond, dû à l'écartement des surfaces fracturées (n°ˢ 172, 173). D'un autre côté, la partie postérieure de la base du col, pressée contre le fémur, s'enfonce dans l'épaisseur du tissu celluleux de cet os. Il y a donc en arrière une sorte d'enclavement du fragment iliaque dans le fragment tibial, et le col paraît raccourci, plongé qu'il est dans l'épaisseur même du fémur, et caché par le relief de l'arête osseuse qui unit les trochanters. On conçoit que la pointe du pied doit être fortement tournée en dehors. En outre, le col semble avoir tourné autour de son axe, de sorte que son bord supérieur se trouve sur un plan plus reculé que son bord inférieur, et que sa surface est inclinée de haut en bas et d'arrière en avant, ce qui est précisément l'inverse de la disposition normale.

Malgré ces déplacements, la tête peut avoir conservé son niveau ordinaire, c'est ce qu'on voit sur les pièces décrites aux n°ˢ 168, 171, 172, parce que la partie inférieure de la base du col s'appuie sur le petit trochanter intacte. D'autres fois, elle est plus ou moins descendue, soit que la base du col s'enfonce dans le tissu celluleux central du fémur (n° 169) ou même dans son canal médullaire (n° 170), soit que le fragment s'incline et que son axe devienne horizontal, comme cela s'observe sur quelques-unes de nos pièces (n° 173, 174, 175).

Lorsque la fracture siége sur le point d'insertion de la capsule, les déplacements diffèrent à peine. Ainsi, les caractères anatomiques de cette espèce de lésion sont : 1° la position reculée de la tête, généralement placée au-dessus du petit trochanter, de sorte que la section verticale de l'os partage à la fois la tête et le petit trochanter; 2° l'angle saillant en avant, placé suivant le trajet de la ligne qui unit les deux trochanters, ou un peu en dedans de cette ligne (n° 177); 3° la briéveté du col mesuré à sa partie postérieure, et le rapprochement de la tête fémorale et du bord postérieur du grand trochanter; 4° la descente de la tête au niveau du grand trochanter ou au-dessous de ce niveau, signe moins certain que les autres, lesquels paraissent peu sujets à varier.

Dans deux cas seulement (n°ˢ 166 et 167), nous trouvons des déplacements différents de ceux qui ont été précédemment indiqués. Ce n'est pas la tête seule qui s'est portée en arrière, le fragment tout entier a reculé; l'axe du col du fémur n'a pas cessé de se diriger transversalement, et sa face antérieure est sur le même plan que celle du fragment tibial, seulement celui-ci est un peu antérieur. Cette disposition est très-importante à noter, car, loin d'entraîner la rotation du pied en dehors, elle permet que celui-ci garde sa position normale ou même s'incline en dedans. Pour que le fragment iliaque puisse se porter tout entier en arrière, il faut que l'arête osseuse intermédiaire aux deux trochanters ne lui fasse pas obstacle : aussi, voyons-nous qu'elle est fracturée sur les deux pièces qui présentent le déplacement en question.

Parmi nos fractures extra-capsulaires, il en est qui sont consolidées, et les fragments sont unis par un cal osseux (n°ˢ 172, 175, 177); d'autres sont en voie de consolidation (n°ˢ 173, 174); enfin, dans quelques-unes, les fragments sont demeurés séparés, et l'on peut constater le commencement d'une fausse articulation (n°ˢ 167, 176).

Les fractures qui sont en dedans du point d'insertion de la capsule articulaire, décrites du n° 178 au n° 200, siégent en général vers le point d'union de la tête du fémur avec le col, rarement sur le col même, à la distance de trois à quatre millimètres en dehors du rebord de la tête (n°ˢ 189, 196); elles sont donc franchement intra-capsulaires.

Les déplacements sont ici bien plus difficiles à apprécier; on verra cependant que, dans les cas où il est possible de les constater, la tête du fémur tend à se porter en bas et en arrière. L'inspection des pièces démontre que les fragments sont quelquefois taillés de manière à s'engrener l'un dans l'autre (n°s 182, 183, 184), mais que, le plus souvent, les surfaces fracturées n'offrent que des inégalités trop légères pour s'opposer au chevauchement.

Il est vrai que le plus grand nombre des fractures intra-capsulaires ne semble pas susceptible de se consolider; les pièces décrites du n° 190 au n° 199 nous offrent des exemples de fausse articulation établie entre la tête et le col, avec usure plus ou moins considérable de ce dernier, formation de liens nouveaux, participation du petit trochanter à la nouvelle articulation, etc., etc.; mais le musée possède aussi plusieurs pièces très-remarquables (n°s 186, 187, 188, 189), d'après lesquelles nous croyons être autorisés à conclure que les fractures intra-capsulaires sont susceptibles de se consolider et de guérir radicalement par l'interposition entre les fragments d'une substance plastique, d'abord molle, dont la consistance augmente peu à peu, dans l'épaisseur de laquelle se déposent des petites parcelles osseuses, et qui finit enfin par s'ossifier complétement.

N° 166. — Extrémité supérieure du fémur gauche, sur laquelle on voit une fracture extra-capsulaire et comminutive du col du fémur.

La couche de tissu compacte qui forme les parois de la diaphyse est blanche et mince, de sorte que l'os paraît assez fragile. Il est partagé en quatre fragments : un premier, formé par les deux tiers postérieurs du grand trochanter; un second, par le petit trochanter entièrement séparé; un troisième, par la tête et le col de l'os; et enfin un quatrième, par le corps du fémur. L'arête osseuse qui unit en arrière les deux trochanters a été

séparée avec les fragments trochantériens. La solution
de continuité principale, celle qui sépare le col du corps
du fémur, se dirige obliquement de haut en bas et de
dehors en dedans, suivant le trajet de la ligne qui se
porte du grand au petit trochanter ; la capsule de l'articulation, étant demeurée sur la pièce, on peut se convaincre que la fracture est placée à près de deux centimètres en dehors de son implantation sur le col. Le col
du fémur, ainsi détaché à sa base, a presque conservé
sa position normale ; il s'est légèrement enfoncé dans le
tissu spongieux du fémur, en se portant tout entier un
peu en arrière ; de sorte que l'extrémité du fragment
tibial forme, à la parie antérieure, une saillie linéaire
bien tranchée. Le grand et le petit trochanters sont refoulés en arrière et en dedans, tellement qu'il ne reste
entre eux et la tête fémorale qu'un intervalle d'un centimètre. Du reste, celle-ci est demeurée aussi élevée que
d'habitude ; des liens fibreux placés à l'extérieur maintiennent encore les fragments.

Une coupe verticale qui sépare l'os en deux moitiés,
une antérieure et une postérieure, permet de s'assurer
que la coaptation des surfaces fracturées est parfaite, et
qu'elles sont dans un contact intime ; mais qu'il n'y a
pas encore de lien solide qui s'étende de l'une à l'autre.
Il est cependant évident qu'un travail de réparation a
commencé à s'accomplir, car les surfaces de la solution
de continuité sont doublées par une couche de matière
osseuse, épaisse d'un centimètre, et qui, sur le col du
fémur, est autant et même plus abondante que sur le
corps. Aucun dépôt de matière osseuse n'existe sur les
bords de la fracture, à la surface du fémur ou dans l'é-
paisseur du périoste. Cette disposition est pour nous

une nouvelle preuve que, dans les fractures des extrémités des os longs, le tissu celluleux prend par lui-même une part très-active à la formation du cal; elle démontre aussi que le travail de consolidation s'accomplit par le concours des deux fragments. Il est probable qu'il existait entre eux une couche de matière plastique, qui a été entraînée par la macération.

N° 167. — Extrémité supérieure du fémur gauche, d'origine inconnue.

Cette pièce présente une fracture extra-capsulaire, située à la base même du col du fémur; le fragment supérieur comprend donc la tête et la totalité du col. Quant au fragment inférieur, il est formé par le corps entier de l'os, moins toutefois le grand trochanter, qui a été séparé par une solution de continuité oblique de haut en bas et d'avant en arrière, et sans doute perdu, ainsi que l'arête osseuse qui se porte vers le petit trochanter. Le fragment iliaque s'est porté tout entier en arrière, et il a exécuté un mouvement de bascule tel que la tête est descendue près d'un centimètre au-dessous du niveau du grand trochanter : aussi l'axe du col est-il dirigé suivant le plan transversal du corps, et légèrement oblique de dedans en dehors et de bas en haut, de manière que le col et le corps forment, par leur rencontre, un angle d'environ 85 degrés, dont l'ouverture regarde en bas.

L'extrémité fracturée de ce même fragment, bordée de végétations osseuses, arrondie et renflée, est reçue dans une large cavité creusée dans le tissu celluleux du fémur, cavité qui était sans doute complétée en arrière par le grand trochanter. Du reste, il n'y a pas d'union entre les fragments, quoiqu'on trouve des traces manifestes d'un travail de réparation : c'est ainsi que les bords de la solution de continuité sont chargés de végétations osseuses assez considérables , nées surtout des environs du grand trochanter, et qui se réunissent par engrénement avec celles qui proviennent du fragment iliaque.

N° 168. — Portion supérieure du fémur droit, donnée par le professeur Laennec.

Cette pièce a été partagée par une section verticale en deux moitiés , dont l'antérieure seule est restée en notre possession. On voit que la coupe passe à la fois par la tête fémorale et par le petit trochanter ; la diaphyse est dépourvue de tissu celluleux, et réduite à sa lame compacte , qui est peu épaisse, mais très-serrée et très-dure. La fracture est située sur le trajet de la ligne d'union des deux trochanters ; la base du col fémoral s'appuie par son angle inférieur sur le petit trochanter, qui est demeuré intact, et cette disposition prévient tout raccourcissement, et a empêché la tête du fémur de descendre au-dessous de son niveau ordinaire. Nous soupçonnons que la partie postérieure du col s'enfonçait dans le tissu du fémur, et que la tête était par conséquent portée en arrière, ainsi que nous l'avons observé dans la plupart des fractures extra-capsulaires qui existent au musée ; mais, pour l'affirmer positivement, il faudrait avoir le morceau qui nous manque. Les fragments ne sont pas soudés ; on aperçoit seulement un dépôt de matière osseuse nouvelle sur le fémur, dans le voisinage du grand trochanter , et l'os est criblé d'orifices vasculaires.

N° 169. — Extrémité supérieure du fémur droit fracturé, donnée par M. Stanski , interne des hôpitaux

Cet os est de grande dimension, et paraît avoir apparitenu à un sujet vigoureux et de haute taille; son tissu ne présente rien d'anormal. La fracture, extra-capsulaire, est située à la base même du col, sur le trajet de la double ligne oblique qui unit les deux trochanters; la base du col, et spécialement son angle inférieur, est implantée dans une cavité profonde qui est creusée dans le tissu du fémur et descend au-dessous du niveau du petit trochanter; les parois de cette cavité sont formées par le tissu compacte, doublé d'une couche de tissu celluleux dans lequel sont incrustées des petites parcelles de tissu compacte. On trouve également un grand nombre de ces petits fragments sur la surface fracturée qui appartient au col.

Outre l'enclavement du fragment interne dans l'externe, on remarque le refoulement de la tête fémorale en bas et en arrière, de sorte que 1° elle est très-rapprochée du petit trochanter; 2° l'axe du col est horizontal, et dirigé de dedans en dehors et d'arrière en avant; 3° la partie postérieure du col s'enfonce presque tout entière dans l'excavation fémorale, et sa partie antérieure, au contraire, entièrement à découvert, est séparée du fragment fémoral par un écartement de quelques millimètres, plus large en haut qu'en bas. Le petit trochanter est intact, ainsi que l'arête osseuse qui en part pour aller au grand trochanter; celui-ci a été détaché presque en entier, par suite d'une fracture oblique de haut en bas et d'avant en arrière, mais il paraît être demeuré à peu près dans sa position normale.

Les fragments ne sont pas consolidés; on aperçoit seulement des productions osseuses stalactiformes qui bordent la solution de continuité. Celles qui appartiennent au corps du fémur sont plus prononcées en avant qu'en arrière; sur le col, le dépôt osseux manque entièrement dans ce dernier sens; on n'aperçoit qu'en avant une légère couche de matière osseuse.

N° 170. — Extrémité supérieure du fémur gauche, donnée par M. le baron Dupuytren.

Cette pièce provient d'une femme qui, ayant fait une chute sur le grand trochanter, présenta tous les signes de la fracture du col du fémur, et mourut au bout de trente-trois jours. Il existe en effet une fracture extra-capsulaire, située à la base même du col du fémur, sur le trajet des lignes obliques qui se portent, en avant et en arrière, du grand au petit trochanter. La tête et le col fémoral forment donc un fragment interne qui, en raison de la direction de la fracture, se termine en bas par une saillie anguleuse. Si on écarte ce fragment, on aperçoit, à l'endroit même sur lequel il s'insérait, une large excavation dont l'ouverture, qui a la forme d'un V, est plus large que la base du col, et dans laquelle celle-ci entre facilement tout entière à la profondeur de plus d'un centimètre. Les parois de cette excavation sont formées par la couche compacte seule; quant au tissu celluleux, il a été broyé, et l'on n'en aperçoit plus que quelques débris mêlés avec des parcelles de tissu compacte, qui ont été portées là au moment où le col s'est rompu et a été violemment enfoncé dans le tissu même du fémur. Par suite de cet enclavement du fragment iliaque dans le fragment tibial, le col se trouve raccourci : son axe est dirigé de dedans en dehors, d'arrière en avant, et horizontalement, de manière à former un angle droit avec celui du corps de l'os, et la tête est descendue au niveau du grand trochanter. Tout raccourcissement plus considérable eût été impossible. La moitié postérieure du grand trochanter, séparée du reste du fémur et refoulée en dedans et en arrière, est maintenue par la couche fibreuse qui tapisse cette partie ; le petit trochanter n'existe plus , sans doute il a été perdu. La consolidation est fort peu avancée ; on aperçoit seulement sur le corps du fémur une légère couche de matière osseuse nouvelle , d'autant plus épaisse qu'on se rapproche davantage des surfaces fracturées.

Ce fémur offre un poids et une consistance ordinaires ; la couche compacte de la diaphyse a cinq à six millimètres d'épaisseur.

N° 171. — Extrémité supérieure du fémur gauche, sur laquelle on voit une fracture du col; pièce d'origine inconnue.

Cet os est de petite dimension, assez léger, brunâtre et huileux; nous supposons qu'il a appartenu à une femme déjà avancée en âge. La fracture est dirigée obliquement de haut en bas et de dehors en dedans, suivant le trajet de la ligne qui se porte du grand au petit trochanter; c'est-à-dire qu'elle est située à la base même du col, et qu'elle est extra-capsulaire. Le col tout entier est séparé du reste du fémur : en avant, la solution de continuité est linéaire et bien nette; en arrière, elle est irrégulière, et la surface qui appartient au col présente des inégalités et des dentelures. La moitié postérieure du grand trochanter manque sur la pièce; sans doute il a été complétement séparé par suite d'une fracture, et perdu. Le petit trochanter et la ligne saillante qui le surmonte sont intacts.

La tête du fémur s'est portée en arrière: par suite de ce mouvement, les surfaces fracturées se sont écartées

en avant; sens dans lequel on aperçoit un sillon profond
et large de 5 à 6 millimètres; elles se sont, au contraire,
pressées l'une contre l'autre en arrière, tellement que la
lèvre postérieure du col s'est enfoncée dans le tissu celluleux de l'extrémité supérieure du fémur, et s'y est
creusé une cavité; il y a donc enclavement du fragment
iliaque dans le fragment tibial. La tête du fémur est à
peine descendue au-dessous de son niveau habituel; l'axe
du col est oblique de haut en bas, de dedans en dehors et
d'arrière en avant, et le col a cessé de se continuer dans
un même plan avec la face antérieure du fémur; il forme,
par sa rencontre avec cette face, un angle obtus saillant
en avant, au sommet duquel on aperçoit le sillon dont
nous avons parlé plus haut. De cette disposition résulte
que le col paraît raccourci en arrière, sa moitié externe
étant enfoncée dans le fémur, et cachée par le relief du
bord postérieur du grand trochanter. Il devait y avoir
une forte rotation du pied en dehors. Quoique la tête du
fémur ne soit pas descendue au-dessous de son niveau
ordinaire, la distance qui existe entre elle et le petit trochanter est diminuée de beaucoup, et cela parce qu'elle
s'est portée en arrière et est restée placée directement
au-dessus de cette apophyse, de sorte que l'intervalle
compris entre ces deux points est mesuré non plus par
une ligne oblique de haut en bas et d'avant en arrière,
mais bien par une ligne droite verticale.

Du reste, cette lésion paraît récente, et rien n'indique
qu'un travail de consolidation ait commencé à se faire.

No 172. — Extrémité supérieure du fémur gauche
fracturé; pièce qui provient de l'Académie de chirurgie.

Cet os est peu volumineux, brunâtre, huileux; il oppose peu de résistance à l'action de la scie; sa lame compacte est mince; le canal médullaire est rempli d'un tissu celluleux jaune et très-friable. La fracture, extra-capsulaire, est placée à la base même du col; le petit trochanter est intact, ainsi que l'arête osseuse qui se porte vers le grand trochanter, mais les deux tiers postérieurs de cette dernière apophyse ont été détachés du corps du fémur et repoussés en arrière et en dedans.

Le fragment iliaque, composé de la tête et du col, a éprouvé des déplacements analogues à ceux que nous avons indiqués avec détail dans la description de la pièce précédente. La tête fémorale dépasse le grand trochanter d'environ un centimètre; elle s'est également portée en arrière, et la direction de l'axe du col est changée; mais, en outre, le col semble avoir lui-même tourné autour de son axe, de sorte que son bord supérieur est sur un plan plus reculé que son bord antérieur, ce qui est contraire à la disposition normale. L'écartement qui existe à la partie antérieure de la solution de continuité entre le fragment et le corps du fémur est assez considérable, et le sillon linéaire qu'on observe dans ce point a plus d'un centimètre de largeur; l'angle inférieur de la base du col s'appuie sur le petit trochanter. Il semblerait, à la vue du sillon dont nous venons de parler, que les fragments sont demeurés séparés, et qu'il n'y a eu encore aucun travail de consolidation; mais nous nous sommes assuré du contraire, en pratiquant une section qui partage le fémur transversalement et suivant sa longueur.

L'examen de cette coupe prouve que la partie postérieure du col s'est enfoncée dans le tissu celluleux du fémur. La ligne de séparation des deux fragments est courbe à convexité externe et assez difficile à saisir; cependant elle est indiquée : en bas et immédiatement au-dessus du petit trochanter, par une traînée de tissu compacte qui appartient au col du fémur enclavé; en haut et près du grand trochanter, par une trace linéaire brunâtre, due à la présence du tissu fibro-celluleux intermédiaire aux fragments; puis, un peu plus bas, par une petite excavation qui forme le fond du sillon antérieur déjà indiqué; enfin, au-dessous de cette excavation, la fusion des deux fragments paraît complète, et il n'y a rien dans l'apparence du tissu osseux qui indique le point de jonction. Ce qui confirme le résultat de cet examen, c'est que, en exerçant une traction forte sur les deux fragments, nous sommes parvenu non pas à les désunir entièrement, mais à les disjoindre un peu, et la séparation s'est faite précisément suivant le trajet de la ligne que nous avons décrite. Cette pièce nous paraît donc une preuve irrécusable de la consolidation osseuse des fractures extra-capsulaires du col du fémur, et elle jette en même temps beaucoup de jour sur la manière dont s'opère cette consolidation. Le grand trochanter est aussi solidement adhérent au fémur, et consolidé dans sa position anormale. (Voy. pl. 8, fig. 2 et 2 a.)

N° 173. — Extrémité supérieure du fémur droit, donnée par le professeur Dupuytren.

Cet os, volumineux, fort, compacte, présente une fracture extra-capsulaire, comminutive, accompagnée d'un déplacement extrême et de grands désordres, circonstances qui nous font croire qu'une violence considérable a été nécessaire pour la produire. Le col du fémur est fracturé à sa base; le grand et le petit trochanter et la ligne qui les unit en arrière sont fracassés et brisés en plusieurs esquilles, qui ont été refoulées du côté de la tête fémorale.

Les déplacements sont les mêmes que ceux qu'on observe sur la pièce précédente, seulement ils sont très-prononcés et en quelque sorte exagérés. Ainsi, la partie supérieure de la tête est sur une même ligne horizontale que ce qui reste du grand trochanter; elle est portée en arrière à tel point que, si on place le corps du fémur dans sa position normale, l'axe du col se dirige presque directement d'avant en arrière; et, si c'est le fragment supérieur qu'on met en position, la ligne âpre est tournée en dedans; ce n'est plus seulement un sillon qui existe en avant, entre les surfaces fracturées, mais bien un écartement considérable, de plus de deux centimètres en bas, et de plus de trois en haut. La pointe du pied devait être, pendant la vie, portée très-fortement en dehors.

Une section verticale, qui partage en deux la tête et le grand trochanter, ayant été pratiquée, on peut s'assurer que la base du col s'est enfoncée dans le tissu celluleux du fémur. Les deux fragments ne sont encore réunis que par l'intermédiaire d'une substance fibro-celluleuse, mais on voit qu'il s'est passé en eux des changements qui se lient sans doute au travail de consolidation. Près des surfaces fracturées, le tissu celluleux acquiert une densité remarquable; sur le fragment inférieur, c'est presque une couche compacte qui bouche entièrement le canal médullaire, et forme une espèce d'excavation demi-circulaire, destinée à la réception du fragment iliaque. D'un autre côté, on ne remarque à la surface de l'os, dans le voisinage de la solution de continuité, aucune production osseuse de nouvelle formation. Ainsi, sur cette pièce,

comme sur celle du n° 167, le travail de consolidation
paraît avoir pour agent principal le tissu même de l'os.

N° 174. — Extrémité supérieure du fémur gauche
fracturée ; pièce donnée par la Société anatomique.

Cet os, volumineux et fort, a dû être soumis à une
violence considérable, car la fracture est comminutive, et
les déplacements exagérés, comme dans le cas précédent.
La solution de continuité principale consiste dans la brisure du col fémoral à sa base; les deux tiers postérieurs
du grand trochanter ont été séparés du tiers antérieur,
et refoulés en arrière, mais la ligne qui se porte vers le
petit trochanter est demeurée intacte ; cette dernière
apophyse est elle-même très-forte, et n'a souffert aucun
dommage.

La tête du fémur est descendue au niveau de ce qui
reste du grand trochanter, et s'est portée fortement en
arrière, de sorte que le fragment iliaque est en quelque
sorte couché horizontalement sur la surface fracturée du
fragment inférieur. La base du col s'enfonce dans le tissu
celluleux du fémur, au devant de l'arête osseuse qui unit
les deux trochanters, et semble renvoyée en avant par
cette arête, de sorte qu'il existe dans ce dernier sens une
saillie anguleuse formée par la partie antérieure du col.
Entre cette saillie et le grand trochanter, existe une esquille détachée du fragment inférieur; une autre petite
esquille quadrilatérale se voit sur le fragment iliaque.

Une coupe horizontale, qui partage en deux le fragment
supérieur et passe par la base du grand trochanter, nous
permet de constater l'exactitude des rapports assignés
aux fragments. Ils ne sont unis encore que par des liens
fibreux interposés aux deux surfaces fracturées ; mais ces

14

surfaces, et surtout celle qui appartient au fragment iliaque, sont le siége d'un travail incontestable, qui a eu
pour effet de produire l'hypertrophie et la condensation
du tissu osseux, à la profondeur d'un centimètre.

N° 175. — Bassin, avec la moitié supérieure des deux
fémurs; pièce provenant d'un sujet centenaire, et donnée
par M. le professeur Breschet.

Le fémur gauche présente une fracture extra-capsulaire, qui suit le trajet des deux lignes obliques qui se
portent, en avant comme en arrière, du grand au petit
trochanter. Ces deux apophyses sont intactes, ainsi que
l'arête osseuse qui les réunit à la partie postérieure.

Le fragment supérieur a éprouvé des déplacements
tels que la tête est descendue un centimètre au-dessous
du niveau du grand trochanter, et portée en arrière, immédiatement au-dessus du petit. L'axe du col, dirigé de
dedans en dehors et d'arrière en avant, est horizontal, et
forme un angle droit par sa réunion avec le corps de l'os;
la ligne âpre regarde en dedans, et la pointe du pied
devait être tournée en dehors. Le col est raccourci d'un
centimètre, et ce raccourcissement, qui porte particulièrement sur ses parties postérieure et inférieure, est dû
à son enfoncement dans le tissu celluleux du fémur. Tout
autour de la base du col, sur le trajet de la fracture, on
aperçoit une ligne rugueuse formée par une série de productions osseuses stalactiformes, nées du fragment inférieur. La tête du fémur est déformée, et agrandie par
l'adjonction à sa partie supérieure d'un bourrelet osseux
qui la renforce, et qui correspond au sourcil glénoïdien,
c'est-à-dire au point par lequel le poids du tronc est transmis aux extrémités inférieures. Les changements dans la

conformation de cet os sont d'autant plus faciles à apprécier, que l'on possède, comme terme de comparaison, le fémur du côté opposé.

Nous avons pratiqué sur le fémur brisé une section verticale et transversale. L'examen de cette coupe nous permet de constater, immédiatement au-dessus du petit trochanter, une ligne horizontale formée par du tissu compacte, qui indique le lieu où le col s'est enfoncé dans le tissu celluleux qui forme la base du grand trochanter. Du reste, c'est la seule trace qu'on trouve de la solution de continuité. En comparant la coupe de ces deux os, nous trouvons entre eux une différence notable sous le rapport de l'épaisseur de la couche compacte qui constitue la diaphyse : la paroi du canal médullaire de l'os fracturé est d'un tiers moins épaisse que celle de l'autre; il semble vraiment qu'elle ait subi une atrophie; et, en effet, si on pèse comparativement les deux moitiés du fémur, dont la longueur est parfaitement égale, on voit que le poids de l'os sain est de 110 grammes, tandis que celui de l'os fracturé n'est que de 94.

N° 176. — Extrémité supérieure du fémur droit, provenant de l'Académie de chirurgie.

Cet os est d'un poids et d'une consistance ordinaires. La fracture qu'il présente est comminutive, et correspond assez exactement à l'insertion de la capsule articulaire; aussi la portion du col qui appartient au fragment iliaque est-elle plus longue en avant qu'en haut et en arrière. Le grand trochanter a été fracassé, et il est le siége de déformations telles qu'il a tout à fait perdu sa forme normale. La coupe oblique de la fracture a favorisé des déplacements analogues à ceux que nous avons décrits dans les pièces précédentes, c'est-à-dire que la tête du fémur est en arrière, et que l'axe du col est presque horizontal et dirigé directement en avant. L'extrémité du fragment iliaque est reçue dans une sorte d'excavation quadrilatérale, appartenant au fragment tibial, placée immédiatement au-dessus du petit trochanter, et bordée de tous côtés par un dépôt de matière osseuse. Au milieu de cette excavation, on aperçoit une surface dure, lisse, polie, comme éburnée, sur laquelle porte principalement le fragment iliaque. D'après cette disposition, il y a lieu de croire qu'une fausse articulation commençait à s'établir entre les deux fragments.

N° 177. — Extrémité supérieure du fémur droit fracturée, provenant de la Société anatomique.

Cet os paraît avoir appartenu à un sujet d'une taille au-dessus de la moyenne; mais il est presque réduit à sa lame compacte, dont l'épaisseur n'est pas en rapport avec ses dimensions. La fracture étant parfaitement consolidée, il est difficile d'indiquer d'une manière précise quel en est le siége : il nous paraît cependant certain qu'elle n'est pas extra-capsulaire; peut-être est-elle intra-capsulaire; nous n'osons pas l'assurer, mais nous ne croyons pas trop nous avancer en disant qu'elle est, comme dans l'exemple précédent, placée sur le point d'insertion même de la capsule, et, par conséquent, oblique d'avant en arrière et de dehors en dedans. Ce qui nous inspire cette opinion, c'est, d'une part, la brièveté de la partie postérieure du col comparée à l'étendue de sa partie antérieure; d'une autre part, la présence d'une crête saillante située en avant et au côté interne de la ligne oblique étendue entre les deux trochanters, crête qui, dans notre hypothèse, correspond au point précis où le col a été fracturé : du reste, les deux trochanters sont intacts.

Nous supposons que les déplacements suivants ont eu lieu : la tête s'est, comme à l'ordinaire, portée en arrière et en bas; par suite du mouvement en arrière, la partie postérieure du col restée adhérente au fémur s'est enfoncée dans le tissu celluleux de la tête, et la partie postérieure de ce même col, demeurée en continuité avec la tête, entraînée par celle-ci, est venue s'appuyer sur l'arête osseuse qui unit en arrière les deux trochanters, et se continuer presque sans interruption avec cette ligne. Au niveau de la lèvre antérieure de la solution de continuité, les fragments se sont à peine abandonnés; seulement ils se sont inclinés l'un sur l'autre, et la partie du col qui appartient au fragment iliaque fait, avec celle qui est restée continue au fémur, un angle obtus saillant en avant, au sommet duquel se trouve la crête que nous avons indiquée tout à l'heure. Par suite du mouvement en bas, la portion inférieure du col, sa base, s'est aussi plongée dans le tissu spongieux de la tête : celle-ci est descendue quelques millimètres au-dessous du sommet du grand trochanter; elle n'est distante du petit que d'un centimètre au plus, et se trouve tout à fait sur la même ligne verticale; enfin, il n'y a entre son rebord et l'arête osseuse trochantérienne, qu'une distance de cinq à six millimètres, laquelle mesure la longueur de la partie postérieure du col.

Nous avons pratiqué sur cette pièce une section verticale qui la partage en deux moitiés, une antérieure et une postérieure, et qui divise à la fois la tête et les deux trochanters. Cette coupe présente plusieurs détails, confirmatifs de ce qui précède : 1º une traînée osseuse compacte,

large de deux à trois millimètres, et dirigée obliquement
d'un des trochanters à l'autre, indique le point de jonction des deux fragments; 2° sur la moitié antérieure du
fémur, et à l'extrémité supérieure de la ligne de jonction
indiquée, on aperçoit un chevauchement de la lame compacte du fragment iliaque sur celle du fragment inférieur;
3° sur la moitié postérieure du fémur, et à l'extrémité inférieure de la ligne de jonction, immédiatement au-dessus
du petit trochanter, existe un sillon courbe, en forme de
coup d'ongle, à concavité interne, qui est l'indice d'un
intervalle, d'une solution de continuité non réunie. Or,
cet intervalle, peu large, peu étendu, mais qui pénètre
profondément dans l'épaisseur des tissus, nous paraît la
preuve irrécusable de l'existence d'une fracture : il est
placé entre la lame compacte de cette portion de la base
du col qui s'est enfoncée dans le tissu celluleux de la tête,
d'une part, et d'une autre part, le tissu celluleux lui-
même, qui s'est condensé, ainsi que cela a quelquefois
lieu dans les déplacements de ce genre (voyez plus loin
la pièce décrite sous le n° 186). Nous ne parlons pas d'une
seconde section qui a partagé la moitié postérieure du
fémur en deux morceaux, parce que l'examen de cette
coupe ne nous a fourni aucun résultat intéressant.
(Voy. pl. 8, fig. 3 et 3 a.)

Nos 178, 179, 180, et 181. — Sous ces numéros figurent
quatre fractures intra-capsulaires récentes, données par
la Société anatomique.

Ces pièces offrent la plus grande analogie entre elles :
la fracture est placée vers l'union de la tête et du col du
fémur, c'est-à-dire qu'elle est intra-capsulaire; la tête
fémorale est entièrement séparée; les surfaces fracturées

sont rugueuses et irrégulières; celle qui appartient au col du fémur est, en général, excavée; celle qui appartient à la tête présente au contraire quelques inégalités et des saillies peu considérables, et qui sont plus ou moins prononcées. Sur les deux premières pièces (nᵒˢ 178 et 179), on remarque une esquille formée de tissu compacte, qui a été enfoncée dans le tissu celluleux de la tête. La lésion paraît récente sur ces quatre pièces, et il n'y a pas même un commencement de consolidation.

N° 182. — Extrémité supérieure du fémur gauche fracturée, donnée par M. Stanski, interne des hôpitaux.

La fracture, placée sur le col du fémur, à quelques millimètres de son point de jonction avec la tête de cet os, est complète et intra-capsulaire : la presque totalité du col est demeurée adhérente avec le fémur, et la tête fémorale est entièrement séparée. Des deux surfaces de la fracture, l'interne présente une saillie anguleuse qui occupe la moitié antérieure, et en arrière de laquelle on voit une gouttière semi-lunaire dont la concavité regarde en haut et en avant; l'externe est creusée régulièrement, et offre une excavation assez profonde, dont le bord, formé par du tissu compacte, est arrondi et tranchant. La tête du fémur ayant été portée en arrière, la saillie cunéiforme de sa surface fracturée s'enfonce dans l'excavation centrale du col du fémur, tandis que la partie postérieure du pourtour de cette excavation est elle-même reçue dans la gouttière qu'on remarque sur le fragment iliaque; de cette façon, il y a engrènement réciproque des deux fragments, et la tête est à peine descendue au-dessous de son niveau habituel. Du reste, la fracture

paraît récente, et rien n'indique qu'un travail de consolidation ait commencé à se faire. Une petite esquille a été
détachée de la partie inférieure de la tête du fémur.

N° 183. — Extrémité supérieure du fémur droit fracturée, donnée par M. Stanski, interne des hôpitaux.

La fracture est placée sur la limite de la tête et du col
du fémur; elle est donc intra-capsulaire. La tête est entièrement séparée du reste de l'os, et il n'existe aucune
trace d'un travail de réunion. Les surfaces fracturées présentent des saillies et des enfoncements moins marqués que
dans le cas précédent, mais dont la disposition est analogue, et permet également de concevoir que les fragments
aient pu s'engrener l'un dans l'autre et demeurer en contact.

N° 184. — Extrémité supérieure du fémur droit, sur
laquelle on voit une fracture intra-capsulaire, avec engrènement des fragments; pièce donnée par M. Pigné.

Cette pièce a été présentée à la Société anatomique,
dans le courant du mois de mars 1837; elle a été recueillie
sur une femme de 75 ans qui avait fait une chute sur la
hanche droite. Pendant la vie, on ne remarqua aucun raccourcissement, aucune déviation, aucune difformité du
membre. La malade était dans un état d'imbécillité qui ne
lui permettait pas d'expliquer les sensations qu'elle éprouvait dans les mouvements communiqués au membre. Elle
mourut au bout de huit jours, sans qu'on pût se rendre
compte de la cause de sa mort.

Sur le cadavre, on essaya de constater le raccourcissement, et de mesurer la distance du grand trochanter à
la symphyse du pubis, mais les résultats obtenus furent

insignifiants. En ouvrant l'articulation, on trouva la capsule intacte; la cavité articulaire contenait une assez grande quantité de synovie mêlée à du sang, le tout rendu demi-solide par un grand nombre de fragments très-fins et comme pulvérulents. La tête du fémur était séparée du col par une solution de continuité placée au niveau de son point de jonction avec lui, et ne tenait plus au reste de l'os que par une bandelette très-mince appartenant en partie à la capsule, en partie au périoste, située à la partie supérieure, et qu'on a conservée jusqu'à ce jour. Ce qui est curieux, c'est la disposition des surfaces articulaires : celle qui appartient au col du fémur est creusée d'une cavité infundibuliforme, dont le contour, constitué par la substance compacte, est assez tranchant, mais échancré en arrière; quant à celle de la tête, elle présente en avant un cône dont le sommet dirigé en bas s'enfonce dans la cavité du col, tandis que sa base, cernée par une sorte de gouttière profonde et demi-circulaire, s'appuie sur une partie du contour de la susdite cavité. De cette disposition résulte que la tête est comme accrochée au col du fémur; l'engrènement des fragments est tel, qu'un raccourcissement plus considérable que celui qui existe est impossible, et que tout autre genre de déplacement devait aussi être fort difficile. La tête est d'ailleurs portée en arrière et un peu en bas, de sorte que sa partie supérieure est sur le même plan que le sommet du grand trochanter, et qu'en arrière elle est à peine distante d'un centimètre de la crête inter-trochantérienne.

N° 185. — Extrémité supérieure du fémur droit fracturée; pièce donnée par la Société anatomique.

Cet os, fort et volumineux, a sans doute appartenu à

un sujet robuste et dans la force de l'âge. La fracture, placée à l'union de la tête et du col du fémur, est oblique d'avant en arrière et de dedans en dehors, et cette obliquité semble résulter de ce que la partie postérieure du col a subi un écrasement qui l'a broyé et a réduit sa substance en esquilles petites et irrégulières. La tête, entièrement séparée, a été portée en bas et en arrière, de sorte que, d'une part, elle est descendue au niveau du grand trochanter, et, d'une autre part, elle s'est rapprochée du bord postérieur de cette apophyse et du petit trochanter, dont elle n'est distante que d'un à deux centimètres au plus. Elle est maintenue dans cette position par plusieurs raisons : 1° de la partie antérieure et inférieure du col s'élève une saillie anguleuse constituée par la couche compacte de l'os, laquelle s'enfonce dans le tissu celluleux de la tête; 2° une forte esquille détachée du col et soudée avec le petit trochanter, représente une sorte de traverse horizontale qui s'oppose à un chevauchement ultérieur des fragments; 3° la capsule articulaire, incrustée de plaques osseuses qui sont ou des esquilles ou des productions anormales, forme à la tête une enveloppe ostéofibreuse, très-résistante, qui prévient les déplacements ultérieurs. On n'aperçoit nulle trace de réunion entre les surfaces fracturées elles-mêmes, soit qu'en effet aucun travail de consolidation n'ait eu lieu de ce côté, soit qu'il ait seulement consisté dans le dépôt de matière plastique que la macération a fait disparaître.

N° 186. — Extrémité supérieure du fémur droit fracturée, donnée par M. le professeur Cruveilhier.

Cet os est brunâtre et gras, mais sa couche compacte offre partout une épaisseur et une consistance ordinaires.

La fracture siége sur le col, à sept millimètres de distance du rebord de la tête : elle est donc intra-capsulaire. Il ne saurait y avoir de doutes à cet égard, car la capsule a été conservée, et l'on voit que son insertion se fait sur le fragment fémoral. La tête, avec la petite portion du col qui lui est restée adhérente, s'est portée en bas et en arrière, de sorte que : 1° elle est placée presque directement au-dessus du petit trochanter ; 2° il n'y a qu'un centimètre de distance entre elle et la ligne saillante qui unit, en arrière, les deux trochanters ; 3° elle dépasse tout au plus de deux ou trois millimètres le bord supérieur du grand trochanter. De ce déplacement résulte que la surface fracturée de la tête ne correspond à celle du col que par sa partie antérieure et supérieure ; quant à ses portions inférieure et postérieure, elles sont en contact avec l'arête osseuse qui du petit trochanter monte vers la tête du fémur, et avec la face postérieure du col.

Une substance fibro-celluleuse, intermédiaire aux deux fragments, établit entre eux des adhérences intimes et très-serrées ; cette substance est développée seulement au niveau des points par lesquels les surfaces fracturées se correspondent ; elle n'existe pas dans les lieux où la surface fracturée qui appartient à la tête porte sur le tissu compacte qui forme l'enveloppe du col ; là, au contraire, le tissu celluleux de la tête s'épaissit et se transforme en une lamelle solide qui est simplement juxtaposée au col : si l'union est maintenue, c'est seulement par des liens fibreux disposés autour des fragments. Nous supposons que la substance intermédiaire et les ligaments périphériques se seraient ossifiés, si le malade avait survécu plus longtemps à l'accident ; et ce qui nous porte à le penser, c'est que, d'une part, on aperçoit déjà des parcelles osseuses déposées dans leur épaisseur, et, d'une autre part, la pièce suivante nous fournira l'exemple d'un travail d'ossification du même genre, parvenu à un degré plus avancé.

N° 187. — Extrémité supérieure du fémur gauche fracturée, provenant de la Société anatomique.

Cet os, de petites dimensions, présente d'ailleurs des conditions normales de texture. La fracture, intra-capsulaire, siége précisément au point de jonction de la tête et du col. La tête n'a pas éprouvé de déplacement considérable; elle est seulement descendue au-dessous de son niveau habituel, de sorte qu'un plan horizontal passerait à la fois par sa partie supérieure et par le sommet du grand trochanter. Par suite de ce mouvement de descente de la tête, la partie inférieure de sa surface fracturée a cessé de correspondre au col du fémur, et réciproquement la partie supérieure de la surface fracturée du col, abandonnée par la tête, est libre, et se présente à nu aux regards de l'observateur.

On a pratiqué sur cette pièce une section oblique de dedans en dehors et de haut en bas, qui passe par la base du grand trochanter, et partage le col et la tête en deux moitiés, supérieure et inférieure ; cette section traverse donc à la fois la fracture et les deux fragments. On voit que les surfaces de la solution de continuité sont exactement affrontées; celle qui appartient au col est bordée par une lamelle de tissu compacte très-apparente ; celle qui dépend de la tête est doublée par une couche de tissu celluleux hypertrophié et condensé, ce qui atteste dans le fragment iliaque un travail de réparation. Entre ces deux surfaces existe un intervalle de deux millimètres au

plus, qui est rempli par une substance brunâtre, fibri-
neuse, élastique, ainsi que nous nous en sommes convaincu en la ramollissant dans de l'eau chaude. Cette
substance adhère très-intimement aux deux fragments et
les empêche de se séparer; on aperçoit dans son épaisseur
des parcelles osseuses, les unes irrégulières, les autres
disposées en lamelles parallèles à la fracture, et d'un
autre côté, de petits prolongements osseux, nés de chaque
fragment, s'avancent dans son intérieur, et s'étendent
presque d'un côté à l'autre. On ne découvre à la surface
de l'os et sur les bords de la solution de continuité aucune
de ces productions osseuses de nouvelle formation, si
fréquentes dans les fractures qui intéressent la diaphyse
des os des membres. (Voy. pl. 8, fig. 4 et 4 a.)

N° 188 — Extrémité supérieure du fémur gauche fracturée; pièce donnée par la Société anatomique.

Cet os est petit, mais il offre une consistance, une épaisseur, et une texture tout à fait normales. La fracture, intra-
capsulaire, siége à la jonction du col et de la tête; celle-ci
s'est portée en bas et en arrière, de sorte que : 1° sa partie supérieure est au niveau du grand trochanter, et sa
partie inférieure n'est séparée du petit que par une distance d'un centimètre; 2° en arrière il ne reste entre elle,
d'une part, et d'une autre part le bord postérieur du
grand trochanter et la crête osseuse inter-trochantérienne,
qu'un sillon large de quatre à cinq millimètres; 3° la lèvre
antérieure de la surface fracturée qui appartient au col
est libre, et forme une crête irrégulière et saillante, dont
la présence et l'aspect ne laissent aucun doute sur l'existence de la fracture; 4° la partie postérieure du col et son
angle inférieur sont enfoncés dans le tissu spongieux de

la tête ; 5° enfin, la surface fracturée de la tête appuie, en arrière et en bas, sur la lame compacte qui forme l'enveloppe du col. Les deux fragments paraissent soudés entre eux, et solidement réunis, sans aucune difformité autre que celle qui résulte du déplacement indiqué. Quelques inégalités placées sur la face antérieure du col semblent dues au dépôt d'une petite quantité de matière osseuse de nouvelle formation. On remarque aussi à la partie postérieure, le long de la crête inter-trochantérienne, une petite lame osseuse, qui a la forme d'un croissant, dont la concavité est tournée en dedans du côté de la tête. Ce sont là les seules traces d'un travail de consolidation qui se serait accompli à la surface de l'os.

Une double coupe verticale, pratiquée sur cette pièce, permet de constater une continuité si intime entre les deux fragments, qu'il semble qu'il n'ait pas existé de fracture. Cependant, il faut remarquer qu'on aperçoit très-bien une ligne blanche, brillante, formée par du tissu compacte, qui fait suite à la couche compacte de la diaphyse de l'os, et s'enfonce au milieu du tissu celluleux de la tête ; or, cette ligne compacte n'est pas autre chose que le col fémoral, plongeant, ainsi que nous l'avons expliqué précédemment, au centre de la tête, qui coiffe en quelque sorte le fragment externe. En outre, le tissu celluleux de la tête et du col est condensé, et offre une espèce d'hypertrophie qui ne lui est pas habituelle, et qui atteste un travail particulier dans les deux fragments.

Nous regardons cette pièce comme une preuve incontestable de la possibilité de la guérison radicale des fractures intra-capsulaires du col du fémur, et nous sommes persuadés que tous ceux qui l'examineront avec soin partageront notre opinion. (Voy. pl. 8, fig. 5 et 5 a.)

No 189. — Fémur droit trouvé dans des amphithéâtres d'anatomie, et sur lequel on voit une fracture intra-capsulaire consolidée.

Cet os appartient, sans aucun doute, à un sujet rachitique : il est contourné, et présente une courbure à concavité interne ; sa longueur, mesurée du sommet du grand trochanter à la surface articulaire du condyle externe, en suivant sa courbure, est de 28 centimètres ; sa texture est spongieuse ; sa lame compacte, épaisse d'un à deux millimètres vers le milieu de la diaphyse, devient extrêmement mince en se rapprochant des extrémités ; son poids total est de 80 grammes.

Sur ce fémur rachitique existe une fracture située sur le trajet du col, un peu plus près de la tête que des deux trochanters, par conséquent en dedans de l'insertion de la capsule articulaire. Les preuves de l'existence de cette fracture sont nombreuses ; elles ressortiront de la description suivante : La tête et la portion de col qui la supporte sont descendues d'au moins un centimètre, sans se porter ni en avant, ni en arrière, et l'on aperçoit, dans le lieu qu'ils ont abandonné, une surface inégale, rugueuse, qui dépend de la moitié du col restée sur le fémur. Les deux fragments sont continus l'un à l'autre, et paraissent réunis par un col osseux ; un sillon très-marqué, surtout en haut, existe dans le point qui correspond à la fracture. C'est sur la moitié inférieure du col et sur des végétations osseuses dans lesquelles se perd le petit trochanter, que s'implante le fragment iliaque ; quant à lui, aucun dépôt de matière osseuse ne s'est fait à sa surface. Une section verticale pratiquée sur cet os, et passant à la fois par le grand trochanter et par la tête fémorale, confirme les résultats de l'inspection extérieure. On voit très-bien que

1º le fragment iliaque comprend la tête du fémur, et environ un centimètre du col; 2º il est descendu tout entier, de manière à laisser libre au-dessus de lui la partie supérieure de la surface fracturée qui appartient à la base du col; 3º il est soudé avec la partie inférieure de cette même surface, et le point d'union est indiqué par un sillon interrompu de distance en distance par des jetées osseuses, par des espèces de chevilles qui se continuent d'un des fragments à l'autre, en laissant entre elles des vacuoles assez larges; 4º la continuité n'est pas rétablie entre la lame compacte du fragment interne, et celle du fragment externe; 5º sur l'un comme sur l'autre, le tissu celluleux est condensé et hypertrophié à quelque distance de la solution de continuité.

De tous ces détails nous concluons qu'il existe en effet sur cet os une fracture intra-capsulaire du col du fémur, et que cette fracture s'est consolidée. Comme dernière preuve, s'il en est encore besoin, nous ajouterons qu'ayant exercé quelques tractions sur les deux fragments, pour nous assurer du degré de résistance du col, nous en avons opéré la séparation dans le lieu même où siégeait la fracture; et, pour qu'on ne cherche point à trouver dans le résultat de cette dernière expérience un argument contre la solidité de la réunion, nous ferons remarquer que nous sommes parvenus, par des efforts qui n'étaient pas plus considérables, à opérer une fracture dans la continuité de l'os, et à détacher une partie du condyle interne, ainsi qu'on peut s'en assurer sur la planche qui représente cette pièce remarquable. (Voy. pl. 8, fig. 6 et 6 a.)

Nº 190. — Os iliaque et extrémité supérieure du fémur, du côté gauche; pièce donnée par M. Stanski, membre de la Société anatomique.

Les os paraissent avoir appartenu à un sujet déjà avancé en âge; le fémur est réduit à sa lame compacte, et cassant. La fracture est intra-capsulaire; elle siége au niveau du point d'union de la tête et du col; celui-ci est demeuré tout entier sur le fémur. Les deux fragments sont séparés, et il n'y a aucune tendance à la consolidation; loin de là, une fausse articulation est établie.

La tête est demeurée dans la cavité cotyloïde, maintenue par le ligament rond, sans doute, et aussi par des prolongements fibreux, qui de la capsule et du sourcil cotyloïdien se portent sur son bord, où ils s'insèrent en haut et en bas. La surface fracturée qui lui appartient est partagée en cavités antérieure et postérieure : la première, inégale et rugueuse, donnait probablement insertion à des liens fibreux de nouvelle formation; la seconde présente une excavation peu profonde, lisse, revêtue de tissu éburné, qui s'articulait avec le col du fémur. Celui-ci s'est conservé entier et n'a point été usé, comme cela arrive quelquefois dans les fractures de cette espèce. La surface fracturée qui lui appartient est irrégulière, hérissée d'inégalités très-aiguës et saillantes en arrière, émoussées, arrondies, et revêtues de tissu éburné en avant. Cette disposition indique que c'était la partie antérieure du col qui correspondait à la cavité articulaire accidentelle de la tête. Ce point admis, le grand trochanter devait nécessairement être attiré en avant, et le membre inférieur était tourné dans la rotation en dedans. Nous pensons que le fragment externe exerçait aussi des frottements habituels contre le quart inférieur du sourcil cotyloïdien; car cette portion de l'os iliaque est aplatie, lisse, dépourvue de

1. 15

tissu fibreux, et tapissée par du tissu compacte. Le petit trochanter est également aplati, et il n'est pas impossible que cette déformation soit due à des frottements répétés sur la tubérosité sciatique ou sur quelque autre point de l'os iliaque.

N° 191. — Extrémité supérieure du fémur droit fracturée, donnée par la Société anatomique.

La fracture est placée précisément sur la limite de la tête et du col : elle est ancienne, mais non consolidée; une fausse articulation paraît s'être établie entre les deux fragments. La surface qui appartient au col est oblique de haut en bas et de dehors en dedans, convexe d'avant en arrière, assez lisse, et revêtue à sa partie inférieure d'une couche de tissu compacte, polie, brillante, et comme éburnée; la tête offre, au contraire, une excavation peu profonde et régulière, sur laquelle on remarque aussi quelques points éburnés. Sur la tête comme sur le col, on aperçoit des débris d'une capsule fibreuse supplémentaire, qui assurait l'union des surfaces articulaires accidentelles. Une bride fibreuse qu'on a conservée empêche que les deux portions de cette pièce puissent être complétement séparées. Le col a sans doute été en partie absorbé, car sa longueur dépasse à peine un centimètre.

Le fémur sur lequel on observe ces lésions est brunâtre, huileux, et assez mince; il semble provenir d'un sujet déjà avancé en âge.

N° 192. — Extrémité supérieure du fémur droit fracturée, provenant de la Société anatomique.

Cet os est très-léger, et les parois de son canal médullaire, excessivement minces et constituées presque uniquement par du tissu compacte, n'ont qu'un millimètre ou deux d'épaisseur. La fracture occupe la base de la tête, comme dans le cas précédent; elle est ancienne et non consolidée. Une fausse articulation existait entre les deux fragments, mais les ligaments ne se trouvent plus sur la pièce telle que nous la possédons; il ne reste que les surfaces articulaires accidentelles. Celle qui appartient au col est oblongue, légèrement excavée, criblée de trous vasculaires, et elle présente un plan oblique d'avant en arrière et de dedans en dehors, continué presque sans interruption avec la ligne osseuse qui unit les deux trochanters et avec le petit trochanter lui-même, qui est aplati, lisse, et éburné. L'obliquité de ce plan tient sans doute à l'absorption lente de la partie postérieure du col, sous l'influence de la pression et des frottements exercés par la tête rejetée en arrière, ainsi que cela a souvent lieu dans cette espèce de fracture. La surface qui dépend de la tête fémorale est presque plane, lisse, polie, éburnée, et partagée en deux moitiés par un sillon vertical. Il est probable que la moitié antérieure correspondait au col, et la postérieure à la ligne inter-trochantérienne et au petit trochanter; le sillon médian a sans doute été déterminé par la même pression à laquelle nous avons attribué déjà l'usure du col. La déformation du petit trochanter et de la crête osseuse indiquée nous porte à penser que ces parties étaient, pendant la vie, exposées à des frottements répétés contre la tête du fémur; ce qui suppose des mouvements étendus entre les deux fragments et la possibilité d'un raccourcissement considérable. La tête est déformée, aplatie, de manière à n'avoir en avant qu'un centimètre et en arrière que deux centimètres au plus d'épaisseur. Du côté de la cavité cotyloïde, elle offre une surface tout à fait plane, qui résulte, à n'en pas douter, de l'usure de l'os ; car la lame compacte a entièrement disparu dans le centre où l'on aperçoit à nu le tissu celluleux, tandis que cette lame forme à la circonférence un cercle facilement reconnaissable. Le pourtour de la tête est chargé de petites concrétions osseuses de nouvelle formation, de forme granuleuse, et d'une consistance moindre que celle du tissu propre du fémur.

Nº 193. — Os iliaque du côté droit, et extrémité supérieure fracturée du fémur, du même côté ; pièce trouvée dans les amphithéâtres de la Faculté, et donnée par MM. Ribes et Sabatier.

Les deux os sont forts et solides, et paraissent avoir appartenu à un adulte vigoureux. La fracture correspond au point d'union de la tête et du col ; elle est ancienne et non consolidée : nous pensons qu'une fausse articulation s'est établie entre les deux fragments. La tête fémorale est libre dans la cavité cotyloïde, et la surface fracturée qui lui appartient peut être partagée en deux portions : l'une articulaire, placée en haut et en arrière, lisse, polie, éburnée, présentant une éminence mamelonnée, enveloppée à sa base par un sillon large et profond ; l'autre, non articulaire, beaucoup plus petite, rugueuse, située en bas et en avant, d'où partaient sans doute des liens fibreux qui allaient s'insérer sur le petit trochanter. Quant au fragment fémoral, il est maintenu en rapport avec l'os iliaque au moyen d'une portion de la capsule articulaire. La surface fracturée du col fémoral, éburnée et brillante, représente une cavité arrondie, de trois à quatre centimètres de diamètre, sur un centimètre de profondeur, qui reçoit la saillie mamelonnée de la tête, tandis que ses bords, assez prononcés, surtout en avant, s'engrènent dans le sillon qui embrasse cette même saillie. Une telle disposition rappelle ce que nous avons déjà observé sur les pièces décrites aux N°s 181, 182, 183. D'après l'état des parties, il paraît probable que les mouvements se faisaient avec force et facilité; mais le membre avait dû éprouver un raccourcissement de trois à quatre centimètres.

N° 194. — Os iliaque du côté droit, et extrémité supérieure du fémur fracturée, du même côté; pièce donnée par la Société anatomique.

Ces os sont gras, huileux, légers, et semblent provenir d'un sujet avancé en âge. La fracture, qui n'est aucunement consolidée, paraît ancienne, et occupe la base de la tête fémorale : cette tête est demeurée dans la cavité cotyloïde, fixée par quelques liens fibreux, étendus du bourrelet glénoïdien au pourtour de la surface fracturée; celle-ci est légèrement convexe, rugueuse et parsemée d'aspérités. Le fragment fémoral, entièrement séparé, porte le col, dont la cassure est également rugueuse, oblique d'avant en arrière et de dedans en dehors, et continue avec la ligne osseuse inter-trochantérienne postérieure, et avec le petit trochanter lui-même, qui est aplati, étalé, et creusé d'une légère excavation. D'après cette disposition, nous sommes disposés à croire que les deux fragments ont exécuté pendant la vie des frottements multipliés l'un sur l'autre, et que le membre était le siége d'un raccourcissement assez étendu.

N° 195. — Os iliaque du côté gauche, et extrémité supérieure du fémur fracturée ; pièce donnée par la Société anatomique.

Les deux os sont rougeâtres, minces, légers, spongieux, et semblent provenir d'un sujet avancé en âge. La fracture siége à la base de la tête ; le col tout entier est demeuré sur le fragment fémoral, et présente l'aspect d'une apophyse convexe, mamelonnée, lisse, et polie. La tête est restée tout entière dans la cavité cotyloïde ; les deux fragments ne sont ni réunis ni continus, mais séparés l'un de l'autre, et dans l'intervalle qui existe entre eux on remarque : 1° deux petits noyaux osseux, qui ont peut-être été détachés du col écrasé ; 2° des liens fibreux, très-résistants, étendus de la partie inférieure du col à celle des surfaces fracturées qui appartiennent à la tête fémorale ; 3° un autre faisceau fibreux également puissant, inséré, d'une part, sur la partie supérieure du sourcil cotyloïdien, et, d'une autre part, sur la surface fracturée qui dépend du col.

Ces ligaments interposés entre les fragments étaient-ils assez forts pour retenir les surfaces à une petite distance l'une de l'autre, de sorte que les mouvements fussent encore possibles et assurés ? C'est là ce que l'observation du malade eût seule pu nous apprendre.

N° 196. — Moitié supérieure du fémur gauche fracturée ; pièce qui provient de la collection de M. le professeur Dupuytren.

Cette portion d'os est extrêmement remarquable par sa légèreté ; elle ne pèse que 70 grammes, tandis qu'une portion semblable, empruntée à un autre os à peu près de même grosseur, en pèse 180. La section verticale de la pièce démontre que les parois du canal médullaire sont extrêmement minces; à peine si elles atteignent deux millimètres dans les points les plus épais. L'os est donc creusé d'une cavité centrale fort large, et qui l'occupe presque tout entier. Le grand trochanter est formé par un tissu réticulaire très-délié et à mailles larges ; la tête fémorale offre dans son centre un noyau opaque, d'où partent une multitude de rayons fins et divergents. En somme, l'aspect de cette pièce rappelle celui des os des oiseaux de grande dimension.

La fracture est située environ sept à huit millimètres en dehors de la base de la tête, c'est-à-dire sur une partie du col qui est dans l'intérieur de l'articulation. La surface fracturée qui dépend du fragment fémoral est arrondie et légèrement rugueuse ; celle qui appartient au fragment iliaque est lisse et concave. Les deux fragments sont retenus par des liens fibreux, interposés entre eux, et insérés tant sur les surfaces de la solution de continuité que sur la partie postérieure de la base du col. D'après cette disposition, il nous paraît probable que le pied était tourné en dehors.

Nº 197. — Moitié supérieure du fémur droit fracturée ; pièce donnée par la Société anatomique.

Cet os, très-gras, creusé d'un canal médullaire large, dans lequel on ne trouve point de tissu réticulaire, et dont les parois sont minces et compactes, paraît avoir appartenu à un sujet avancé en âge. La fracture siége à la base même de la tête du fémur; celle-ci s'est portée en bas et en arrière, de manière à abandonner presque entièrement la portion du col dont elle a été détachée, laquelle apparaît sous la forme d'une surface concave, inégale et rugueuse, libre par sa moitié antérieure, articulée par sa moitié postérieure avec une partie de la tête fémorale ; le reste de cette même tête porte sur la face postérieure du col, sur la ligne inter-trochantérienne, et sur le petit trochanter. Cette éminence présente à son sommet une surface aplatie, lisse, tapissée de tissu éburné, à laquelle correspond une surface arrondie et très-légèrement excavée, appartenant à la tête du fémur. Un ligament, assez long pour permettre l'écartement des deux fragments, distants d'environ un centimètre, s'étend sous la forme d'une lame verticale, depuis le bord postérieur du col jusqu'à la tête fémorale, sur laquelle il s'implante entre ses surfaces articulaires antérieure et postérieure. D'après cette disposition, il est probable que, pendant la vie, d'une part, le pied était tourné en dehors, d'une autre part, la fausse articulation établie entre les deux fragments leur permettait d'exécuter des mouvements de glissement, de telle sorte que le raccourcissement habituel devait augmenter à chaque pas au moment où le poids du corps était reporté sur le membre fracturé.

No 198. — Moitié supérieure du fémur gauche fracturée ; pièce donnée par la Société anatomique.

Cet os présente les mêmes caractères ; il provient sans doute aussi d'un sujet âgé. La tête du fémur est séparée du fragment fémoral par un intervalle de deux centimètres, et maintenue par une toile membraneuse verticale, large et forte, étendue de sa partie postérieure à la ligne inter-trochantérienne. La surface fracturée qui lui appartient est plane et lisse ; celle du fragment fémoral est également polie et légèrement excavée. Il y a lieu de supposer aussi que la tête fémorale descendait, pendant la vie, sur la base du col, et jusqu'au niveau du petit trochanter ; car on aperçoit, à la hauteur de cette apophyse et en avant, une éminence semblable à elle, qui nous paraît résulter du frottement des deux fragments l'un contre l'autre. Dans cette hypothèse, il y aurait eu, à la suite de cette fracture, comme après la précédente, une fausse articulation assez lâche pour permettre les glissements du corps de l'os dans le sens vertical.

Nº 199. — Extrémité supérieure du fémur gauche fracturée ; pièce provenant de la Société anatomique.

Cet os semble appartenir à un sujet avancé en âge. Les parois du canal médullaire sont assez épaisses ; mais tout le tissu qui entre dans la composition du col et de la tête du fémur est gras, jaunâtre, et présente un aspect semblable à celui du suif. Il existe là deux fractures : l'une siége à la base même de la tête, à l'endroit où elle fait suite au col ; et l'autre est placée au niveau du petit trochanter. La première est en voie de consolidation, et la tête fémorale, qui est seulement un peu descendue, est maintenue par une substance fibreuse très-résistante, interposée aux deux surfaces de la solution de continuité ; la seconde n'est nullement consolidée, et la section verticale de l'os permet de constater que l'extrémité du fragment inférieur s'est enfoncée dans le tissu spongieux qui forme le col. Un petit fragment qui semble avoir été détaché de ce même tissu, et qui a été partagé en deux par le trait de scie, est de son côté logé dans le canal médullaire du fragment tibial.

Nº 200. — Extrémité supérieure du fémur droit, provenant de l'Académie de chirurgie.

La fracture est le résultat d'un coup de feu qui paraît avoir été reçu en avant. Une petite portion de la tête et du col a été détachée et perdue; ce qui en reste est sillonné par plusieurs solutions de continuité, sans aucun écartement possible entre les parties brisées. On voit encore du sang infiltré dans les fêlures indiquées. Une croûte calcaire très-mince existe à la partie antérieure du fémur, sur le trajet de la ligne oblique qui se porte du grand au petit trochanter; le col est érodé en arrière, près de la tête, et au niveau de l'insertion de la capsule articulaire, ce qui prouve que le blessé a vécu pendant quelque temps après son accident.

ORDRE IIe. — *Fractures de la rotule.*

Les pièces relatives aux solutions de continuité qui intéressent cet os sont au nombre de huit. La première, décrite sous le n° 201, prouve que l'on peut obtenir la réunion des deux fragments par un cal osseux; les cinq suivantes, n°s 202, 203, 204, 205, 206, nous montrent les deux fragments écartés l'un de l'autre, et unis par une substance fibreuse intermédiaire, d'une longueur variable entre quelques millimètres et plus d'un décimètre. Dans la septième, n° 207, nous voyons les deux fragments séparés par un intervalle considérable, qui n'est rempli par aucun ligament; et enfin, la huitième et dernière, n° 208, est remarquable en ce que, au lieu d'occuper, comme dans toutes les autres, le milieu de la hauteur de l'os, la fracture se rapproche beaucoup du bord supérieur.

No 201. — Articulation du genou gauche desséchée, au devant de laquelle on voit la rotule fracturée et supportée par le ligament rotulien ; pièce qui provient de l'ancienne Académie de chirurgie.

La fracture, placée vers le milieu de la hauteur de l'os, un peu plus près de son bord inférieur que du supérieur, paraît avoir été transversale. Les fragments, placés dans un même plan vertical, sont unis par un cal osseux parfaitement solide, ainsi que nous en avons acquis la certitude, en pratiquant sur la rotule une section longitudinale. La hauteur de l'os n'est augmentée que d'un centimètre ; il est un peu plus mince au niveau de la fracture, qui est indiquée à la partie antérieure par une dépression transversale, et à la partie postérieure par une ligne plus marquée en dedans qu'en dehors. On n'aperçoit plus sur cette rotule les deux facettes articulaires, séparées par une saillie en dos d'âne, dirigée obliquement de haut en bas et de dehors en dedans, comme cela s'observe sur une rotule à l'état normal ; on n'en voit qu'une seule bien marquée, plus profonde qu'à l'ordinaire, et qui correspond au condyle externe du fémur, sur lequel elle se moule très-exactement.

No 202. — Rotule gauche fracturée, provenant de l'ancienne Académie de chirurgie.

La fracture, dirigée en travers, est placée à l'union des deux tiers supérieurs avec le tiers inférieur de l'os ; elle n'est point consolidée. Les fragments, écartés seulement de quelques millimètres, sont unis par une substance fibreuse très-forte, au milieu de laquelle on aperçoit quelques points d'ossification. Les deux facettes articulaires sont conservées, et très-visibles sur le fragment supérieur.

No 203. — Rotule droite fracturée, provenant de l'Académie de chirurgie.

La fracture, qui occupe à peu près la partie moyenne de l'os, est transversale, et oblique de haut en bas et d'arrière en avant, de sorte que le fragment supérieur paraît plus long lorsqu'on le regarde en avant que quand on examine sa face postérieure, et que le contraire s'observe pour le fragment inférieur. Les fragments sont d'ailleurs séparés par un intervalle d'un centimètre, qui est rempli par un ligament très-fort, et d'une largeur égale à celle de la rotule. Les deux facettes articulaires sont restées bien apparentes sur le fragment inférieur.

No 204. — Rotule gauche fracturée, qui vient de la collection de Desault.

Cet os, très-volumineux, doit avoir appartenu à un sujet robuste. La fracture est dirigée en travers, et située un peu au-dessous du milieu de la rotule. Les deux fragments sont réunis par une toile fibreuse très-résistante, longue de quatre centimètres environ, et d'une largeur à peu près égale. Le fragment supérieur, peu déformé, porte les deux facettes articulaires; quant à l'inférieur, il est extrêmement large et irrégulier, comme s'il avait été lui-même partagé en plusieurs fractions.

No 205. — Rotule fracturée, provenant de l'Académie de chirurgie.

La fracture est transversale, et semble avoir occupé la partie moyenne de la rotule. Les deux fragments sont séparés l'un de l'autre par un intervalle qui n'a pas moins de sept centimètres, et que remplit une membrane fibreuse, de même longueur, mais médiocrement résistante et assez étroite. Une particularité remarquable , c'est que le fragment inférieur a conservé sa force et ses dimensions , tandis que le supérieur est atrophié et méconnaissable.

N° 206. — Rotule fracturée, provenant de l'Académie de chirurgie.

La fracture présente absolument les mêmes caractères que ceux qui ont été observés sur la pièce précédente ; la seule différence est dans les dimensions du ligament intermédiaire aux deux fragments, lequel est très-mince , très-étroit, et a plus de dix centimètres de longueur.

N° 207. — Articulation du genou gauche , desséchée et conservée avec ses ligaments ; pièce qui vient de la collection de Desault , et sur laquelle on voit une fracture de la rotule.

La fracture, transversale, occupe le milieu de l'os. Les deux fragments , écartés l'un de l'autre , sont séparés par un intervalle de cinq à six centimètres , qui n'est rempli par aucun ligament, de sorte qu'on aperçoit l'intérieur de l'articulation. Le fragment supérieur placé sur la face antérieure du fémur, trois centimètres au-dessus de la poulie condylienne , est fixé dans cette position par une toile fibreuse, qui, de son bord inférieur, se porte sur le pourtour de l'articulation. Le fragment inférieur est retenu au devant du tibia, au-dessous de l'interligne articulaire, par le ligament rotulien , et maintenu en outre solidement par un ligament transversal fémoro-rotulien , qui , de son bord latéral interne , se porte au condyle interne du fémur, et par un autre ligament très-fort, né de sa face postérieure , et allant s'implanter sur l'intervalle triangulaire qui existe au devant de l'épine et entre les deux ca-

vités articulaires du tibia. L'intervalle qui sépare les fragments devait augmenter encore dans les mouvements de
flexion de la jambe sur la cuisse. Le malade qui a présenté
cette lésion curieuse était-il privé de la faculté de marcher ? C'est ce que nous ignorons complétement ; et nous
regrettons d'autant plus d'être privés de renseignements
précis à cet égard que nous avons rencontré tout récem-
ment, dans un des hôpitaux de Paris, un malade qui
marche facilement et fait plusieurs lieues par jour, bien
qu'il porte une ancienne fracture de la rotule, non consolidée, et dont les fragments, très-écartés l'un de l'autre,
nous ont paru aussi entièrement isolés qu'ils le sont sur
la pièce qui nous occupe en ce moment.

N° 208. — Rotule fracturée, donnée par MM. Marjolin
et Rullier, prosecteurs de la Faculté de médecine.

Cette fracture est remarquable en ce qu'elle siége tout
près du bord supérieur. Le fragment inférieur comprend
la rotule presque tout entière ; le supérieur, très-petit, est
dirigé obliquement, de manière à toucher le premier par
un de ses bords et à s'en écarter par l'autre. Une toile
fibreuse, très-résistante, et qui semble se continuer avec
le tendon du triceps fémoral, unit les deux fragments
entre eux.

ORDRE III°. — *Fractures des os de la jambe.*

Nous partageons les pièces décrites dans ce troisième
ordre en trois divisions : 1° fractures du tibia seul ; 2° fractures du péroné seul ; 3° fractures du tibia et du péroné.

ART. Ier. — *Fractures du tibia seul.*

Les pièces rangées sous ce titre sont au nombre de treize ; les quatre premières (nos 209, 210, 211, 212) ont rapport aux fractures du corps et de la partie supérieure du tibia ; les cinq suivantes (nos 213, 214, 215, 216, 217) nous représentent des solutions de continuité de la partie inférieure : il est remarquable que toutes ces fractures sont divisées obliquement de haut en bas et de dehors en dedans, et que le fragment inférieur a exécuté un mouvement en vertu duquel la malléole externe s'est portée en dehors et en arrière. Les nos 218, 219, 220, offrent des exemples de fractures comminutives. Enfin, sous le no 221 est décrit un tibia fracturé suivant sa longueur par une balle de fusil. Les pièces qui figurent aux nos 216 et 217 sont curieuses, en ce que la fracture du corps de l'os est compliquée d'une autre fracture, qui pénètre dans l'articulation tibio-tarsienne et qui est bien consolidée.

No 209. — Tibia gauche fracturé, pièce dont l'origine est inconnue.

La fracture occupe la partie moyenne, et présente une direction légèrement oblique de haut en bas et de dehors en dedans. On remarque un léger chevauchement des deux fragments l'un sur l'autre ; le supérieur fait saillie en dedans et en arrière, tandis que l'extrémité de l'inférieur forme un relief assez prononcé à la partie externe de l'os ; et la crête iliaque, interrompue vers le milieu de son trajet, au niveau de la fracture, décrit là un léger zigzag. Mais le changement le plus remarquable qu'ait subi le tibia, c'est une incurvation dans le sens opposé à sa courbure naturelle, de telle sorte qu'il est concave en avant et convexe en arrière.

La consolidation est complète, et le cal assez régulier. Toute la surface de l'os est couverte de petites ouvertures vasculaires, et l'on aperçoit sur le côté externe des deux fragments plusieurs sillons horizontaux, qui servaient sans doute à loger des ramifications artérielles.

Nº 210. — Tibia droit fracturé ; pièce tirée du cabinet de Desault.

La fracture, située à la partie supérieure du corps de l'os, se dirige très-obliquement de haut en bas et de dedans en dehors. Elle commence en dedans, huit centimètres au-dessous de l'articulation du genou, et se termine en dehors, seize centimètres au-dessous du même point. Les surfaces fracturées se correspondent exactement, et il ne paraît pas qu'il y ait eu ni chevauchement, ni raccourcissement, ni aucun autre déplacement; mais il n'y a point encore de cal formé. Toutefois on retrouve sur cet os les indices d'un travail destiné sans doute à la consolidation. Les deux fragments sont légèrement hypertrophiés au voisinage de la fracture, et recouverts d'un dépôt de matière osseuse de nouvelle formation, ce qui donne un aspect inégal et rugueux à leur surface, qui est criblée de trous vasculaires, et couverte de canalicules et de sillons verticaux destinés probablement aussi à des vaisseaux. On remarque particulièrement un dépôt de matière osseuse, assez considérable, qui forme une petite éminence sur la face externe du fragment inférieur, dans le point où il correspond à l'extrémité terminale du fragment supérieur.

N° 211. — Tibia droit fracturé, provenant de la collection de Desault.

Cette fracture, située, comme la précédente, vers le tiers supérieur, est, comme elle aussi, très-oblique de haut en bas et de dedans en dehors, et les surfaces fracturées ne semblent pas avoir eu moins de dix centimètres d'étendue verticale. La consolidation est complète, sans chevauchement et sans raccourcissement, et le cal est assez régulier : on remarque seulement au côté externe une légère saillie formée par le bout du fragment supérieur, et en arrière, sur le trajet de la fracture, deux ouvertures de forme irrégulière, par lesquelles on pénètre dans l'épaisseur du tibia. Au lieu de présenter une légère courbure, comme cela a lieu à l'état normal, celui-ci est tout à fait rectiligne. Toute la moitié supérieure de l'os est d'ailleurs un peu hypertrophiée, et sa surface tout entière est couverte de stries verticales et d'ouvertures vasculaires, et parsemée de plaques osseuses de nouvelle formation, assez étendues, et de trois à quatre millimètres tout au plus d'épaisseur. La coupe du tibia permet de voir que le canal médullaire est interrompu au niveau de la fracture, dans l'étendue de huit à dix centimètres et comblé par du tissu celluleux.

N° 212. — Partie inférieure du fémur, articulation fémoro-tibiale, et squelette de la jambe du côté gauche; pièce sur laquelle on voit une fracture du tibia, et dont l'origine est inconnue.

La fracture siége vers l'union du tiers supérieur avec les deux tiers inférieurs du tibia, et paraît légèrement oblique de haut en bas et d'arrière en avant. Le péroné est intact. La consolidation est parfaite, mais les frag-

I.   16

ments ont subi des changements remarquables dans leur direction : les extrémités fracturées s'étant portées en arrière et en dehors, les deux fragments forment entre eux un angle d'environ 160 degrés, saillant en arrière et en dehors, de sorte que le tibia est infléchi en sens inverse de sa courbure normale, et que l'espace interosseux est considérablement rétréci.

N° 213. — Tibia gauche fracturé, tiré du cabinet de Desault.

La fracture, située vers l'union des deux tiers supérieurs avec le tiers inférieur du tibia, est dirigée obliquement de haut en bas, de dehors en dedans, et d'arrière en avant. Les fragments ont légèrement chevauché l'un sur l'autre, de telle sorte que le supérieur fait saillie en avant, et l'inférieur en arrière et en dedans. La consolidation est d'ailleurs parfaite, et le cal assez régulier : on remarque seulement au niveau de la fracture une tuméfaction générale du tibia, dont la surface est parsemée de sillons et de trous vasculaires, apparents surtout à la face postérieure. En dehors on aperçoit une ouverture oblongue, placée vers le point d'union des deux fragments, qui pénètre dans l'épaisseur de l'os, et paraît résulter de ce que la soudure n'est pas complète.

N° 214. — Tibia droit fracturé, qui a été recueilli par Desault.

La fracture correspond à l'union des trois quarts supérieurs avec le quart inférieur du tibia ; elle est oblique de haut en bas et de dehors en dedans. La consolidation est parfaite, mais l'os est notablement déformé. Les deux fragments ayant chevauché l'un sur l'autre, l'extrémité

du supérieur forme en dedans une saillie abrupte, de six
à huit millimètres; celle de l'inférieur, saillante en dehors,
est surmontée d'une crête aiguë et tranchante. Plusieurs
ouvertures assez petites se voient sur la ligne oblique qui
indique le trajet de la fracture. Le fragment tarsien semble
en outre avoir exécuté autour de son axe vertical un
mouvement de rotation tel que la malléole interne s'est
portée en avant, et que le plan antérieur de l'articulation
tibio-tarsienne est dirigé obliquement de dedans en dehors et d'avant en arrière. De cette déformation résultait
sans doute, pendant la vie, une déviation du pied, dont
le bord interne était relevé et la pointe portée en dehors.

No 215. — Tibia gauche fracturé, provenant de l'Académie de chirurgie.

Cette pièce offre beaucoup d'analogie avec la précédente. La fracture siége à l'union des deux tiers supérieurs
avec le tiers inférieur du tibia, et se dirige obliquement
de haut en bas, de dehors en dedans, et d'arrière en avant.
Les deux fragments sont réunis solidement, mais dans
des rapports tels que le supérieur forme un léger relief
en dedans, tandis que l'inférieur, incliné de bas en haut,
de dedans en dehors, et d'avant en arrière, rencontre le
premier sous un angle obtus, ouvert en avant, et fait à la
partie externe et postérieure une saillie très-considérable,
surmontée d'un débri osseux adhérent, qui nous parait
appartenir au péroné. Cette disposition nous porte à croire
qu'il existait une soudure entre l'os que nous venons de
nommer et le fragment tarsien.

No 216. — Tibia droit, fracturé en deux endroits; pièce
tirée de la collection de Desault.

L'une des fractures ressemble à celle que présentent les deux numéros précédents : même siége vers le quart ou le tiers inférieur de l'os, même obliquité de la fracture, même consolidation et même déformation, même saillie du fragment supérieur en dedans et de l'inférieur en dehors, même direction oblique, et même rotation de ce dernier fragment autour de son axe vertical. La seule différence qui existe entre ces deux pièces, c'est que sur celle que nous examinons en ce moment les désordres sont plus prononcés.

La seconde fracture, très-remarquable, a porté sur la partie postérieure de l'extrémité tarsienne du tibia, et pénétré dans l'intérieur même de l'articulation. Le petit fragment, qui paraît avoir été complétement détaché du reste de l'os, a la forme d'une pyramide à trois pans ; sa base, qui représente un triangle à sommet interne, répond à la facette articulaire tibio-astragalienne, dont elle forme le tiers postérieur ; de ses trois faces, la moins étendue correspond à la facette qui s'articule avec le péroné ; les deux autres sont plus grandes et symétriques ; l'une se voit à la face postérieure du tibia dont elle fait partie, l'autre est la surface même de la solution de continuité, et elle est intimement soudée avec le reste du tibia. La consolidation est parfaite, et presque sans aucune difformité : le petit fragment a remonté seulement d'un millimètre. La fracture n'est indiquée que par un sillon, très-marqué sur les facettes articulaires péronière et tibio-astragalienne, moins apparent du côté interne, et qui circonscrit exactement le fragment postérieur.

Les lésions que présente cette pièce sont probablement les conséquences d'une chute sur les pieds, faite d'un lieu élevé ; et nous regrettons beaucoup de n'avoir pas le péroné, car il ne nous paraît pas probable qu'il soit demeuré intact.

N° 217. — Tibia gauche fracturé, provenant du cabinet de Desault.

La fracture, fortement oblique de haut en bas et de dehors en dedans, se termine, du côté interne, à quatre centimètres seulement au-dessus de l'articulation tibio-tarsienne. La consolidation s'est faite, mais non sans déformation et sans chevauchement des deux fragments l'un sur l'autre. Le supérieur est terminé par une extrémité mousse et arrondie, qui se perd graduellement dans le reste de l'os, restant toutefois distincte et séparée de lui par une sorte de sillon très-apparent. L'inférieur est surmonté d'une pointe aiguë distincte du corps de l'os, mais unie à lui par une jetée osseuse intermédiaire, de sorte qu'on voit dans ce point une ouverture longitudinale de plus d'un centimètre de longueur. En arrière, une gouttière assez profonde, placée sur le trajet de la solution de continuité, démontre que, dans ce sens, l'union ne s'est pas opérée entre les fragments.

Un sillon profond, apparent sur la surface articulaire tibio-astragalienne, semble indiquer qu'ici, comme dans le cas précédent, un petit fragment a été détaché de la partie postérieure et inférieure du tibia, puis réuni et soudé, sans changement notable dans sa position.

N° 218. — Tibia droit fracturé, provenant de l'Académie de chirurgie.

La fracture, qui siége vers l'union des deux tiers supérieurs avec le tiers inférieur du tibia, est comminutive. L'os paraît avoir été partagé en trois fragments : le supérieur, qui est le plus volumineux, fait en avant une saillie d'environ un centimètre ; l'inférieur, moyen pour la grosseur, est dirigé obliquement de bas en haut et de dedans en dehors, de sorte que son extrémité fracturée forme en dehors un relief tranchant, à côté duquel existe une ouverture arrondie, par laquelle on pénètre dans le canal médullaire ; ce même fragment a exécuté, autour de son axe vertical, un mouvement de rotation en vertu duquel la malléole interne dépasse en avant, de près de deux centimètres, la surface triangulaire qui s'articule avec le péroné. Quant au troisième fragment, c'est un éclat osseux de neuf à dix centimètres de longueur, qui semble détaché du fragment tarsien, à la partie interne et supérieure duquel il est couché obliquement, de manière à se terminer en haut par une pointe saillante. De cette disposition résulte que la face postérieure du tibia paraît, au niveau de la fracture, aplatie et notablement élargie. Des stries longitudinales, parsemées de petites ouvertures, et destinées sans doute à loger des vaisseaux rampants à la surface du tibia, se remarquent dans toute son étendue, et prennent un plus grand développement au voisinage de la lésion.

N° 219. — Tibia gauche fracturé, tiré de la collection de Desault.

Située vers le tiers inférieur du tibia, la fracture est à la fois oblique et comminutive. L'os est partagé en trois fragments, dont l'un, moyen pour la position, est très-petit, tandis que les deux autres, inférieur et supérieur, sont volumineux. Ces deux fragments ont chevauché l'un sur l'autre, de telle sorte qu'il existe un raccourcissement de deux ou trois centimètres. Le fragment tarsien tout entier s'est porté en avant et en dehors, sans que d'ailleurs sa direction soit aucunement changée, et son extrémité forme une saillie très-aiguë. Il en est de même de celle du fragment fémoral. Quant au fragment moyen, sorte d'esquille de cinq à six centimètres de longueur, il est placé en dedans, et dirigé très-obliquement de bas en haut et d'avant en arrière, soudé par son extrémité inférieure au fragment tarsien, et par son milieu au fragment fémoral, séparé de tous deux par un trou oblique, dans lequel on a introduit un morceau de plume, libre enfin par son extrémité supérieure, qui forme un relief très-marqué le long du bord interne. La consolidation est d'ailleurs parfaite. Il n'est pas probable qu'une semblable lésion ait existé sans fracture concomitante du péroné.

Nº 220. — Tibia gauche fracturé, d'origine inconnue.

La fracture, qui est placée un peu au-dessous de la partie moyenne de l'os, est parfaitement consolidée. Les fragments supérieur et inférieur ont une très-bonne direction, mais ils ne sont pas réunis bout à bout; entre leurs extrémités existe un intervalle de plusieurs centimètres, qui est comblé par un cal osseux très-solide, aplati dans le sens antéro-postérieur, et plus large dans le sens transversal que le tibia, au côté interne duquel il forme une saillie convexe très-considérable. Ce cal est probablement dû à un dépôt de matière osseuse nouvelle, mêlée à des petites esquilles détachées du tibia; il est traversé d'avant en arrière par un petit trou arrondi, et l'on voit à son côté interne une ouverture également ronde, et dont les bords sont épais et lisses. Nous supposons que le tibia dont nous venons de donner la description a été fracassé par une balle, ou écrasé, soit par la chute d'un corps pesant, soit par le passage d'une roue de voiture.

N° 221. — Tibia droit, donné par MM. Marjolin et Rullier, lorsqu'ils étaient encore prosecteurs de la Faculté.

Cet os, grand, épais et pesant, semble avoir appartenu à un sujet robuste et de haute taille. Un peu au-dessous de sa partie moyenne, et sur son bord interne, on voit une impression produite par une balle de fusil, qui s'est aplatie sur l'os, et a été conservée, de sorte qu'on peut s'assurer qu'elle répond parfaitement à l'impression osseuse indiquée; celle-ci, qui est oblongue, a son grand diamètre dans le sens vertical, et est assez lisse, si ce n'est à ses deux extrémités, qui sont relevées, inégales et raboteuses. Trois fêlures très-apparentes existent sur les faces interne et externe du tibia : deux ont environ cinq centimètres de longueur, l'autre est trois fois plus étendue; toutes sont longitudinales, sans écartement, et non cicatrisées. Il est probable que cette curieuse altération est le résultat de l'action du projectile sur le tibia.

ART. IIe. — *Fractures du péroné seul.*

Les pièces que possède le musée ne sont pas très-nombreuses, il n'y en a que onze : deux siégent à la partie supérieure de l'os (n°s 222, 223); trois à la partie moyenne (n°s 224, 225, 226); et six à la partie inférieure (n°s 227, 228.229, 230, 231, 232).

N° 222. — Péroné droit fracturé, donné par le professeur Lassus.

La fracture siége à la partie supérieure de l'os, à cinq centimètres environ de son articulation avec le tibia ; elle est très-obliquement dirigée de haut en bas, de dehors en dedans, et d'avant en arrière, et consolidée avec une légère déformation, les deux fragments ayant légèrement chevauché l'un sur l'autre, et l'inférieur faisant en avant et en dehors un léger relief, tandis que le supérieur se prolonge sous la forme d'une double pointe saillante en bas, en dedans, et en arrière.

N° 223. — Péroné droit fracturé, donné par le professeur Lassus.

La fracture, placée à la même hauteur que dans le cas précédent, est comminutive, et l'on distingue surtout une esquille de trois à quatre centimètres de longueur, qui est réunie au fragment supérieur, et suit à peu près la même direction que lui. La consolidation est complète, mais l'os présente une difformité notable, résultant de ce que les fragments se sont réunis dans une position vicieuse : l'inférieur est placé en arrière et en dehors du supérieur, qui présente en outre une forte obliquité d'avant en arrière et de haut en bas ; tous deux se terminent par une extrémité pointue, et qui fait une saillie de plus d'un centimètre ; le cal interposé entre eux est irrégulier, et hérissé de plusieurs pointes dues à la présence de plusieurs petites esquilles. Toute la surface de cet os est brunâtre, rugueuse, et criblée d'ouvertures vasculaires, comme si un travail inflammatoire s'était accompli dans les parties molles environnantes, et dans sa propre substance. On voit de plus s'élever de la face interne, à l'union du cinquième inférieur avec les quatre cinquièmes supérieurs, une saillie pointue dirigée en avant, que nous né pouvons mieux comparer qu'à une forte épine de rosier, et qui est surmontée de deux facettes oblongues et rugueuses, également situées sur la face interne du péroné, précisément sur le trajet de la ligne qui donne attache au ligament interosseux. Ces dernières circonstances, jointes au chevauchement des fragments, nous font présumer que le tibia était aussi fracturé vers son tiers inférieur, et que les fragments frottaient contre le péroné, avec lequel ils avaient peut-être contracté des adhérences, au moyen d'une sorte d'articulation anormale.

N° 224. — Péroné gauche fracturé, donné par le professeur Lassus.

La fracture est située vers l'union des deux cinquièmes supérieurs avec les trois cinquièmes inférieurs : il est probable qu'elle a été comminutive. On n'aperçoit distinctement que deux fragments, l'un supérieur et l'autre inférieur. Entre eux existe un intervalle de quatre à cinq centimètres, qui est comblé par un cal osseux, solide, qui résulte probablement d'un dépôt de matière osseuse nouvelle, mêlée à des esquilles : au moyen de cette substance intermédiaire, les deux fragments sont réunis et consolidés, et l'os a conservé sa longueur et sa direction normales. Le cal est peu difforme : on remarque seulement à son côté externe une dépression profonde, comme si l'os avait subi dans ce point une perte de substance; son bord antérieur est hérissé de petites pointes irrégulières, et sa face interne présente plusieurs ouvertures vasculaires très-prononcées; il se confond insensiblement avec les extrémités des deux fragments, qui sont renflées, et criblées aussi de petits pertuis vasculaires.

No 225. — Péroné droit fracturé, donné par le professeur Lassus.

La fracture est comminutive, et répond à la partie moyenne de l'os. On distingue deux fragments principaux, fémoral et tarsien, qui, après avoir chevauché l'un sur l'autre, se sont réunis, de telle sorte que le premier est en arrière, et le second occupe la partie antérieure, où il forme un léger relief; derrière eux sont couchées deux esquilles minces, longues de cinq à six centimètres, qui se confondent avec le reste du cal par une partie seulement de leur étendue, et se terminent en bas par deux pointes très-aiguës et entièrement libres. De cet arrangement résulte un cal irrégulier, creusé de gouttières et de sillons plus ou moins larges et profonds, interrompus par des trous, des fentes, et des scissures qui correspondent aux points de réunion des divers fragments et éclats osseux précédemment indiqués.

No 226. — Péroné droit fracturé, donné par le professeur Lassus.

La fracture, située à la partie moyenne de l'os, est dirigée obliquement de haut en bas et de dehors en dedans, et parfaitement consolidée, avec un léger chevauchement des fragments, dont l'inférieur s'est porté en dehors, et le supérieur en dedans. Les axes des deux fragments ne se confondent plus dans une même ligne droite, comme cela a lieu à l'état normal; mais ils se rencontrent sous un angle d'environ 160 degrés, dont l'ouverture est tournée en avant. Au point de rencontre des deux fragments, on aperçoit une sorte d'exostose, ou de végétation osseuse, de forme ovalaire, dont la surface, rugueuse et criblée de trous, concourait probablement à la formation d'une articulation anormale, établie entre le péroné et le tibia aussi fracturé. Dans cette hypothèse, l'individu de qui provient le péroné que nous décrivons aurait été affecté d'une fracture complète de la jambe, qui se serait consolidée avec la singulière déformation mentionnée plus haut, c'est-à-dire avec une courbure anguleuse, saillante en arrière.

N° 227. — Péroné gauche fracturé, d'origine inconnue.
La fracture siége un peu plus haut que l'union du quart inférieur avec les trois quarts supérieurs de l'os, et paraît simple et transversale. Elle est parfaitement consolidée, mais avec un chevauchement qui peut être évalué à trois ou quatre centimètres : c'est le fragment inférieur qui s'est placé en avant, de telle sorte que l'épaisseur de l'os, dans le sens antéro-postérieur, est doublée au niveau de la lésion.

N° 228. — Extrémité inférieure du péroné droit, sur laquelle on voit une fracture; pièce qui provient de l'Académie de chirurgie.
La fracture, placée vers le tiers inférieur de l'os, est parfaitement consolidée. Le fragment inférieur, long de onze centimètres, est passé au devant du supérieur, de même que dans le cas précédent, et le chevauchement est aussi de trois centimètres. Une section longitudinale et antéro-postérieure, pratiquée sur cet os, permet de constater le déplacement indiqué, et de voir les deux fragments juxtaposés, ainsi que le canal médullaire, qui n'est point oblitéré.

N° 229. — Péroné droit fracturé, donné par le professeur Lassus.

La fracture est située précisément au point d'union des trois quarts supérieurs avec le quart inférieur. La consolidation est complète, mais irrégulière. Le fragment inférieur, long de neuf centimètres, est fortement oblique de bas en haut, d'avant en arrière, et un peu de dehors en dedans, de sorte que, d'une part, la malléole externe est portée en dehors, et, d'une autre part, l'extrémité fracturée est passée derrière le fragment supérieur, auquel elle est unie au moyen d'un cal, dans lequel semble être comprise une esquille qui se prolonge légèrement en arrière sous la forme d'une éminence mamelonnée; à la partie interne, on remarque aussi quelques aspérités osseuses.

Nº 230. — Moitié inférieure du péroné droit fracturé; pièce qui vient du cabinet de Desault.

Vers la partie inférieure de l'os, six centimètres au-dessus du sommet de la malléole externe, existe une fracture presque transversale, légèrement oblique, cependant, de haut en bas et d'avant en arrière. Les fragments se correspondent bout à bout, le supérieur formant une petite saillie en arrière, et l'inférieur en avant; ils sont soudés solidement l'un avec l'autre, non dans toute leur étendue, mais seulement en avant et en arrière, par deux jetées osseuses d'une épaisseur médiocre, de telle sorte que dans l'intervalle une fente étroite les sépare complétement.

En examinant l'extrémité supérieure de ce fragment du péroné, on remarque qu'elle est mousse, arrondie, et assez semblable aux cicatrices qui se trouvent sur les os des membres qui ont subi une amputation. Cette disposition nous porte à penser qu'il existait, vers la partie moyenne, une seconde fracture dont la consolidation ne s'est pas opérée. Il est à regretter que le musée ne possède pas la partie supérieure de cet os.

N° 231. — Extrémité inférieure du péroné gauche fracturée; pièce d'origine inconnue.

La fracture, située tout à fait à la partie inférieure, est obliquement dirigée de haut en bas, de dehors en dedans, et un peu d'arrière en avant; elle commence en haut, six centimètres au-dessus du sommet de la malléole externe, et vient aboutir, après deux centimètres de trajet, à quelque distance au-dessus de la facette triangulaire qui s'articule avec l'astragale. La fracture est parfaitement consolidée, sans autre déformation qu'un léger chevauchement, et un refoulement du fragment inférieur, qui est tout entier reporté en dehors. L'extrémité du fragment supérieur porte une petite facette articulaire accidentelle, qui a la forme d'un croissant à convexité supérieure, et qui résulte sans doute des frottements que cette partie exerçait sur le tibia. Enfin, on voit naître de la face antérieure de l'os, au niveau de la partie supérieure de la solution de continuité, une production osseuse semblable à l'apophyse styloïde du temporal, et dont la pointe se recourbe en dedans.

N° 232. — Moitié inférieure des deux os de la jambe gauche; pièce donnée par M. Pigné, membre de la Société anatomique, et sur laquelle on voit une fracture de la partie inférieure du péroné et un arrachement de la malléole interne.

La fracture du péroné commence dix centimètres au-dessus du sommet de la malléole externe, et se termine à six centimètres de distance du même point; elle est oblique de haut en bas et d'avant en arrière. Les fragments, demeurés à distance l'un de l'autre, ne sont point soudés, bien que la lésion date de quarante jours. Les seules traces qui persistent d'un travail de réparation accompli dans le lieu de la fracture consistent dans une couche mince et irrégulière de matière osseuse, déposée sur les extrémités des fragments. La malléole interne, arrachée précisément à sa base, et séparée du reste du tibia par une solution de continuité exactement transversale, n'est pas non plus réunie et consolidée.

Art. IIIᵉ. — *Fractures du tibia et du péroné.*

On compte dans le musée douze pièces qui se rapportent à ce genre de solution de continuité : elles sont décrites du nᵒ 233 au nᵒ 244 inclusivement. Les fractures présentent beaucoup de variétés : tantôt chacun des os de la jambe porte une fracture unique et simple (nᵒˢ 233, 234, 235); tantôt la fracture du tibia est simple et unique, tandis que celle du péroné est simple et double (nᵒˢ 236, 237, 238); d'autres fois la fracture, unique pour les deux os, est simple pour le péroné, et comminutive pour le tibia (nᵒˢ 239, 244); ou bien elle est comminutive pour l'un comme pour l'autre (nᵒˢ 240, 241, 243).

Le siége de la lésion est presque toujours le même pour le tibia : si l'on excepte les trois dernières pièces (nᵒˢ 242, 243, 244), qui ont rapport à des écrasements de l'extrémité inférieure de l'os, la fracture correspond invariablement à l'union du tiers moyen avec le tiers inférieur. Il s'en faut de beaucoup que les fractures du péroné présentent une disposition aussi constante : nous les trouvons

à la même hauteur que celles du tibia dans cinq cas seulement (n°s 233, 234, 235, qui ont rapport à des fractures
simples et uniques des deux os ; et n°s 242, 243, qui con-
cernent des écrasements de l'extrémité inférieure). Dans
les autres pièces, tantôt le péroné est fracturé plus haut
que le tibia (n°s 238, 241, 244); tantôt il est fracturé plus
bas (n° 240); tantôt, enfin, il porte deux solutions de
continuité, dont l'une est située plus bas, et l'autre plus
haut (n°s 236, 237).

Le mode de déplacement des fragments est loin d'être
uniforme, le chevauchement seul est à peu près constant ;
mais 1° l'extrémité fracturée du fragment inférieur du
tibia peut se placer, soit en avant (n°s 233, 236, 240,
243), soit en arrière (n° 235), soit en dedans (n° 237),
soit en dehors (n°s 234, 238, 239, 241); 2° le fragment
inférieur du tibia peut être transporté en masse en dehors ou en dedans, sans que sa direction soit sensiblement altérée (n°s 234, 237, 238, 239); ou bien, au contraire, sa direction peut avoir subi un tel changement
qu'il forme avec le fragment supérieur un angle plus ou
moins prononcé (n°s 235, 240); 3° quant au fragment
inférieur du péroné, il accompagne, dans tous ses changements de place et de direction, le fragment correspondant du tibia.

Rien n'est plus commun que de voir une union osseuse,
une espèce d'ankylose, s'établir entre les deux os fracturés, que la solution de continuité ait été simple ou comminutive, que chaque os présente une seule fracture, ou
que l'un d'eux soit brisé en plus d'un endroit. Parmi les
douze pièces que possède le musée, il n'en est que quatre
sur lesquelles ces ankyloses n'existent pas (n°s 233, 238,
241, 244), et encore faut-il en distraire une, celle décrite

sous le n° 244, qui est toute récente, et sans travail de consolidation commencé. Sur toutes les autres, nous trouvons une ou plusieurs de ces ankyloses, qui correspondent aux endroits où les os ont été brisés, et où le cal s'est formé. La pièce qui porte le n° 239 nous offre une double ankylose ; celle qui est décrite au n° 236 en présente une triple ; sur le n° 235, on trouve non-seulement une soudure osseuse entre les deux os au niveau de la fracture, mais encore une véritable ankylose de l'articulation péronéo-tibiale inférieure. Enfin, le n° 243 offre l'exemple d'une soudure complète de l'astragale avec le péroné, et surtout avec le tibia, et de l'enclavement dans le cal d'esquilles irrégulières, qui sont fixées par leurs angles, et paraissent suspendues au milieu des autres fragments, et des deux os de la jambe violemment écartés l'un de l'autre.

N° 233. — Squelette de la jambe droite, dont l'origine est inconnue, et sur lequel on voit deux fractures simples, l'une du péroné et l'autre du tibia.

Ces fractures sont situées vers l'union des trois cinquièmes supérieurs avec les deux cinquièmes inférieurs, presque à la même hauteur, celle du péroné un peu plus bas que celle du tibia. Toutes deux sont simples, obliquement dirigées de haut en bas et d'avant en arrière, et parfaitement consolidées, sans autre déformation qu'un léger chevauchement des fragments, dont les inférieurs sont placés en avant, et les supérieurs en arrière. Chacune des extrémités de ces fragments forme, dans le sens indiqué, un relief assez considérable.

N° 234. — Pièce d'origine inconnue, consistant dans

L.   — 17

les trois quarts inférieurs du squelette de la jambe gauche, sur laquelle on voit deux fractures simples, l'une du tibia et l'autre du péroné.

La fracture du tibia répond à l'union du tiers moyen avec le tiers inférieur, et est consolidée complétement et régulièrement; mais le fragment inférieur est en entier reporté en dehors, sans que sa direction soit d'ailleurs changée. De cette disposition résulte que le fragment inférieur du péroné a été repoussé vers le côté externe, de manière à former avec le supérieur un angle obtus, dont le sommet, tourné en dedans, est uni au tibia par un pont osseux très-solide, de deux centimètres environ d'épaisseur, et de trois de hauteur.

N° 235. — Tibia et partie inférieure du péroné, du côté droit, soudés entre eux et fracturés; pièce qui a appartenu à Desault.

Le tibia est fracturé vers l'union de son tiers inférieur avec ses deux tiers supérieurs; la fracture paraît oblique de haut en bas et de dedans en dehors, et les deux fragments se sont soudés dans une position relative telle qu'ils forment, par leur rencontre, un angle d'environ 160 degrés, saillant en dehors. Une large ouverture traverse le cal d'avant en arrière; le sommet de l'angle indiqué est uni au péroné par un prolongement osseux d'un centimètre d'épaisseur et de deux centimètres de hauteur. Une ankylose complète existe également entre le péroné et le tibia, au niveau de leur articulation inférieure, et cette ankylose est vraiment remarquable par la disposition de la matière osseuse au moyen de laquelle elle est établie, disposition qui reproduit avec tant d'exactitude celle des ligaments tibio-péroniers qu'il semble, en vérité , que ceux-ci aient subi une transformation osseuse, sans être altérés d'ailleurs dans leur direction, leur forme, ou leur épaisseur.

Il est probable que le péroné a été fracturé à peu près au même niveau que le tibia. La portion qui reste de cet os est d'ailleurs hypertrophiée, rugueuse, et comme exostosée.

N° 236. — Pièce d'origine inconnue, comprenant les deux tiers inférieurs de la jambe gauche , et sur laquelle on voit une fracture du tibia et deux fractures du péroné.

La fracture du tibia , située vers l'union du tiers moyen avec le tiers inférieur de l'os, est consolidée, avec une déformation due à ce que les deux fragments ont chevauché l'un sur l'autre d'environ six centimètres, le fragment supérieur s'étant porté en arrière et en dehors, et l'inférieur en avant, sens dans lequel son extrémité forme une saillie abrupte et considérable. Une section verticale et antéro-postérieure, pratiquée sur le tibia, permet de bien voir la disposition respective des deux fragments, placés l'un à côté de l'autre, et conservant chacun ses parois et son canal médullaire bien distinct et terminé en cul-de-sac.

Les fractures du péroné sont placées, l'une au-dessus de la précédente, vers la partie moyenne de la jambe; l'autre au-dessous, à huit centimètres du sommet de la malléole externe. Cette dernière fracture est consolidée régulièrement. Quant à l'autre, elle est aussi consolidée , mais avec un chevauchement assez étendu des fragments, dont le supérieur est placé en dehors, tandis que l'inférieur occupe la partie interne : de là résulte que l'espace interosseux, qui offre en bas ses dimensions ordinaires, est doublé d'étendue dans la portion située au-dessus de la fracture qui nous occupe en ce moment.

Les deux os de la jambe sont soudés entre eux dans les points qui correspondent à la triple solution de continuité. La plus remarquable de ces ankyloses est la moyenne, qui répond à la fracture du tibia ; elle n'a pas moins de cinq centimètres d'étendue verticale. Vient ensuite la supérieure, placée au niveau de la fracture la plus élevée du péroné. Enfin, l'inférieure est peu considérable, et consisté dans une petite jetée osseuse, de quelques millimètres d'épaisseur, partie du péroné, et non encore soudée avec le tibia.

N° 237. — Squelette de la jambe, sur lequel on voit une fracture simple du tibia et une double fracture du péroné; pièce qui provient du cabinet anatomique de Desault.

La fracture du tibia siége à l'union des deux tiers supérieurs avec le tiers inférieur; celles du péroné sont placées vers son quart supérieur et son quart inférieur. Ces trois fractures sont consolidées, mais avec un chevauchement assez marqué des fragments, et avec un raccourcissement proportionné du membre.

Au tibia, le déplacement des fragments s'est fait dans le sens latéral : l'inférieur s'est porté en dedans, et le supérieur en dehors, vers le péroné, auquel il est uni par une petite jetée osseuse. Entre les deux fragments se voit, en arrière, un hiatus auquel succèdent un trou et une fente indiquant que l'union n'est pas complète. Vu par sa face postérieure, le fragment supérieur paraît avoir éprouvé un éclatement par suite duquel a été détachée une esquille de quatre centimètres de longueur.

Au péroné, le fragment moyen est oblique de haut en bas, de dehors en dedans, et d'avant en arrière. De cette double inclinaison résulte que, d'une part, l'espace interosseux est élargi en haut et rétréci en bas, et, d'une autre part, l'extrémité supérieure du fragment indiqué fait saillie en avant, tandis que l'inférieure se prolonge en arrière.

N° 238. — Squelette de la jambe, sur lequel on voit une fracture du tibia et deux fractures du péroné; pièce provenant de la collection de Desault.

La fracture du tibia, qui en occupe le tiers inférieur, est obliquement dirigée de haut en bas et de dehors en dedans; la consolidation est achevée, mais le cal présente une grande irrégularité, due au chevauchement des fragments, dont l'inférieur est placé en dehors, tandis que le supérieur forme en dedans une saillie pointue de plus d'un centimètre. Cette disposition a pour conséquence le rapprochement extrême du fragment tarsien et du péroné, la disparition presque complète de l'espace interosseux dans sa partie inférieure, et son élargissement dans sa partie supérieure.

Des deux fractures du péroné, l'une, placée à cinq ou six centimètres de l'articulation péronéo-tibiale supérieure, est simple et consolidée d'une façon assez régulière; l'autre, située plus bas, à l'union du tiers supérieur avec les deux tiers inférieurs, est comminutive, et l'on aperçoit, outre les deux fragments principaux qui ont chevauché dans le sens antéro-postérieur, le supérieur placé en arrière, et l'inférieur en avant, l'on aperçoit, disons-nous, un troisième petit fragment, sorte d'esquille de trois centimètres de longueur, qui est placé en dehors des précédents, et intimement réuni à eux. Par suite de ces deux fractures, le péroné est contourné, et sa configuration anguleuse altère la régularité de l'espace interosseux.

No 239. — Squelette de la jambe droite, sur lequel on voit une fracture comminutive du tibia, et une fracture simple du péroné; pièce provenant de la collection anatomique de Desault.

La fracture du tibia, située un peu au-dessous de sa partie moyenne, présente quatre fragments : un supérieur ou fémoral, un inférieur ou tarsien, et deux moyens, dont l'un antérieur et l'autre externe. Le fragment inférieur a été transporté en masse du côté externe, sans que sa direction paraisse du reste sensiblement altérée, de telle façon que son axe, reporté à deux centimètres en dehors, est resté parallèle à celui du fragment supérieur; quant à ce dernier, son extrémité fait une légère saillie en dedans et en arrière. Le fragment antérieur, long de neuf centimètres, est placé dans la direction de la crête du tibia, et soudé surtout avec le fragment supérieur, qu'il semble continuer en bas. Enfin, le fragment externe, qui n'a que huit centimètres de longueur, adhère également au fragment fémoral par son extrémité supérieure, puis se dirige de haut en bas, de dedans en dehors, et un peu d'avant en arrière, et son extrémité inférieure forme un relief très-prononcé. De cette disposition des trois fragments résulte que le bout supérieur du fragment tarsien est en quelque sorte intercalé entre eux. Le cal, solide, mais fort irrégulier, offre plusieurs saillies anguleuses, dues aux extrémités des fragments, et divers enfoncements, dont le plus remarquable est une profonde excavation longitudinale, placée en avant, entre les fragments antérieur et externe, et dont le fond est percé de plusieurs trous de formes variées.

La solution de continuité du péroné est à peu près au niveau de la précédente, simple et oblique de haut en bas et de dehors en dedans. Le fragment inférieur est également reporté en dehors : à cela près, le cal est solide et régulier ; une jetée osseuse l'unit au fragment externe du tibia. Une autre ankylose située un peu plus bas existe entre le péroné et le fragment tarsien.

Toute la moitié inférieure de la jambe est, ainsi qu'on a pu s'en convaincre par la description, reportée en dehors, sans changement notable dans sa direction.

N° 240. — Squelette de la jambe gauche, sur lequel on voit deux fractures comminutives, l'une du tibia, et l'autre du péroné ; pièce donnée par le professeur Lassus.

La fracture du tibia en occupe le tiers inférieur ; les fragments, au nombre de trois, un supérieur, un inférieur et un moyen, sont soudés dans la situation suivante : les deux fragments principaux ayant chevauché l'un sur l'autre, le supérieur, taillé en bec de flûte, est placé en arrière, et l'inférieur en avant, sens dans lequel son extrémité fracturée forme une saillie abrupte ; ce fragment a en outre une direction légèrement oblique de haut en bas et de dehors en dedans, de sorte qu'on remarque au niveau de la fracture un angle très-peu apparent, dont la saillie regarde en dehors. Quant au fragment moyen, mince et long de huit centimètres, il s'appuie, par son extrémité inférieure, sur le fragment tarsien, puis se dirige obliquement en haut et en arrière, de sorte que son bord postérieur et son extrémité supérieure se détachent

à la partie nterne et postérieure de la jambe sous forme
d'une crête très-prononcée et terminée par une pointe
aiguë. Très-irrégulier, surtout en arrière, le cal présente
dans ce sens une ouverture large et anfractueuse, placée
entre les fragments et pénétrant jusque dans le canal médullaire. Un dépôt de matière osseuse disposée en couche
mince se voit sur les extrémités des deux principaux
fragments. Des adhérences se sont en outre établies, au
niveau de la lésion que nous venons de décrire, entre
les deux os de la jambe, dans l'étendue de cinq à six centimètres, et cela au moyen d'une jetée osseuse, traversée
d'avant en arrière par plusieurs ouvertures arrondies.

La fracture du péroné, placée à peu de distance de la
malléole externe, est oblique de haut en bas et d'avant
en arrière, et les deux fragments se sont consolidés dans
une position vicieuse, le supérieur ayant passé en arrière
et l'inférieur en avant, et tous deux se terminant par une
extrémité fort aiguë. En examinant avec attention, on
aperçoit : 1.° en avant, une ouverture qui conduit dans le
canal médullaire, et 2° en arrière, une petite esquille perdue dans le cal, qui prouve que la fracture a été comminutive.

N° 241. — Pièce dont l'origine est inconnue, et qui
consiste dans les deux tiers inférieurs du squelette d'une
jambe droite, sur lequel on voit deux fractures comminutives, l'une du tibia, l'autre du péroné.

Celle du tibia siége vers son tiers inférieur. On compte
trois fragments, supérieur, inférieur et moyen : les deux
premiers, qui sont les principaux, ont été séparés par une
solution de continuité oblique de haut en bas et de dehors
en dedans, et ont légèrement chevauché l'un sur l'autre,

de telle sorte que l'extrémité du supérieur forme un relief en dedans et en avant, tandis que celle de l'inférieur s'est portée en dehors et en arrière vers le péroné. Tel est même le rapprochement des deux os que l'espace inter-osseux a complétement disparu dans toute sa partie inférieure. Le fragment moyen, long de onze centimètres, est couché, en dedans et en arrière, contre les deux autres auxquels il semble servir d'attelle. Toutes les pièces osseuses sont solidement réunies; seulement on observe à la surface du cal plusieurs inégalités et ouvertures, dont la plus remarquable est précédée d'une sorte de fosse, large et infundibuliforme, située en avant, entre les extrémités des deux principaux fragments.

La fracture du péroné occupe à peu près le milieu de la jambe, et est parfaitement consolidée. Il y a quatre fragments, un supérieur, un inférieur, et deux moyens, dont la disposition est assez curieuse. Ils ont, en effet, de six à huit centimètres de longueur : dirigés obliquement de haut en bas et d'avant en arrière, ils forment avec l'inférieur un angle de 170 à 175 degrés, saillant en arrière; ils sont de plus placés l'un au devant de l'autre, de sorte que l'épaisseur du péroné, dans le sens antéro-postérieur, est plus que doublée, et l'on aperçoit entre eux une gouttière longitudinale dont la partie moyenne est percée d'une fente très-étroite. Entre les extrémités de ces deux fragments s'insinuent celles des deux autres, qui se perdent insensiblement dans la masse du cal.

N° 242. — Tibia et portion inférieure du péroné, du côté gauche, soudés entre eux, et sur lesquels existe une fracture des deux os; pièce provenant de la collection de Desault.

La fracture, située très-près de l'articulation tibio-tarsienne, est oblique de haut en bas et de dehors en dedans,
et consolidée avec un déplacement du fragment inférieur,
qui a remonté et s'est incliné de telle sorte que son extrémité articulaire est portée en avant; de cette disposition
devait résulter une tendance du pied à rester fléchi sur la
jambe. Le fragment tarsien tout entier présente d'ailleurs
un gonflement si considérable qu'il a plus que doublé de
volume; sa surface est rugueuse et criblée d'une multitude de trous arrondis, par lesquels pénétraient sans
doute des vaisseaux; et enfin, une ankylose complète
existe entre lui et l'extrémité inférieure du péroné, qui a
lui-même été fracturé. Des sillons et des trous vasculaires
se voient dans la moitié inférieure du tibia, sur ses trois
faces, et spécialement sur l'externe.

N° 243. — Squelette de la jambe droite, sur lequel on
voit une fracture comminutive de l'extrémité inférieure
du tibia et du péroné, avec luxation et soudure de l'astragale; pièce très-curieuse, qui provient du cabinet anatomique de Desault.

La fracture du tibia est dirigée obliquement de haut
en bas et de dehors en dedans, de telle sorte que le fragment inférieur comprend toute la surface articulaire as-
tragalienne, surmontée d'un prisme triangulaire appartenant à l'extrémité et au corps de l'os. Celle du péroné est,
au contraire, dirigée de haut en bas et de dedans en dehors, et le fragment inférieur est formé par la malléole
externe, surmontée d'un prolongement mince et très-
aigu : ce fragment est porté en dehors et surtout en avant,
et dévié de sa direction naturelle, de telle façon que son
extrémité supérieure fait saillie en dehors; quoique placé

à distance du fragment supérieur, il est soudé avec lui au moyen de jetées osseuses intermédiaires. Quant au fragment inférieur du tibia, il est complétement soudé par sa facette articulaire avec l'astragale dévié de sa direction, et fortement oblique de haut en bas et d'arrière en avant, de sorte que le pied devait être étendu sur la jambe. Astragale et fragment, ainsi soudés ensemble, ont été portés en haut, et poussés violemment entre les deux os de la jambe ; de là résulte : 1° le raccourcissement du membre, 2° l'écartement ou diastasis du tibia et du péroné, et l'agrandissement de l'espace interosseux, dont la largeur est plus que doublée. Il est très-probable que ces désordres sont dus à une chute faite d'un lieu élevé, et dans laquelle le pied a supporté tout le poids du corps.

Outre les fragments principaux, on remarque plusieurs esquilles, dont une, plus considérable que les autres, représente une plaque triangulaire, qui est soudée par ses angles et par sa face antérieure avec les os voisins, et qui semble suspendue, à la partie postérieure, entre le tibia, le péroné et l'astragale. Tous les éclats osseux sont recollés entre eux ; la malléole externe est aussi ankylosée avec l'astragale ; et le cal qui résulte de toutes ces soudures est très-solide, mais aussi, comme on le pense bien, très-difforme et très-volumineux. Le gonflement, considérable, surtout au niveau de la lésion, s'étend à la totalité des deux os, dont la surface est en outre recouverte de sillons longitudinaux et de trous vasculaires multipliés, et qui présentent sur celle de leurs faces qui correspond à l'espace interosseux des productions osseuses irrégulières, rugueuses, et comme mamelonnées, sortes de végétations ou d'exostoses attestant un travail phlegmasique

général et très-développé, tant dans les os que dans la
membrane qui les enveloppe.

N° 244. — Moitié inférieure des deux os de la jambe,
articulés avec l'astragale et le calcanéum ; pièce donnée par
M. Nivet, interne des hôpitaux, et sur laquelle on voit une
fracture du tibia et du péroné, vers leur extrémité inférieure.

Cette pièce provient d'une femme âgée de soixante ans,
qui fit une chute d'un lieu élevé, et qui tomba sur les
talons. L'astragale, le calcanéum et l'articulation tibio-astragalienne paraissent intacts ; mais le tibia a souffert un
véritable écrasement : il est rompu obliquement de haut
en bas et d'arrière en avant, à quatre ou cinq centimètres
de son articulation, et les surfaces des deux fragments
sont inégales et hérissées de petites saillies anguleuses et
pointues. Le fragment inférieur est, en outre, brisé et partagé, par deux solutions de continuité verticales, en trois
morceaux principaux, au milieu desquels on trouve plusieurs esquilles, formées, soit par des éclats de la lame
compacte, soit par des masses de tissu celluleux détachées
du centre de l'os.

Quant au péroné, il est fracturé en travers un peu plus
haut que le tibia, à huit centimètres de distance du sommet de la malléole externe.

La lésion paraît encore récente ; car les fractures ne sont
pas réunies, et on ne trouve sur la pièce aucune trace qui
indique le commencement d'un travail de consolidation.

N° 245. — Tibia droit, sur lequel on voit une fracture
non consolidée ; pièce d'origine inconnue.

La fracture siége vers l'union des deux tiers supérieurs avec le tiers inférieur. Il ne semble pas qu'il y ait eu ni perte de substance, ni fracas considérable de l'os; mais la solution de continuité paraît avoir été dirigée obliquement de dehors en dedans et de haut en bas. Les deux surfaces fracturées présentent une surface légèrement arrondie, et revêtue d'un tissu compacte et lisse; l'inférieure est de plus chargée d'un dépôt de matière osseuse nouvelle. Toute la surface de l'os est couverte de sillons verticaux, et criblée de petits trous vasculaires.

Il est probable que le péroné était fracturé à la même hauteur; car il serait difficile, sans cette circonstance, de concevoir comment une fracture aussi simple a pu ne pas se consolider.

ORDRE IV. — *Fractures des os du pied.*

Le musée ne possède, à cet égard, que deux pièces, qui lui ont été données par M. le professeur P. H. Bérard : ce sont les pieds d'un individu qui a fait une chute d'un lieu élevé, et qui est tombé debout et sur les talons. Ces deux pièces portent les n⁰ˢ 246 et 247.

N° 246. — C'est le pied droit. On voit que le calcanéum est fracassé; de telle sorte que la grande et la petite apophyse de cet os sont les seules parties qui aient conservé leurs rapports et leurs articulations naturelles, la première avec le cuboïde, la seconde avec l'astragale. Le reste de l'os est partagé par une solution de continuité, oblique de haut en bas et d'arrière en avant, en deux fragments principaux; autour desquelles se trouvent plusieurs esquilles de diverses grosseurs, entièrement séparées, et tenant seulement au moyen des ligaments ou du périoste conservé. L'astragale ne paraît point fracturé; mais sa facette articulaire inférieure et postérieure est libre, les liens qui l'unissent au calcanéum ayant été rompus, et ce dernier os ayant été repoussé en arrière et en dedans; et la moitié supérieure de sa tête fait saillie au-dessus du niveau du scaphoïde, c'est-à-dire qu'il y a une luxation astragalo-scaphoïdienne incomplète. Le ligament astragalo-scaphoïdien supérieur est seul déchiré; tous les autres sont demeurés intacts. Les articulations tibio-astragalienne et péronéo-tibiale ne sont aucunement endommagées.

L'explication des désordres que nous venons de décrire se présente facilement à l'esprit. La chute ayant eu lieu de très-haut, et le malade étant dans la station verticale, le poids du corps a été transmis par le tibia jusqu'à l'astragale; cet os ayant résisté, sa partie postérieure a été portée violemment en bas, et, glissant sur la facette articulaire postérieure du calcanéum, qui lui offrait un plan incliné, elle a déterminé la rupture de cet os précisément au bas de cette facette, au niveau du sillon qui sépare les deux surfaces articulaires astragaliennes et correspond à l'union du corps du calcanéum avec sa grande et sa petite apophyse. Le calcanéum rompu, la partie postérieure de l'astragale, toujours chargée du poids du corps, s'est enfoncée de plus en plus vers le sol, tandis que la partie antérieure s'est relevée, retenue qu'elle était par la tête du calcanéum demeurée en place, a déchiré le ligament astragalo-scaphoïdien, et est sortie en partie de sa cavité articulaire. L'astragale a donc ainsi exécuté une espèce de mouvement de révolution autour d'un axe fictif, étendu d'un côté à l'autre, et placé vers sa partie moyenne.

N° 247. — C'est le pied gauche du même sujet. Les désordres sont ici beaucoup plus considérables que dans le cas précédent. Le tibia, le péroné, et l'articulation de ces deux os entre eux, sont intacts; mais l'articulation tibio-astragalienne est largement ouverte, les ligaments antérieurs et latéraux ayant été rompus, et les deux os de la jambe ayant été jetés fortement en arrière. Cette disposition permet d'apercevoir parfaitement les lésions plus profondes. L'astragale, repoussé en haut et complétement luxé, ne tient plus que par quelques débris du ligament calcanéo-astragalien, et l'on aperçoit, privées de leurs rapports naturels, toutes ses surfaces articulaires, calcaniennes, scaphoïdienne, tibiales, et péronière; en outre, son angle postérieur a été détaché, et divisé en plusieurs petits fragments qui ont été repoussés en arrière, et sa tête est elle-même partagée en deux morceaux. Le calcanéum est brisé et réduit en quatre ou cinq fragments principaux, et en un très-grand nombre d'esquilles. Ce qu'il y a de remarquable, c'est que la partie postérieure de cet os est fortement inclinée d'avant en arrière et de haut en bas, de sorte qu'elle fait, avec la partie antérieure, un angle saillant en haut; sa petite apophyse est entièrement broyée; sa grande apophyse, fracturée aussi, est, en outre, luxée sur le cuboïde, et fait au-dessus du niveau de cet os une saillie d'environ un centimètre. Le puissant ligament calcanéo-cuboïdien a été conservé, et c'est lui seul qui retient les deux rangées du tarse. Les autres os ont conservé leurs rapports; mais, les ligaments supérieurs des articulations scaphoïdo-cunéennes ayant été déchirés, ces articulations sont entr'ouvertes. Il en est de même de l'articulation du quatrième métatarsien avec le cuboïde; et enfin, le cinquième métatarsien est fracturé près de son extrémité postérieure.

Pour bien comprendre le mécanisme suivant lequel se sont opérées ces diverses fractures et luxations, il faut admettre que la chute s'est faite sur un terrain inégal, et que le milieu de la plante du pied a porté sur quelque saillie, peut-être sur une pierre ou sur un pavé pointu : de là, le glissement et la luxation en arrière des deux os de la jambe, la brisure et la courbure anguleuse du calcanéum, la propulsion en haut et la luxation de l'astragale, de la grande apophyse du calcanéum, etc. etc.

CHAPITRE II.

———◦———

CICATRICES DES OS, APRÈS LES AMPUTATIONS.

Le musée ne possède que dix pièces qui puissent être rangées sous ce titre : deux ont rapport à l'amputation de l'humérus (nᵒˢ 248 , 249); une, à celle des os de l'avant-bras (nᵒ 250) ; cinq, à celle du fémur (nᵒˢ 251, 252, 253, 254 , 255); deux enfin, à celle du tibia (nᵒˢ 256, 257).

Dans toutes ces pièces, la cicatrice est assez régulière ; le plus souvent, l'extrémité osseuse est arrondie ou conique; quelquefois, cependant, elle est plane et perpendiculaire à l'axe de l'os (nᵒˢ 249, 253), ou très-légèrement oblique à cet axe (nᵒ 252).

La cicatrice est formée par une plaque osseuse compacte et très-mince, continue à la lame compacte qui revêt toute la surface extérieure de l'os, et cette plaque est percée souvent d'une ou plusieurs ouvertures , par lesquelles un stylet peut être introduit dans le canal médullaire (nᵒˢ 249, 251 , 253). Le travail de la cicatrisation s'accomplit, en général, sans qu'il y ait formation abondante de matière osseuse nouvelle , et, quand cette formation a lieu, c'est à l'extérieur et non à l'intérieur ; aussi trouve-t-on quelquefois la cicatrice exubérante sur ses bords , et disposée là en manière de bourrelet , ou hérissée dans ce point de végétations osseuses (nᵒˢ 252 , 253), tandis que l'on ne rencontre un dépôt de matière osseuse nouvelle dans le

I.   13

canal médullaire que sur une seule pièce (n° 254), et encore faut-il remarquer que : 1° le dépôt intérieur est très-
peu abondant; 2° il en existe à l'extérieur un , beaucoup
plus considérable; 3° l'os qui présente ces particularités
appartenait à un sujet très-peu avancé en âge, car les
épiphyses ne sont pas encore soudées.

Sur deux pièces (n°s 249 et 255) la cicatrice est précédée d'un rétrécissement, d'une sorte d'étranglement de
l'os , sans érosion de celui-ci.

Enfin, dans le seul cas que nous possédions d'amputation pratiquée sur un membre à deux os (n° 250), on voit
que la cicatrice osseuse, étendue de l'un à l'autre , du cubitus au radius, les tient réunis et soudés invariablement:
de là, sans doute, pendant la vie, l'immobilité permanente
des deux os, la perte des mouvements de pronation et de
supination , et, par suite, l'ankylose de l'articulation radio-
cubitale supérieure.

N° 248. — Moitié supérieure de l'humérus gauche,
donnée par le professeur Lassus.

Ce fragment osseux, qui a vingt-deux centimètres de
longueur, provient d'un individu qui a subi l'amputation
du bras, vers le milieu de son étendue. La cicatrice est
inégale , rugueuse, mais sans aucune hypertrophie; il
semble plutôt que l'os se soit amoindri par l'effet de l'absorption qui s'est sans doute exercée sur l'extrémité opérée, et le tissu qui entre dans la composition de cette
même extrémité est criblé d'ouvertures arrondies et paraît raréfié. Le canal médullaire est du reste complètement oblitéré par la cicatrice, et une section transversale,
pratiquée suivant la longueur de l'os, permet de voir la
manière dont s'est faite cette oblitération : elle a lieu seu-

lement au moyen d'une lame compacte très-mince, au-dessus de laquelle le canal existe comme à l'ordinaire.

No 249. — Partie supérieure de l'humérus droit, provenant de l'Académie de chirurgie.

Ce fragment osseux, de vingt centimètres de longueur, représente à peu près les deux tiers supérieurs de l'humérus. La cicatrice, assez régulière, est plane, perpendiculaire à l'axe de l'os, et percée dans son centre d'une ouverture d'un à deux millimètres de diamètre, par laquelle un stylet délié pénètre dans le canal médullaire. L'humérus se rétrécit immédiatement au-dessus d'elle, de manière à ne plus offrir dans ce point que les deux tiers de son diamètre ordinaire. La cicatrice paraît donc supportée par une sorte de collet ou d'étranglement, au-dessous duquel elle forme un bourrelet qui déborde de toute part, mais surtout en arrière. Il n'y a du reste aucun dépôt de matière osseuse de nouvelle formation.

Une coupe longitudinale, pratiquée sur la partie inférieure de cet os, laisse voir le canal médullaire, qui n'est nullement altéré, mais légèrement rétréci au niveau de l'étranglement de l'humérus. La paroi osseuse, parfaitement intacte, s'est rapprochée du centre de l'os, et c'est là la seule cause de la diminution survenue dans l'épaisseur de celui-ci. Quant à la cicatrice, elle est formée par une lame osseuse, mince et compacte, qui ferme en bas le canal médullaire. Le tissu celluleux et réticulaire placé dans l'intérieur de ce canal n'a souffert aucune altération, et s'est parfaitement conservé.

Louis, qui parle de cette pièce dans son Mémoire sur la saillie des os après l'amputation des membres, et qui en a fait graver la figure dans l'atlas des mémoires de l'Académie de chirurgie (pl. XVI, fig. 1), s'exprime ainsi à son égard : « La diminution de l'extrémité de l'os après une «amputation n'est pas la preuve qu'il se soit exfolié ; la «portion d'humérus que j'ai fait graver a été trouvée dans «le cimetière de l'hôtel royal des Invalides : M. Morand, «qui me l'a communiquée, n'a été instruit d'aucune cir-«constance de l'opération ni de ses suites. Mais cette pièce «semble prouver que la circonférence de l'os, à l'extrémité «amputée, peut s'approcher insensiblement de son axe, «pendant qu'une suppuration abondante, où viciée par «quelque acrimonie particulière, détruit la substance ré-«ticulaire.»

On voit, par la description que nous avons donnée de cette pièce, que les idées du secrétaire de l'Académie de chirurgie, touchant la destruction de la substance réti-culaire, étaient erronées ; et nous ajouterons que ses sup-positions étaient d'autant plus hasardées qu'il n'avait pas même pris la peine de dépouiller l'os de ses parties molles ; à plus forte raison, n'avait-il pas ouvert le canal médullaire. C'est nous qui avons préparé et scié cet os, de manière à pouvoir prendre une connaissance exacte et complète de la lésion qu'il présente.

N° 250. — Partie supérieure des deux os de l'avant-bras gauche, donnée par le professeur Lassus.

Ces os viennent d'un individu qui a subi l'amputation de l'avant-bras, un peu au-dessous de la partie moyenne. On mesure vingt-deux centimètres, du sommet de l'apo-physe olécrâne jusqu'à la cicatrice. Celle-ci est rugueuse, inégale, formée par une matière osseuse, celluleuse et blanchâtre, qui maintient les deux bouts d'os soudés entre eux, mais à distance, de telle sorte que l'espace interosseux a conservé ses dimensions normales. D'un autre côté, la tête du radius est aussi soudée avec la cavité sigmoïde du cubitus, et il y a lieu de croire, d'après la texture cellulense de l'extrémité supérieure des deux os, et l'absence du cartilage articulaire et de la lame compacte qui le supporte, qu'il existait une ankylose complète entre l'humérus et les deux os de l'avant-bras. Quoi qu'il en soit, le radius est fixé invariablement au devant du cubitus, c'est-à-dire dans la position qu'il occupe lorsque la main est placée entre la pronation et la supination. Du reste, la texture du corps de ces os ne paraît aucunement altérée.

N° 251. — Partie supérieure du fémur droit, provenant de l'Académie de chirurgie.

Ce fragment osseux n'ayant pas moins de trois décimètres de longueur, il est probable que l'amputation a été pratiquée vers l'union des deux tiers supérieurs avec le tiers inférieur de l'os. La cicatrice est parfaitement régulière, et présente la forme d'un cône, dont la surface est lisse, et dont le sommet, arrondi, est percé de plusieurs ouvertures par lesquelles un stylet très-fin peut être poussé dans le canal médullaire, tandis que la base, confondue avec le reste de l'os, s'en distingue par un petit rebord osseux tranchant, disposition qui fait ressembler un peu cette extrémité osseuse au gland de la verge humaine.

Une coupe verticale, pratiquée sur cet os d'un côté vers l'autre, permet de voir le canal médullaire rempli, comme dans l'état normal, par du tissu aréolaire, et fermé à sa partie inférieure par une lamelle osseuse compacte, épaisse d'un millimètre, continue aux parois de l'os, et doublée par une couche de tissu celluleux, de plusieurs millimètres d'épaisseur.

Il est question de ce fémur dans le mémoire de Louis sur la saillie des os après l'amputation des membres, et l'illustre secrétaire de l'Académie de chirurgie, qui a fait graver la pièce (planche XVI, fig. 2, de l'atlas des *Mémoires de l'Acad. de chirur.*), la cite comme un exemple propre à démontrer que « la dénudation et l'exfoliation « des extrémités des os amputés ne sont pas des suites né-« cessaires de la suppuration et de la contusion du périoste : « dans ces cas mêmes, on guérit quelquefois sans exfolia-« tion. Alors, l'extrémité de l'os acquiert plus de volume « que dans l'état naturel ; le périoste, qui est l'organe de la « sécrétion du suc osseux, augmente les couches de l'os ; « cette végétation se fait sur sa largeur ; il augmente d'é-« paisseur, mais ne s'allonge point ; et, pourvu que les « chairs soient conservées à la circonférence de l'os, la « cure n'est point retardée par cette augmentation de vo-« lume. » (*Mém. de l'Acad. de chir.*, in-8°, 1819, t. II, p. 188.)

N° 252. — Partie supérieure du fémur droit, provenant de l'Académie de chirurgie.

L'amputation a été pratiquée au-dessous de la partie moyenne de l'os. La cicatrice, assez régulière, forme un plan dirigé un peu obliquement de bas en haut et d'avant en arrière. Quelques végétations osseuses se détachent, en arrière, du contour de la cicatrice et de la ligne âpre, jusqu'à quelques centimètres au-dessus du point où a été pratiquée l'opération. On remarque surtout une plaque osseuse, interrompue par plusieurs ouvertures arrondies, et qu'on croirait, à cause de sa direction oblique de bas en haut et de dehors en dedans, développée dans l'épaisseur même de l'aponévrose d'insertion des muscles adducteurs de la cuisse. Des sillons verticaux et des ouvertures arrondies couvrent toute la surface de l'os, et nous font penser qu'il s'est passé autour de lui, et probablement en lui-même, quelque travail phlegmasique. La partie inférieure de ce fragment osseux présente de larges excavations superficielles, qui semblent résulter de la chute de la couche la plus extérieure de l'os, et qu'on pourrait prendre pour des traces d'érosion; mais nous croyons que ces pertes de substance bien réelles dépendent de l'ancienneté et de l'état de vermoulure de cet os, dont la couleur brune indique d'ailleurs qu'il a été recueilli dans quelque cimetière.

Une section transversale, pratiquée suivant la longueur du fémur, laisse voir la lamelle osseuse très-mince et compacte qui, sur cet os comme sur les précédents, bouche le canal médullaire à sa partie inférieure. Celui-ci ne présente rien de remarquable, si ce n'est pourtant l'existence de deux diaphragmes, formés d'une couche très-mince de tissu celluleux, et placés à deux centimètres de distance l'un de l'autre, un peu au-dessus de la cicatrice. Ces cloisons sont-elles le résultat d'un travail pathologique? nous ne le pensons pas, car nous avons rencontré déjà cette disposition sur des fémurs du reste parfaitement sains.

Cet os a aussi été figuré dans l'atlas de l'Académie de chirurgie (pl. XVII, fig. 1), et les réflexions de Louis, rappelées à l'occasion de la pièce précédente, s'appliquent également à celle-ci.

N° 253. — Moitié supérieure du fémur droit, donnée par le professeur Lassus.

Cet os a été amputé vers sa partie moyenne. La cicatrice forme un plan perpendiculaire à l'axe du fémur; elle est assez régulière, mais constituée par une lame osseuse, qui s'amincit de plus en plus de la circonférence au centre, de sorte qu'elle finit par manquer entièrement, et qu'il reste dans son milieu une ouverture de cinq à six millimètres de diamètre, à bords tranchants, par laquelle on pénètre dans le canal médullaire. Quelques végétations osseuses, disposées en demi-cercle, naissent de la partie interne et postérieure, et l'on remarque surtout un prolongement, long de plus de deux centimètres, et dirigé de bas en haut et de dehors en dedans, c'est-à-dire dans le même sens que les fibres des muscles adducteurs. Toute la surface de ce fragment est criblée de sillons verticaux et d'ouvertures vasculaires, et il paraît raréfié; car son poids est peu considérable, et son tissu se laisse déprimer lorsqu'on exerce avec le pouce une pression au niveau de la base du col : aussi, nous semble-t-il probable que la cuisse a été le siége d'un travail pathologique auquel le périoste, et peut-être l'os lui-même, a pris part.

N° 254. — Partie supérieure du fémur gauche, donnée par le professeur Lassus.

Ce fragment osseux provient d'un sujet jeune, car la soudure du grand et du petit trochanter n'est pas encore accomplie, et l'on trouve des traces de celle même de la tête du fémur.

L'amputation a été faite un peu au-dessous de la partie moyenne. La cicatrice est irrégulière et formée par des végétations osseuses exubérantes, représentant dans leur ensemble un cône dont le sommet correspond au point même où la scie a porté sur le fémur, tandis que la base

élargie s'élève beaucoup au-dessus de la surface du fémur, principalement en arrière, où elle fait au moins un
centimètre de saillie.

Le tissu de cette masse osseuse est spongieux, aréolaire, et à mailles très-fines. Sa partie renflée présente de
larges ouvertures tournées en haut, que nous considérons comme les orifices de conduits vasculaires qui pénètrent dans la masse de nouvelle formation. Son sommet
offre une surface plane, arrondie, dont la forme est exactement celle qui résulterait de la coupe du canal médullaire, et qui est limitée par un cercle de matière osseuse,
compacte et blanche, cercle incomplet, il est vrai, mais
dans lequel il est cependant impossible de ne pas reconnaître la diaphyse du fémur. Ce cercle est rempli par du
tissu spongieux interrompu par plusieurs lacunes, dirigées
verticalement en haut, et laissant passer un stylet jusque
dans le canal médullaire.

Au-dessus de la cicatrice, et dans l'étendue de sept à
huit centimètres, le fémur est recouvert d'une couche
calcaire de nouvelle formation, au-dessous de laquelle on
aperçoit son propre tissu criblé d'une foule d'ouvertures
vasculaires.

Une coupe longitudinale, dirigée d'avant en arrière, et
faite sur cet os, permet de constater que le canal médullaire s'est conservé jusqu'à l'endroit où l'opération a été
pratiquée : là seulement il est obstrué par le dépôt, à son
intérieur, d'une sorte de bouchon celluleux qui n'a qu'un
centimètre au plus d'épaisseur. D'un autre côté, on aperçoit la couche osseuse de nouvelle formation qui couvre
la surface du fémur, couche dont l'épaisseur augmente
progressivement de haut en bas, et qui forme à la partie
inférieure une espèce de renflement ou de bourrelet. Inter-

posé à ce double dépôt intérieur et extérieur, le tissu propre du fémur se raréfie de plus en plus, à mesure qu'on se rapproche de la cicatrice, et finit par se fondre presque entièrement avec la matière osseuse accidentelle.

N° 255. — Portion du fémur, provenant d'un individu qui avait subi l'amputation de la cuisse six ans avant sa mort ; pièce donnée par M. Pigné, membre de la Société anatomique.

La cicatrice est assez régulière ; sa surface, un peu oblique et arrondie, est rugueuse, et présente à son pourtour un léger bourrelet. L'os, rétréci immédiatement au-dessus d'elle, dans l'étendue de deux à trois centimètres, paraît, au contraire, gonflé ou hypertrophié un peu plus haut ; et, dans le point correspondant à cette hypertrophie, on aperçoit des excavations petites et rapprochées, interrompues par des saillies osseuses irrégulières, comme si un travail pathologique se fût accompli là à la surface de l'os.

Une section verticale, pratiquée sur cette pièce, montre qu'en effet les parois du canal médullaire sont hypertrophiées, épaissies, et durcies au niveau du point indiqué plus haut ; elles ne sont pas altérées dans le lieu où l'os paraît rétréci. Le canal médullaire conserve à peu près les mêmes dimensions dans toute sa longueur, et il est fermé en bas, comme dans les pièces précédentes, par une lamelle osseuse compacte, que double sur les côtés du tissu celluleux dont la densité est accrue, mais qui se trouve seule vers le centre, et qui d'ailleurs se continue de toutes parts avec la couche compacte dont le fémur est revêtu.

N° 256. — Extrémité supérieure du tibia droit, donnée par le professeur Laennec.

Ce fragment osseux a dix centimètres de longueur. L'amputation a été pratiquée cinq centimètres au-dessous de la tubérosité à laquelle s'insère le ligament rotulien. La cicatrice est très-lisse, régulière, sans aucune hypertrophie, sans aucun dépôt de matière osseuse nouvelle ; et l'on aperçoit très-distinctement à sa surface de très-petits orifices, dont la coupe est perpendiculaire au grand axe du tibia, et qui semblent résulter de la section des conduits longitudinaux de cet os. Sa crête antérieure s'émousse, s'arrondit, et se perd insensiblement dans le reste de la cicatrice. Une coupe verticale de l'os montre sa texture celluleuse, qui n'a subi aucune altération. La cicatrice n'est formée, ainsi qu'on peut s'en convaincre au moyen de cette section, que par une lamelle fort mince de tissu compacte, continue sans ligne de démarcation apparente avec la couche extérieure du tibia.

N° 257. — Extrémité supérieure du tibia droit, provenant de l'Académie de chirurgie.

Ce fragment osseux n'a que sept centimètres de longueur. L'amputation a été pratiquée trois centimètres au-dessous de la tubérosité rotulienne. La cicatrice est, comme dans la pièce que nous venons de décrire, lisse, régulièrement arrondie, sans hypertrophie ni dépôt de matière osseuse ; mais on remarque, sur la partie de l'os destinée à s'articuler avec le fémur, trois excavations, dont les deux postérieures, situées en arrière des surfaces condyliennes, sont assez grandes pour admettre le bout du doigt, tandis que l'antérieure, placée en avant de l'épine du tibia, et dirigée en travers, est trois fois plus vaste que les précédentes. Ces excavations, dont les parois sont formées par un tissu inégal et ramolli ; nous semblent résulter d'une perte de substance subie par l'os carié, soit que la maladie existât déjà avant l'opération, soit qu'elle ait paru depuis. Une coupe verticale pratiquée sur ce tibia montre que son tissu celluleux est limité au niveau de la cicatrice par une lame compacte, continue à celle qui forme l'enveloppe extérieure du reste de l'os. Les cellules paraissent, du reste, remplies par une matière blanchâtre opaque.

CHAPITRE III.

CARIES.

On sait que les anatomo-pathologistes sont loin d'être d'accord sur ce qu'on doit entendre par carie, et l'étude attentive de ce qu'on a écrit sous ce titre prouve qu'on a, jusqu'à ce jour, rapproché et confondu des altérations diverses du tissu osseux. Dans cet état d'incertitude de la science, il nous eût été difficile, pour ne pas dire impossible, de classer rigoureusement les pièces qui se rapportent aux altérations en question : il eût fallu, pour cela, choisir et prendre parti entre des opinions contradictoires, dont aucune n'a encore conquis l'assentiment général. Nous avons préféré nous conformer aux idées admises et professées dans les publications classiques du commencement de ce siècle, quelque persuadé que nous soyons d'ailleurs que nous risquons ainsi de décrire dans le même chapitre des lésions qui offrent des différences essentielles, comme, par exemple, l'ulcération et l'affection tuberculeuse du tissu osseux.

Nous avons divisé toutes les pièces qui figurent sous le titre de caries, en trois sections :

Section Ire. — Caries des os du tronc ;
Section IIe. — Caries des os de la tête ;
Section IIIe. — Caries des os des membres.

SECTION PREMIÈRE.

CARIES DES OS DU TRONC.

Les pièces qui appartiennent à cet ordre sont au nombre de onze : dix ont rapport à la colonne vertébrale, une seule au sternum. Cette dernière sera décrite après toutes les autres.

No 258. — Première vertèbre cervicale , sur laquelle on voit une carie qui a détruit une partie de la substance osseuse.

Sur cet os manquent entièrement : 1° la moitié droite de l'arc postérieur de l'atlas ; 2° la racine postérieure de l'apophyse transverse, du côté droit, de sorte que le trou dont est percée la base de cette apophyse ne représente plus qu'une demi-lune à convexité antérieure; 3° enfin, une grande partie de la masse latérale du même côté : il n'y a plus de surface articulaire occipitale, et il ne reste que le quart interne de celle qui correspond à l'axis. Toutes les parties absentes ont sans doute été détruites par la carie ; les points de l'os dont elles ont été détachées portent les traces de cette maladie, et présentent des excavations irrégulières , tapissées par un tissu celluleux, qui a du reste conservé sa densité et l'aspect du tissu celluleux à l'état normal.

No 259. — Débris de deux vertèbres lombaires, dont la plus grande partie a été détruite par la carie.

De ces deux vertèbres, l'une, la supérieure, est réduite à l'apophyse épineuse , aux deux lames, et aux apophyses articulaires inférieures ; l'autre a conservé ses masses apophysaires presque tout entières , ses pédicules , et la portion postérieure de son corps. Cette dernière partie, équivalant à peu près au cinquième de la totalité du corps de la vertèbre , est coupée à sa partie antérieure par un plan oblique de haut en bas et d'arrière en avant, découpée de la façon la plus irrégulière, percée de plusieurs trous , creusée de cavités et hérissée de saillies inégales et anguleuses, formée enfin d'un tissu celluleux dont la trame est épaisse , forte et résistante. L'altération s'étend aux deux pédicules, mais la masse apophysaire est intacte.

Ces deux vertèbres étaient, sans aucun doute, inclinées l'une sur l'autre , de telle sorte que la colonne vertébrale présentait à leur niveau une courbure anguleuse dont le sommet était tourné en arrière. Cette circonstance est démontrée : 1° par la disposition des apophyses épineuses, qui se touchent presque en avant , tandis qu'en arrière elles sont distantes l'une de l'autre de près de deux centimètres ; et 2° par celles des apophyses articulaires qui sont incomplétement luxées , l'extrémité inférieure des apophyses qui appartiennent à la vertèbre supérieure ayant glissé hors de l'articulation , et faisant, en arrière et en bas , une saillie de cinq à six millimètres, tandis que la partie supérieure des apophyses de la vertèbre inférieure est à découvert dans une étendue semblable. Il est certain, de plus , que la lésion était ancienne, car les masses apophysaires sont invariablement fixées dans la position que nous venons d'indiquer, au moyen d'adhérences osseuses qui se sont établies entre les apophyses articulaires.

N° 260. — Tronçon de la colonne vertébrale, sur lequel on voit deux corps de vertèbre attaqués par la carie.
Ce fragment de la colonne vertébrale appartient à la

région dorsale, et il est composé de cinq vertèbres, dont les deux inférieures seules sont malades. L'une présente, à la partie antérieure de son corps, une excavation d'environ un centimètre de profondeur, en forme de demi-lune assez régulière, dont la base repose sur l'espace intervertébral. L'autre, qui a perdu la moitié antérieure de son corps, est creusée d'une large excavation, avec plusieurs enfoncements secondaires. Le fond de ces ulcérations est constitué par le tissu celluleux, dont la trame paraît hypertrophiée et durcie. Sur les côtés et autour d'elles, existent quelques végétations osseuses. Du reste, aucune autre partie de ces vertèbres n'a subi d'altération, et elles ont conservé entre elles leurs rapports naturels.

N° 261. — Tronçon de la colonne vertébrale affecté de carie.

Ce fragment du rachis comprend les quatre dernières vertèbres dorsales, et les trois premières lombaires. Aucune de ces vertèbres ne présente de lésion des masses apophysaires; les corps seuls sont malades.

Ceux des onzième et douzième dorsales sont à moitié détruits par la carie; et ce qui reste de chacun d'eux, adhérent par une de ses faces à la vertèbre voisine, est, par son autre face, très-irrégulier, anfractueux, et creusé de petites cavités irrégulières du volume d'un pois. Le corps de la onzième dorsale est coupé obliquement d'arrière en avant et de bas en haut, et celui de la douzième offre un plan également incliné d'arrière en avant, mais de haut en bas: de là résulte que ces deux corps de vertèbres interceptent entre eux une cavité largement ouverte en avant, anguleuse et rétrécie en arrière, sens dans lequel elle communique avec le canal rachidien. La partie supérieure du rachis, n'étant plus suffisamment soutenue, s'est inclinée en avant et à gauche; cependant ce déplacement n'est pas encore assez considérable pour que les apophyses articulaires se soient abandonnées.

Sur la partie moyenne du corps de la neuvième vertèbre dorsale et des seconde et troisième lombaires, existent des érosions superficielles, d'un à deux centimètres de diamètre, qui permettent d'apercevoir le tissu celluleux, et même les conduits veineux intervertébraux, comme si on eût enlevé à dessein, avec un couteau bien affilé, un petit copeau de la surface de la vertèbre.

La première vertèbre lombaire offre aussi, sur la partie antérieure et moyenne de son corps, une excavation quadrilatérale, divisée en quatre cavités plus petites, parfaitement isolées les unes des autres. Ces cavités, qui n'ont pas plus de cinq à six millimètres de largeur et à peu près autant de profondeur, étaient remplies par de la matière purulente ou tuberculeuse desséchée. Après avoir enlevé cette matière, on a pu voir que les parois de ces petites cavités sont, comme celles du grand cloaque placé au-dessus d'elles, formées par un tissu celluleux à mailles étroites et à trame épaisse et dense.

N° 262. — Le bassin et les régions dorsale et lombaire du rachis d'un très-jeune enfant; pièce sur laquelle on voit une carie très-étendue de la colonne vertébrale.

En examinant cette pièce de haut en bas, on trouve intactes les six premières vertèbres dorsales. La septième a perdu la moitié inférieure de son corps, et la portion restante, unie en haut à la sixième, offre dans le sens opposé un plan incliné d'arrière en avant et de bas en haut. Les corps des huitième, neuvième et dixième sont

I.

complétement détruits ; la onzième n'est pas malade. La douzième, ainsi que la première lombaire, présente sur toute la surface de son corps une série de petites excavations arrondies, placées à côté les unes des autres, aussi nettement tranchées que si elles avaient été faites à l'emporte-pièce, et dont le fond est constitué, soit par du tissu celluleux dense et résistant, soit même par une lame compacte. La deuxième lombaire est intacte, mais les trois dernières ont subi des altérations notables. Le corps de la quatrième a disparu entièrement; et, de celui de la troisième, il ne reste qu'une lame de deux à trois millimètres d'épaisseur. Quant à la cinquième, elle est presque entière, mais la face supérieure de son corps est érodée, et l'on remarque, à la partie antérieure de ce même corps, une dépression analogue à celles que présentent la douzième dorsale et la première lombaire. Les masses apophysaires ne sont, du reste, aucunement endommagées, et la maladie est partout bornée au corps des vertèbres.

Vers le bas de la région dorsale, dans le point où manquent quatre corps de vertèbres, existe une inflexion du rachis si prononcée que les débris du corps de la septième vertèbre appuient sur la onzième. La partie antérieure de cette coudure, qui correspond au corps même des vertèbres, présente un angle de 110 à 120 degrés, ouvert en avant; tandis que la partie postérieure, formée par le sommet des apophyses épineuses, repoussées en arrière et très-écartées les unes des autres, décrit une courbe, anguleuse à la vérité, mais cependant un peu arrondie. La place qu'occupaient les corps de vertèbres absents est remplie seulement par quelques fragments osseux et par des restes des fibro - cartilages intervertébraux. En avant, on aperçoit encore un ligament très-fort, étendu de la sixième vertèbre dorsale à la douzième, qui maintenait sans doute les parties dans les rapports indiqués, et servait à limiter en avant le foyer de la maladie. Sur les côtés, on découvre les côtes, correspondantes aux vertèbres cariées, qui sont serrées les unes contre les autres, privées de points d'appui à leur extrémité interne, et retenues seulement par les ligaments costo-transversaires.

Dans la région lombaire, on voit une caverne, largement ouverte en avant, circonscrite latéralement par des plans fibreux très-résistants; en arrière, par le ligament vertébral commun postérieur; en haut, par une lamelle osseuse, seul reste du corps de la troisième vertèbre lombaire; et en bas, par la face supérieure érodée du corps de la cinquième. Cette caverne, qui résulte de la destruction presque complète de deux corps de vertèbres, n'a pas plus de hauteur qu'un seul corps de vertèbre : il y a donc eu là un affaissement du rachis. Sans être prononcé au point de déterminer une coudure anguleuse, cet affaissement l'est cependant assez pour que la région lombaire, au lieu d'être cambrée en avant, comme cela a lieu dans l'état normal, offre, au contraire, une légère courbure à convexité postérieure, qu'on devait facilement reconnaître pendant la vie, et qui n'avait pas fait probablement soupçonner une altération aussi profonde et aussi étendue.

N° 263. — Le bassin, la colonne lombaire, et les quatre dernières vertèbres dorsales d'un jeune enfant; pièce d'origine inconnue, sur laquelle on voit une carie vertébrale très-étendue.

La neuvième vertèbre dorsale est saine; l'altération porte sur les trois suivantes, sur les cinq lombaires, et

sur les deux premières pièces du sacrum; mais les parties
sont affectées à des degrés différents. La dixième vertèbre
dorsale a perdu le quart antérieur de son corps; la onzième en a perdu la moitié; celui de la douzième est converti en un fragment informe, et qui représente à peine
le quart de son volume normal; et, enfin, la première
lombaire est réduite à ses masses apophysaires, et son
apophyse transverse gauche est même creusée d'une excavation, résultat de la perte de substance occasionnée
par la carie. Le corps de la deuxième lombaire a également subi une déperdition, et sa face supérieure forme
un plan oblique de haut en bas et d'arrière en avant. La
surface antérieure des corps des trois dernières vertèbres
lombaires offre des traces d'érosion assez profondes, analogues à celles qui ont été décrites déjà (nos 260 et 262),
c'est-à-dire que, la lame compacte ayant été détruite, on
aperçoit à nu le tissu celluleux, creusé çà et là de petites
excavations arrondies. Les deux pièces supérieures du sacrum portent aussi, en avant, des traces d'une érosion
plus superficielle. Les fibro-cartilages sont parfaitement
conservés, à l'exception cependant de ceux qui correspondent aux deux dernières dorsales et à la première
lombaire, dont il ne reste plus aucun vestige.

Au bas de la région dorsale existe une coudure du rachis, si prononcée que la colonne dorsale fait avec la colonne lombaire un angle tout à fait droit. La face antérieure érodée des dixième et onzième vertèbres dorsales
est appliquée sur la face supérieure de la seconde vertèbre
lombaire, également érodée, et les restes du corps de la
douzième dorsale font saillie dans le canal rachidien, au
milieu duquel ils paraissent suspendus. Ces derniers détails peuvent être parfaitement constatés, au moyen d'une

coupe pratiquée sur cette pièce, coupe par laquelle on a enlevé les lames et les apophyses épineuses. Cette même coupe, ayant ouvert largement le canal rachidien par derrière, permet d'apercevoir que l'altération s'est étendue jusqu'à la face postérieure des seconde, troisième et quatrième vertèbres lombaires, qui sont érodées superficiellement.

Cette pièce est, du reste, remarquable par sa légèreté extrême, qui semble indiquer la raréfaction du tissu des os qui la composent. Cette raréfaction existe en effet, et on peut la constater sur la partie de l'os coxal qui se rapproche de la crête iliaque ; en serrant l'os entre le pouce et l'indicateur, on sent parfaitement son tissu s'affaisser sous une pression même médiocre.

N° 264. — Le sacrum et les deux dernières vertèbres lombaires d'un sujet adulte; pièce donnée par la Société anatomique, et sur laquelle on voit une carie tuberculeuse.

L'altération a pour siége la cinquième vertèbre lombaire et la première pièce du sacrum.

C'est la face inférieure de la vertèbre qui est affectée : on y aperçoit une cavité, assez grande pour loger une amande, irrégulièrement arrondie, creusée de plusieurs petites excavations secondaires, et limitée par un tissu aréolaire dont les mailles sont très-petites, tandis que la trame est extrêmement épaisse et dense ; dans certains points, cette disposition est tellement prononcée que la paroi de la cavité n'est plus celluleuse, mais véritablement compacte. Au moyen d'une coupe verticale pratiquée d'avant en arrière, on voit que le tissu celluleux de tout le corps de la vertèbre présente les mêmes caractères, d'autant moins prononcés qu'on s'éloigne davantage de la cavité accidentelle.

Les lésions qu'on observe à la face supérieure de la première pièce du sacrum ne sont pas moins remarquables. Outre que la surface osseuse est inégale, rugueuse, et creusée de petits enfoncements superficiels, on aperçoit dans sa partie centrale trois excavations disposées en triangles, dont la première, du volume d'un pois, est vide, tandis que les deux autres, de la même grandeur à peu près, sont occupées par des petits séquestres blanchâtres et complétement isolés à leur circonférence. La même coupe verticale dont nous venons de parler tout à l'heure permet de constater que les séquestres sont plus étendus et plus profonds qu'on ne l'aurait supposé, si l'on se fût contenté d'examiner la pièce à l'extérieur. L'un deux, formé par un tissu compacte et très-dense, cerné, en avant et en arrière, par un sillon éliminatoire, n'a pas moins d'un centimètre d'étendue verticale; mesuré d'avant en arrière, il a un peu plus; et dans le sens transversal, il paraît beaucoup plus étendu et n'est pas encore nettement isolé du reste de l'os. Les autres séquestres sont plus petits et entièrement mobiles.

Entre les deux os malades, le cartilage intervertébral est détruit, et l'on trouve une cavité médiocrement étendue, qui était sans doute remplie, pendant la vie, par des débris osseux et par de la matière tuberculeuse ou purulente. De la partie antérieure du corps de la vertèbre malade, et du rebord supérieur et antérieur de la première pièce du sacrum, partent des végétations osseuses très-fortes, qui se recourbent et s'inclinent les unes vers les autres, et sur lesquelles s'inséraient probablement les parties ligamenteuses qui circonscrivaient, en avant, le foyer de la maladie. Tout autour de ces végétations, la surface de la vertèbre et celle du sacrum sont couvertes d'un tissu osseux, dur, compacte, rugueux, formé d'une multitude de petits mamelons séparés par des sillons, au fond desquels on aperçoit des trous, orifices de canaux qui se perdent dans l'épaisseur des os sous-jacents.

N° 265. — Le bassin, les deux dernières vertèbres dorsales, et les cinq vertèbres lombaires d'une femme; pièce, donnée par M. le professeur Breschet, et sur laquelle on voit une carie du rachis et du sacrum.

La maladie porte principalement sur les deux dernières vertèbres lombaires; le corps de la cinquième est presque entièrement détruit; de celui de la quatrième, il ne reste qu'une petite portion, qui est unie en haut à la troisième par l'intermédiaire du fibro-cartilage, et qui en bas présente un plan oblique d'avant en arrière et de haut en bas: ce plan est assez lisse, et formé par du tissu celluleux très-résistant. De la destruction presque complète de deux corps de vertèbres si considérables, est résulté un affaissement et un raccourcissement du rachis, que l'on peut évaluer à quatre ou cinq centimètres au moins. La troisième vertèbre lombaire s'est rapprochée du sacrum, au point de n'en être plus distante que d'environ un centimètre, et la surface articulaire rachidienne de ce dernier os offre des traces d'érosion, ainsi que des portions compactes, denses, paraissant nécrosées et déjà en partie cernées par un sillon éliminatoire. Par suite du mouvement en bas, exécuté par la colonne vertébrale, les masses apophysaires des deux os malades ont été repoussées en arrière, ainsi que les débris du corps de la quatrième vertèbre lombaire, lesquels obstruent le canal rachidien et ne laissent, pour la moelle et ses membranes, qu'un espace triangulaire qui n'a pas le tiers des dimensions normales. Des adhérences osseuses, qui tiennent les parties malades fixées dans les rapports indiqués, établissent que ce déplacement remarquable n'a pas causé une mort immédiate.

D'un autre côté, la troisième vertèbre lombaire, qui forme la base de la portion saine du rachis, dépasse en avant le niveau du sacrum, et toute la colonne vertébrale s'est inclinée en avant, de telle sorte que, non-seulement l'angle sacro-vertébral est effacé, mais encore la région lombaire continue la direction du plan antérieur du sacrum. Toute la partie de la face antérieure des trois premières pièces de cet os qui se trouve limitée par les trous sacrés antérieurs porte des traces d'une érosion superficielle, et, sur les limites de cette surface érodée, ainsi que sur le corps de la troisième vertèbre lombaire, existent des végétations osseuses qui recevaient probablement l'insertion des parties molles qui complétaient, en avant, le kyste qu'on observe ordinairement dans ce genre d'altération.

La maladie s'étend un peu plus loin du côté gauche, car on aperçoit, dans la paroi inférieure du premier trou sacré antérieur, et dans la masse latérale correspondante, trois petites excavations tapissées par du tissu celluleux, comme vermoulu, et séparées les unes des autres par des cloisons incomplètes, dont le tissu offre les mêmes caractères.

Nº 266. — Le bassin, la région lombaire, et les trois dernières vertèbres dorsales d'une femme; pièce dont l'origine est inconnue, et sur laquelle on voit une carie profonde et étendue ainsi qu'une incurvation de la colonne vertébrale.

La maladie a pour siége les corps des cinq vertèbres lombaires, et la face antérieure du sacrum. Les corps de vertèbres sont en partie détruits, et il n'en reste que des débris informes qui sont soudés entre eux, déplacés et disposés comme nous le verrons plus loin. La destruction s'est étendue, pour quelques-unes de ces vertèbres, jusqu'aux pédicules. La surface antérieure des deux premières pièces du sacrum est couverte d'une couche osseuse qui paraît être de formation nouvelle, car elle se soulève en écailles dans plusieurs endroits, elle est enlevée complétement dans d'autres, et l'on aperçoit au-dessous d'elle le tissu même de l'os érodé, tissu dont les mailles sont très-petites, et la trame épaisse, jaunâtre et très-dure. Au pourtour des trous sacrés antérieurs, on voit des érosions et quelques excavations, dont le fond et les bords sont constitués par un tissu de même apparence. Enfin, les débris des corps de vertèbres présentent à leur surface le même aspect.

De la destruction presque complète des corps de vertèbres dans la région lombaire, tandis que les masses apophysaires sont demeurées intactes, est résulté une incurvation du rachis telle que le bord antérieur et inférieur de la douzième vertèbre dorsale n'est qu'à deux centimètres de distance de la base du sacrum. Entre ces deux points existe une large cavité, ouverte en avant, bornée en arrière par les débris du corps des vertèbres refoulés vers le canal rachidien, incomplétement fermée sur les côtés par quelques fragments osseux soudés ensemble. En arrière, les apophyses épineuses, rapprochées vers leur base et fortement écartées à leur sommet, décrivent une courbe assez régulière, dont la concavité regarde en avant; et telle est l'étendue de cette courbe qu'un fil, mené sur le sommet des apophyses indiquées, mesure seize centimètres, et que le même fil, conduit sur leur base ou sur les lames des vertèbres, mesure encore douze centimètres. Les apophyses articulaires des quatre dernières vertèbres lombaires sont complétement soudées entre elles, de sorte que la courbure que nous venons d'indiquer est inflexible.

Une coupe antéro-postérieure, pratiquée sur le sacrum et sur la région lombaire, permet d'apprécier, d'une manière exacte, la disposition des corps des vertèbres malades et la courbure ainsi que les dimensions du canal rachidien. On voit que les débris des corps de vertèbres se sont soudés entre eux, mais non pas toujours en se plaçant l'un au-dessus de l'autre ; ils semblent, au contraire, avoir chevauché et s'être glissés l'un au devant de l'autre, de sorte que le noyau osseux qui résulte de leur réunion présente, en arrière, un prolongement qui fait, dans l'intérieur du canal vertébral, une saillie d'un centimètre au moins. Il en résulte que ce canal est extrêmement rétréci vers le point correspondant, c'est-à-dire un peu au-dessus de la base du sacrum, et ne présente, dans un trajet de deux centimètres, que sept à huit millimètres d'étendue antéro-postérieure. Quelques pédicules ayant été détruits, plusieurs trous de conjugaison sont fondus ensemble, et, par conséquent, à la fois plus grands et moins nombreux.

La conservation de la vie paraît, au premier coup d'œil, incompatible avec une altération semblable. Il est cependant probable que le sujet de cette pièce a prolongé son existence pendant quelque temps : c'est ce qu'indique la soudure complète des masses apophysaires entre elles, ainsi que la production d'une couche osseuse nouvelle à la surface du sacrum. Un pareil résultat surprendra moins, si l'on réfléchit que l'incurvation et le rétrécissement du canal rachidien siégent au niveau de la partie inférieure de la région lombaire, c'est-à-dire au-dessous du point où se termine la moelle épinière. L'événement eût sans doute été différent, si la lésion eût été placée dans les régions dorsale, ou surtout cervicale.

N° 267. — Le bassin et les régions dorsale et lombaire du rachis d'un sujet mâle; pièce donnée par M. le professeur Velpeau, et sur laquelle on voit une carie très-profonde et très-étendue, avec une gibbosité remarquable.

Ces os paraissent provenir d'un sujet de quinze à vingt ans, car les épiphyses marginales du bassin ne sont pas encore soudées.

Les altérations portent sur les cinq dernières vertèbres dorsales, sur toute la région lombaire, et sur le sacrum.

Les corps des dix vertèbres malades sont en partie détruits; on n'aperçoit plus que quelques débris de ceux qui appartiennent à la région dorsale et aux trois premières vertèbres lombaires; ceux des deux dernières vertèbres de ce nom sont confondus ensemble et avec la première pièce du sacrum, et il existe entre ces os une ankylose et une soudure parfaites.

Le sacrum a une forme très-remarquable, en ce qu'il est à la fois étroit, allongé, et très-aplati. En le mesurant dans sa plus grande largeur, on ne trouve pas plus de neuf centimètres; de sa base au sommet du coccyx, sans suivre la courbure des os, on a quinze centimètres; enfin, dans le sens antéro-postérieur, près de sa base, et le canal rachidien compris, son diamètre n'atteint pas deux centimètres. Toute la face antérieure de cet os porte, du reste, des traces d'une carie qui a profondément altéré sa texture : c'est principalement sur le contour des trous sacrés antérieurs et sur les portions osseuses intermédiaires à ces trous que la maladie a sévi; aussi ces trous présentent-ils des dimensions considérables. Les deux premiers sont entièrement réunis entre eux au moyen d'une fente transversale, large de cinq à six millimètres, dont les bords, et surtout le supérieur, arrondis et lisses, présentent tous les caractères du tissu de cicatrice. Les deux trous sacrés suivants ont des dimensions considérables et sont à peine séparés par une languette osseuse, de quelques millimètres d'épaisseur, formée d'un tissu réticulaire; le contour de ces trous est érodé et creusé de plusieurs cavités ulcéreuses. Les trous suivants offrent les mêmes particularités, seulement à un degré moins prononcé. De l'érosion et de l'agrandissement de la série des trous sacrés antérieurs, résulte un effet fort singulier : c'est qu'on aperçoit parfaitement la lame osseuse qui est intermédiaire aux trous sacrés postérieurs, et qui supporte les tubercules du même nom.

Outre ces lésions principales, on remarque encore que le corps de la septième vertèbre dorsale est érodé à sa partie inférieure, et présente, du côté droit, une caverne assez large pour loger un gros pois. Quelques érosions légères se voient aussi en arrière sur les lames des neuvième et dixième vertèbres dorsales, et sur les tubercules articulaires des vertèbres lombaires. A l'exception de ces altérations, d'ailleurs peu profondes et très-circonscrites, les masses apophysaires sont intactes et bien conservées.

Une altération et une destruction si considérables du corps des vertèbres devaient nécessairement entraîner des changements dans les dimensions et dans la direction de la colonne vertébrale : c'est, en effet, ce qui a lieu. Si on examine le rachis par son côté antérieur, il semble qu'il soit brisé au point d'union des régions dorsale et lombaire, et que ces deux régions aient chevauché l'une sur l'autre, les débris des vertèbres lombaires s'étant portés à droite, et ceux des vertèbres dorsales ayant passé à gauche ; de plus, le rachis a éprouvé un tel raccourcissement qu'on ne trouve que cinq centimètres de la base du sacrum à la partie inférieure du corps de la septième vertèbre dorsale ; enfin, au-dessous de ce corps de vertèbre, c'est-à-dire au niveau de la maladie, existe un vaste enfoncement, une sorte de lacune, résultant à la fois de la destruction partielle du corps des vertèbres et de leur refoulement en arrière. Si on considère le rachis par son côté postérieur, on constate, en suivant la ligne des apophyses épineuses, plusieurs inflexions latérales : cette ligne décrit, au niveau de la maladie, une double courbure, dont la convexité est tournée d'abord à gauche, puis à droite ; double courbure continuée, à sa partie supérieure, par la région dorsale saine, qui se dirige obliquement de bas en haut et de gauche à droite, et, à sa partie inférieure, par le sacrum, dont l'axe est oblique de haut en bas et de droite à gauche. Examiné enfin par sa partie latérale, le rachis présente les inflexions suivantes : 1° la partie saine de la région dorsale, composée des sept premières vertèbres de ce nom, décrit une première courbe à convexité antérieure, ce qui est le contraire de la disposition normale ; 2° la fin de la région dorsale et toute la région lombaire décrivent une seconde courbe, d'un très-petit rayon, à convexité postérieure, disposition également inverse de celle qui est habituelle ; 3° le sacrum, dont la courbure

est peu prononcée, forme avec la portion précédente
un angle assez prononcé, et saillant en avant (angle sacro-vertébral). Si l'examen porte sur le côté droit, on
aperçoit les restes des corps des vertèbres lombaires; du
côté gauche, au contraire, on voit des espèces d'arcs osseux, pressés les uns contre les autres et soudés entre eux,
dont chacun correspond à un corps atrophié de vertèbre
dorsale.

Au lieu de se diriger, comme à l'ordinaire, d'arrière
en avant et de haut en bas, toutes les côtes se portent
obliquement en avant et en haut, de la colonne vertébrale
vers le sternum; elles sont, de plus, serrées les unes contre
les autres, surtout les cinq dernières, qui, privées presque
complétement de l'appui que leur fournissent les corps
des vertèbres, se touchent et se soutiennent entre elles.

Afin de pouvoir étudier d'une manière plus complète
cette pièce intéressante, nous avons pratiqué sur la ligne
médiane une coupe verticale, qui partage en deux moitiés
égales le sacrum, la région lombaire, et la partie de la
région dorsale qui est altérée. Cette coupe nous a permis
de constater que : 1° les différentes pièces du sacrum, et
notamment la première, ont subi dans leur partie antérieure (qui représente, comme on sait, le corps des
vertèbres) un amincissement tel que le diamètre antéro-
postérieur dépasse à peine un centimètre; 2° les débris
des corps des vertèbres lombaires, soudés entre eux et
avec le sacrum, mesurés d'avant en arrière, ne présentent
pas une épaisseur plus considérable, et offrent en arrière
des traces de carie; 3° les corps des vertèbres dorsales,
distincts de ceux des vertèbres lombaires, mais soudés
entre eux, forment une sorte de noyau dense, épais, autour duquel se développe la courbure de la région malade;

4° les pédicules des vertèbres lésées existent tous, et semblent partir, en rayonnant, du noyau osseux dont nous venons de parler ; 5° ils interceptent entre eux des intervalles qui ne sont autre chose que les trous de conjugaisons, bien développés, au nombre de dix, et pouvant parfaitement être vus et comptés des deux côtés ; 6° le canal rachidien décrit, autour du noyau osseux précité, une courbure à rayon très-court, à concavité antérieure, mais il a conservé sa largeur ordinaire, et ne paraît rétréci dans aucun des points de son trajet ; 7° enfin, les apophyses épineuses se portent, aussi en rayonnant, de la partie antérieure vers la postérieure, et sont écartées les unes des autres à leur sommet, tandis qu'elles se touchent à leur base ; il est même facile de s'assurer que plusieurs d'entre elles sont intimement unies et soudées. Les traces de cette soudure se retrouvent, du reste, sur les apophyses articulaires, et spécialement sur celles de la région lombaire : en les examinant avec soin, on constate, de manière à ne pouvoir en douter, cette fusion osseuse entre la première lombaire et les deux dernières dorsales.

Dans les diverses circonstances que nous venons de faire connaître en décrivant cette pièce curieuse, on trouve à la fois la preuve que le malade a prolongé son existence pendant assez longtemps, et l'explication de la persistance de la vie malgré cette altération si grave et si étendue. Il n'est pas, je pense, nécessaire d'indiquer ces circonstances, dont les principales sont, d'une part, les érosions cicatrisées et les ankyloses établies entre les différentes pièces osseuses, et, d'une autre part, la conservation du canal rachidien et des trous de conjugaison.

N° 268. — Sternum d'une femme de dix-huit ans, donne par M. le professeur J. Clóquet, et sur lequel on voit une carie profonde.

La carie siége sur le côté gauche du corps de l'os ; elle a détruit les facettes articulaires destinées aux troisième et quatrième côtes, ainsi que les portions osseuses qui supportent ces facettes, et déterminé, par le fait de cette destruction, la formation d'une échancrure semi-lunaire, tapissée par un tissu celluleux, irrégulier, rugueux, à mailles larges, à trame assez mince, et qui paraît érodé. La lame compacte, amincie, tranchante et dentelée, paraît en outre soulevée sur les limites de la lésion, de sorte qu'elle est séparée du tissu celluleux par un sillon peu profond, et lui sert en quelque sorte de bordure ou d'encadrément. La surface du sternum est parsemée, tant sur sa face antérieure que sur sa face postérieure, de trous arrondis, qui attestent l'accroissement de vascularité de cet os.

SECTION II.

CARIES DES OS DE LA TÊTE.

Neuf pièces figurent dans cette section. Dans les cinq premières, décrites du n° 269 au n° 273, les altérations occupent la voûte du crâne seule, ou à la fois la voûte, la base et les os de la face. Dans les trois suivantes, la lésion porte sur le rocher. La dernière, enfin, consiste en une destruction partielle de la voûte du crâne, observée sur la tête d'un jeune teigneux.

N° 269. — Tête d'un sujet âgé de trente-deux ans ; pièce d'origine inconnue, et sur laquelle on voit plusieurs points affectés de carie, tant sur la voûte du crâne que sur les os maxillaires supérieur et inférieur.

1° Sur la bosse frontale droite, on aperçoit une surface arrondie, de trois centimètres de diamètre, surmontée d'une autre surface, également arrondie, mais d'un diamètre de moitié plus petit. Ces deux surfaces, qui se confondent en partie par leurs bords, sont nettement circonscrites, de telle sorte que l'os est entièrement sain à quelques millimètres en dehors d'elles. Les altérations qu'elles présentent sont les suivantes : la table externe est criblée de trous, qui, vers le centre, sont assez rapprochés pour l'avoir fait disparaître dans une petite étendue. A la circonférence, surtout en bas et en haut, se voient des productions osseuses nouvelles, d'un très-petit volume, qui forment autour des surfaces érodées une sorte d'aréole. Ces productions osseuses semblent résulter de la réunion de lamelles inclinées les unes vers les autres, et circonscrivant des petits trous et des petites fissures. Vers la partie inférieure sont quelques rainures plus larges que les autres sillons, et dans le fond desquelles on trouve le tissu de l'os raréfié ; sur ce même point, existe une petite masse de substance osseuse, faisant, au-dessus de la surface de l'os, une saillie de deux millimètres environ, et percée d'un grand nombre de trous.

2° La bosse nasale présente également une surface arrondie, de la largeur d'une pièce de cinquante centimes, criblée, dans toute son étendue, de trous, dont le nombre se multiplie assez vers le centre pour que la table externe ait perdu son aspect, et paraisse légèrement déprimée. Sur la circonférence, les trous, quoique encore

I.

20

très-rapprochés, sont plus petits, et laissent entre eux des intervalles sur lesquels la lame externe présente son aspect ordinaire. Il n'y a pas dans ce point de productions osseuses.

3° La bosse sourcilière gauche offre aussi une petite surface ronde, percée de trous abondants, surtout dans le centre, où l'on rencontre une petite excavation bordée par la table externe si amincie et tellement découpée qu'elle ressemble à un morceau de dentelle.

4° Un peu au-dessus de la bosse pariétale gauche est une petite surface de la largeur d'un centime, où la table externe est également amincie et percée d'ouvertures. Il n'existe du reste là aucun dépôt de matière osseuse nouvelle.

5° En examinant la face interne du crâne, on voit, dans toute la fosse qui répond à la bosse frontale droite, un changement de couleur remarquable. Dans ce point, la table interne est devenue d'un blanc laiteux et d'un aspect terne, qui tranche sur le reste de l'os. Toute cette partie est couverte de petits mamelons irréguliers, séparés par des sillons anfractueux. Un peu plus en avant, dans le centre de la fosse, et dans le point qui correspond à l'altération externe, la table interne est fortement déprimée, et présente plusieurs cavités profondes, à bords arrondis, dont le fond est criblé de trous, et vers lesquelles on voit converger une quantité considérable de sillons vasculaires.

Le fond de la fosse frontale gauche présente également plusieurs fossettes que rien n'annonçait au dehors, mais les trous qui les percent sont moins évidents, et il n'y a qu'un petit nombre de sillons vasculaires qui s'y rendent.

La face interne des pariétaux, surtout à gauche, est criblée de trous et de sillons vasculaires.

L'épaisseur de cette voûte du crâne est assez considérable : le frontal a sept millimètres, au-dessus de la bosse frontale droite ; le pariétal gauche a près d'un centimètre, près de son angle antérieur et supérieur.

6° Le fond de la fosse canine gauche présente, dans un point très-circonscrit, des traces d'érosion au centre desquelles existe un trou, orifice d'une petite cavité que nous avons soudée, et qui ne nous a paru communiquer ni avec le canal nasal ni avec le sinus maxillaire. Le rebord alvéolaire de ce côté présente un plus grand nombre de trous vasculaires que celui du côté opposé.

7° La face externe de la branche gauche de la mâchoire inférieure est couverte, au-dessous de l'échancrure sygmoïde, de l'apophyse coronoïde et du condyle, d'une espèce de croûte osseuse, d'un aspect terne et spongieux. Cette croûte est surtout distincte au-dessous de l'apophyse coronoïde, point où elle est soulevée vers les bords et séparée du reste de l'os ; elle est continue jusqu'au milieu de la hauteur de la branche de la mâchoire : là, elle se trouve interrompue par une large fosse, dont le fond est inégal et creusé de plusieurs anfractuosités irrégulières, tapissées et séparées par un tissu aréolaire et spongieux. Cette fosse est limitée en bas par plusieurs mamelons osseux, irréguliers, durs et criblés de trous. Au-dessous d'elle et près de la base de la mâchoire, on en rencontre une autre plus petite, limitée en haut et en dedans par de petites stries osseuses, peu saillantes, convergentes, et séparées par de petits sillons également convergents. Sur la partie du corps de la mâchoire la plus rapprochée des branches, on retrouve la croûte osseuse dont il a été question précédemment, et, quoiqu'elle soit là extrêmement mince, on peut très-bien constater son existence, surtout le long du rebord alvéolaire; car elle offre, de ce côté, un bord tranchant qui se détache légèrement de la lame compacte de l'os.

8° Enfin , la face interne de la branche de la mâchoire présente, près de l'angle, une altération semblable à celle que nous venons de décrire, mais moins prononcée.

Le côté de l'os maxillaire inférieur qui correspond à la maladie est gonflé, et plus épais que le côté sain.

N° 270. — Tête d'origine inconnue, sur le crâne de laquelle on aperçoit plusieurs altérations remarquables, que nous croyons devoir rapporter à la carie.

La portion droite du frontal et les deux pariétaux sont les parties sur lesquelles siége principalement la maladie. On peut dire, d'une manière générale, que l'altération que ces os ont subie se présente sous deux formes particulières.

Première forme. Il est des points où la table externe existe encore en grande partie, mais très-amincie, criblée de trous, et interrompue de distance en distance par des petites cavernes; au-dessous d'elles on voit des espaces vides, plus ou moins considérables, dont le fond, ainsi que celui des petites cavernes, est formé par la table interne percée de trous ronds et abondants. Ces trous sont surtout multipliés dans les gouttières des artères méningées; vers le bord postérieur du pariétal gauche, ils sont si rapprochés qu'ils donnent à la table externe l'aspect d'une dentelle.

Deuxième forme. A côté de ces points, il en est d'autres où la table externe est remplacée par des mamelons de substance compacte, tantôt pressés les uns contre les autres, et laissant seulement entre eux des lignes étroites et peu profondes ; tantôt, et cela se voit principalement au niveau de la bosse pariétale droite, séparés par des rainures plus ou moins profondes, dont le fond est rempli d'un tissu celluleux extrêmement fin.

La première de ces deux formes paraît être l'altération primitive des os ; la seconde semble être la cicatrisation de la première. La première existe surtout sur le pariétal gauche ; les deux se rencontrent à la fois sur le frontal et sur le pariétal droit. La bosse frontale droite présente un de ces mamelons, né dans le fond d'une excavation qui a dû être assez profonde et qui a été ainsi en partie comblée. Ce mamelon osseux joue donc là le même rôle que les bourgeons charnus développés à la surface d'une plaie avec perte de substance. Les bords des divisions qui présentent la seconde forme sont arrondis, très-lisses, épais, et formés par de la substance compacte ; ceux, au contraire, des excavations qui appartiennent à la première forme sont minces, tranchants, et formés par la table externe, qui n'a subi d'autre altération qu'un amincissement considérable.

Un phénomène assez remarquable, c'est que cette voûte du crâne, examinée à l'extérieur, paraît déprimée dans les points altérés : cette circonstance est surtout manifeste sur le pariétal droit.

La face interne de cette voûte du crâne présente, dans les fosses frontales, pariétales et occipitales, et surtout dans les points correspondants aux altérations de la table externe, un état particulier de la table interne, analogue à ce que nous avons décrit dans la pièce précédente. Cette table offre, dans les points indiqués, l'aspect blanc et mat que nous avons déjà fait connaître. Elle présente en outre une foule de sillons, qui serpentent au milieu de la substance compacte, qui est soulevée, comme boursouflée, et transformée en petits mamelons, tantôt continus par leur base, tantôt entièrement isolés. Le sommet de ces mamelons est lisse, arrondi, et fait à peine saillie au-dessus du niveau de la table interne environnante. Le fond des sillons est percé de trous ronds, très-fins, dont les bords sont mousses, arrondis, et un peu déprimés. Dans la fosse pariétale gauche, ces trous et ces sillons sont si multipliés que la lame compacte paraît transformée en une couche légère de tissu celluleux très-fin. Les sillons qui renferment les artères méningées sont élargis et n'ont pas moins de cinq millimètres de chaque côté.

Si on examine la base du crâne, on aperçoit à la partie supérieure de la fosse zygomatique, vers la base de l'apophyse ptérygoïde droite, un commencement d'altération consistant dans le soulèvement et la raréfaction de la table externe, qui est percée d'une multitude de petits trous arrondis. La même lésion se retrouve à un moindre degré, du côté opposé, ainsi que dans la partie des fosses temporales qui correspond aux points indiqués, tant à droite qu'à gauche.

N° 271. — Portion de la voûte du crâne, donnée par M. Cruveilhier.

Cette pièce, très-irrégulière, est composée de fragments du frontal et des deux pariétaux. Il est à regretter qu'on n'ait pas apporté plus de soin dans sa préparation, et que la voûte du crâne n'ait pas été enlevée proprement et en totalité.

La portion moyenne du frontal est seule conservée : on aperçoit sur la ligne médiane, et à sa surface externe, les traces de la suture qui réunit les deux portions de l'os

dans l'enfance, tandis qu'à l'intérieur ces traces sont effacées. Sur le côté gauche de cette suture, et parallèlement
à elle, a été pratiquée une coupe avec la scie, et, sur le
trajet de cette coupe, on aperçoit deux petites excavations
hémisphériques, creusées dans le diploë, et qui occupent
toute l'épaisseur de l'os, de sorte qu'elles ont pour parois
supérieure et inférieure les deux tables de l'os amincies et
transparentes; leur fond est arrondi et tapissé par un tissu
d'un blanc jaunâtre, dur, compacte, et criblé de cellules
très-petites. Ces deux perforations, dont chacune forme
la moitié d'une cavité complète, ont un centimètre d'é-
tendue dans le sens antéro-postérieur; elles sont placées
l'une au devant de l'autre, et séparées par une cloison
formée de tissu aréolaire et en partie détruite. La table interne du frontal, dans le point correspondant à la cloison,
est percée d'un trou de deux millimètres de largeur, qui
fait communiquer avec la cavité du crâne les deux petites
cavernes intra-osseuses. Du côté droit, l'os a été cassé,
et la cassure est interrompue, près de la ligne médiane,
et au-dessus de la bosse frontale, par une échancrure en
demi-lune, indiquant qu'il a existé dans ce lieu une perforation, d'environ deux centimètres de diamètre, et sur
laquelle nous n'insistons pas davantage, parce que nous
allons en décrire une qui existe tout entière sur un des
pariétaux. On ne remarque d'ailleurs rien de particulier
sur les deux tables de l'os.

Les sutures fronto-pariétale et interpariétale sont conservées. Vers la partie supérieure du pariétal gauche, on
remarque une perforation complète de l'os, arrondie, et
dont les bords présentent la disposition suivante : au lieu
d'être taillés en biseau, comme cela a lieu dans les perforations occasionnées par une tumeur qui fait effort du

dedans au dehors, ils figurent une gouttière circulaire, dont le diploé occupe le fond, tandis que les deux lames de l'os en constituent les rebords. Ces deux lames sont d'ailleurs minces, transparentes, dentelées; et, comme l'interne a subi une perte de substance plus considérable que l'externe, l'ouverture de la perforation est plus large en dedans qu'en dehors. Sur le même pariétal existent deux petites cavités communiquant avec l'intérieur du crâne, par suite de l'usure de la lame interne, qui leur forme un orifice rétréci, à bord mince et frangé. Près d'elles se trouve une excavation beaucoup plus grande, largement ouverte du côté de l'intérieur du crâne, et dont le fond est tapissé, ainsi que celui des deux cavités précédentes, par un tissu aréolaire dont la trame est épaisse, d'un blanc jaunâtre, et compacte.

Sur le pariétal droit, on observe également une excavation, qui présente les mêmes caractères. Elle s'ouvre largement du côté interne, et s'étend, de l'autre côté, jusqu'à la table externe, non encore perforée, mais extrêmement amincie, et criblée de trous au travers desquels on aperçoit le jour. Tout près de la suture sagittale et des trous pariétaux, existait un amincissement des deux tables, qu'on reconnaissait à la couleur mate et à la transparence de l'os, ainsi qu'à une petite ouverture dont il était percé. Soupçonnant qu'il existait là une cavité intra-osseuse, nous avons conduit sur ce point deux traits de scie, et sommes, en effet, tombés sur une petite caverne creusée dans le diploé. Enfin, sur le trajet du trait de scie qui limite le pariétal à sa partie externe, on remarque une autre petite caverne, du volume d'un grain de chènevis, placée dans l'épaisseur de l'os, un peu plus près de la table interne que de l'externe, et entièrement isolée.

Les os de cette pièce sont fort épais, lourds et compactes. Un des sillons principaux de l'artère méningée moyenne, du côté droit, est très-large, et si profond que la portion d'os qui le supporte est devenue transparente; mais les ramifications qu'il fournit sont peu nombreuses et peu développées.

En résumé, ces os nous ont présenté, comme on a pu le voir : 1° une caverne intra-osseuse, sans communications extérieures ; 2° plusieurs cavernes, avec communication commençante, par usure des tables interne ou externe, ou de toutes deux à la fois; 3° plusieurs cavernes, transformées en excavations par l'usure d'une des tables, ou en perforations par celle des deux tables; et, dans les deux cas, la disposition des bords indiquant parfaitement l'origine de l'altération.

D'après le siége et la marche de cette lésion, qui a eu manifestement son point de départ dans le diploé, d'après l'aspect et la texture du tissu osseux qui limite les excavations et les cavités dont ces os sont creusés, nous ne doutons pas que la pièce qui vient d'être décrite ne soit un exemple d'affection tuberculeuse.

N° 272. — Tête d'origine inconnue, qui, d'après l'état de l'arcade dentaire supérieure, paraît avoir appartenu à un sujet d'un certain âge, et sur laquelle on voit des traces profondes de carie répandues sur plusieurs points du crâne et de la mâchoire inférieure.

L'angle antérieur et inférieur du pariétal gauche, et le bord correspondant du coronal, ont reçu l'atteinte la plus profonde. L'altération, dans cette partie de la voûte du crâne, a une forme à peu près circulaire, d'une étendue égale à celle d'une pièce de cinq francs; et sa disposition est infundibuliforme, c'est-à-dire qu'elle est d'autant plus profonde qu'on l'examine plus près du centre. La circonférence présente un si grand nombre de gouttières convergentes que la table externe semble avoir été labourée par des vers. Ces gouttières sont séparées par des crêtes tranchantes, ce qui rend l'os rugueux au toucher; quelques-unes présentent des trous, dont les uns, très-réguliers et à orifices épais et arrondis, ont renfermé des vaisseaux, tandis que les autres, qui paraissent résulter de l'érosion du tissu osseux, ont des bords très-minces, et aboutissent, après avoir traversé la table externe, à des cavités intérieures assez larges. Dans le centre, la table externe a tout à fait disparu, et il existe là une fosse plus profonde, arrondie, large comme une pièce de cinquante centimes, et dont les bords sont, dans quelques points, coupés à pic; cette fosse est surmontée d'une sorte de marge, ou bord inégal, déchiqueté, formé par la table externe. Le fond est aussi très-inégal, comme vermoulu, et percé de trous irréguliers, d'un diamètre variable, qu'il est encore facile, en les examinant avec attention, de rapporter à deux espèces : les premiers, moins nombreux, très-petits, exactement arrondis, et percés dans des mamelons de substance compacte, sont probablement destinés au passage des vaisseaux; les seconds, plus nombreux, sont irréguliers, plus larges, et séparés les uns des autres par des lames osseuses qui les transforment en cellules et en demi-cellules : c'est leur abondance qui fait paraître l'os vermoulu.

Plusieurs autres points de la surface extérieure présentent également des vermoulures, mais très-circonscrites : ainsi on en voit au-dessus de la bosse frontale gauche, dans la fosse temporale du même côté, au sommet de la bosse pariétale droite, dans la suture lambdoïde du même côté, à l'extrémité postérieure de la suture sagittale, au côté interne du condyle de l'occipital, du côté gauche.

À l'intérieur du crâne, au niveau de l'angle antérieur et inférieur du pariétal gauche, on trouve une altération correspondante à celle déjà décrite, mais moins étendue, et constituée surtout par une quantité innombrable de trous qui remplissent le sillon principal de l'artère méningée moyenne, et lui donnent un aspect vermoulu. En plaçant entre l'œil et la lumière cette portion de l'os, on peut s'assurer que les trous extérieurs communiquent avec les intérieurs. La fosse pariétale droite présente les traces d'une érosion légère ; on en trouve aussi quelques-unes sur le trajet de la suture fronto-pariétale droite. La base du crâne n'est pas non plus exempte d'altérations. La lame carrée du sphénoïde a été presque complètement usée. Derrière elle, et dans le point de jonction de l'apophyse basilaire avec le corps du sphénoïde, existe une petite cavité assez profonde, due à la raréfaction et à la vermoulure de l'os. Sur la portion écailleuse du temporal gauche, la table interne est entièrement usée, et laisse voir une fossette, dont le fond est percé de trous qui communiquent avec ceux que j'ai dit se trouver dans la fosse temporale gauche ; la partie supérieure de cette fossette est percée d'un canal assez large, qui traverse très-obliquement l'épaisseur des os, et vient aboutir à l'extérieur, vers la partie moyenne de la suture écailleuse.

Un segment du crâne a été enlevé du côté droit, au moyen de deux traits de scie, l'un vertical et placé sur la ligne médiane, l'autre horizontal, étendu de la bosse frontale à l'angle supérieur de l'occipital. Cette coupe a fait

---

découvrir des particularités assez remarquables : 1° Le trait de scie vertical, ayant porté sur l'extrémité postérieure de la suture sagittale, a permis de constater que les vermoulures, apparentes sur la table externe et un peu sur la table interne, ont pénétré jusqu'au diploé, et l'ont creusé de diverses cavités irrégulières, de telle sorte que la maladie a fait, dans l'épaisseur même de l'os, les plus grands ravages. 2° Dans l'épaisseur de l'extrémité inférieure droite de la suture fronto-pariétale, un peu au-dessus de l'angle antérieur et inférieur du pariétal droit, existe aussi une cavité assez exactement arrondie, pouvant loger un grain de raisin, creusée aux dépens des deux os, frontal et pariétal, limitée en dehors et en dedans par les tables externe et interne des os, parfaitement intactes, et qui, à l'extérieur, ne présentaient aucune altération, pas même de trous vasculaires, rien, en un mot, qui pût faire soupçonner la présence d'une lésion profonde. Le reste des parois de la cavité est formé par le diploé, très-régulièrement usé, et présentant des cellules très-petites et une trame fort épaisse. Les os ont un centimètre d'épaisseur dans le point correspondant. Une autre cavité de même espèce, mais plus petite, existe sur la même coupe, un peu en arrière de la précédente.

Sur la face interne de la branche droite de la mâchoire inférieure, l'épine qui surmonte l'orifice du canal dentaire inférieur a disparu ; la lame compacte qui forme le fond de la gouttière qui précède ce canal est percée de trous irréguliers, fort rapprochés, qui l'ont en partie détruite, et, dans ce point, la branche de la mâchoire serait percée de part en part d'un trou rond, s'il ne restait encore quelques fragments de substance celluleuse et de la table externe ; ce qui n'empêche pas toutefois qu'on ne voie lar-

gement le jour au travers de cet os. La fin du sillon mylo-
hyoïdien est criblée de trous moins rapprochés; la face
externe de la mâchoire, dans le point correspondant, ne
présente rien de particulier.

On trouve à la fois dans cette pièce deux sortes de lésions, qui présentent entre elles des différences très-
grandes de forme et probablement aussi de nature. Ces
lésions sont, d'une part, l'érosion des tables, soit interne,
soit externe, avec raréfaction du tissu osseux, et, d'une
autre part, l'établissement de cavités intra-osseuses, ouvertes ou non à l'extérieur par suite de l'usure des tables
de l'os, et tapissées par un tissu celluleux, dont les aréoles
sont très-petites, et dont la trame, dure, blanchâtre, compacte, paraît hypertrophiée. La première de ces altérations nous paraît devoir être rapportée à la carie proprement dite, et la seconde à l'affection tuberculeuse des os.

N° 273. — Moitié gauche d'une tête d'adulte, dont l'o-
rigine est inconnue.

Les altérations les plus remarquables ont leur siège
dans la cavité même du crâne. La face cérébrale du frontal, la grande aile du sphénoïde, la portion écailleuse du
temporal, l'angle antérieur et inférieur du pariétal, ont
subi une altération singulière, qu'il est fort difficile de dé-
finir, et qui se trouve exactement limitée, en haut et en dehors, par la suture fronto-pariétale, puis par la suture
écailleuse, en arrière, par le bord antérieur du rocher,
en dedans, au niveau du sphénoïde, par la ligne médiane,
et, dans la fosse cérébrale antérieure, par une ligne étendue de l'extrémité interne de la fente sphénoïdale, jusqu'à la partie moyenne de l'arcade orbitaire. Toute la sur-

face osseuse comprise dans les limites que nous venons d'indiquer présente une teinte de bistre, qui tranche sur la couleur des os restés sains; elle est, en outre, hérissée de mamelons, de volume et de forme variables, tantôt pointus et étroits, tantôt larges et arrondis, irrégulièrement disséminés, et séparés par des anfractuosités dont la largeur et la profondeur sont également variables. Il semble que la table interne du crâne ait été soulevée et boursouflée par places, tandis que, dans les intervalles, elle a subi de véritables pertes de substance. Les intervalles ou anfractuosités ont leur fond quelquefois lisse et compacte, quelquefois, au contraire, criblé de trous séparés les uns des autres par de très-petites éminences lisses et arrondies : cette disposition existe surtout sur le frontal. La fosse cérébrale moyenne est moins inégale; toutes les sutures qu'on y remarque représentent autant de sillons, parce que les os qui les forment sont notablement renflés. Dans le point de jonction de la grande aile du sphénoïde, de l'angle antérieur et inférieur du pariétal, du frontal, et de la portion écailleuse du temporal, est placé un os vormien, triangulaire, également creusé sur ses bords, et renflé dans sa partie moyenne.

L'extrémité externe de l'apophyse d'Ingrassias a disparu; il en est de même de la suture qui l'unit au bord postérieur de la face inférieure du frontal, de sorte qu'on voit dans ce point une large échancrure, continue en dehors avec la fente sphénoïdale, qui se trouve par là considérablement agrandie. Dans la gouttière latérale, derrière la base du rocher, existe une érosion peu étendue, dont le fond est creusé d'une fossette assez profonde qui correspond à l'ouverture interne du trou mastoïdien. On

aperçoit aussi des traces d'érosion, au niveau de la lame
carrée du sphénoïde et de l'apophyse clinoïde postérieure
qui est déformée.

Ce crâne est encore remarquable par la grande quantité
de trous dont il est creusé. En avant, au-dessous, et un
peu en dedans de la fosse frontale, on en voit un qui est
creusé sur le milieu d'une gouttière dirigée verticalement:
ce trou est arrondi, d'un diamètre capable d'admettre une
plume de corbeau, à bords mousses, lisses et réguliers,
traverse toute l'épaisseur de la table interne, et va s'ouvrir dans le sinus frontal. La suture fronto-pariétale est
aussi interrompue par deux trous situés l'un au-dessus
de l'autre; le supérieur, pratiqué au milieu même de
la suture, a une forme allongée et des bords inégaux, et
semble résulter de l'usure des deux os dont la jonction
constitue la suture sur laquelle il est placé; l'inférieur ne
saurait être attribué à une cause semblable, car il est ovalaire, très-régulier, à bords déprimés, mousses et arrondis, et creusé à côté de la suture, sur le pariétal lui-même.
Ce trou a six millimètres de diamètre vertical sur quatre
de diamètre transversal. Deux trous plus petits, mais
offrant les mêmes caractères, se voient dans la fosse
cérébrale moyenne. Vers la base du rocher, et dans la
gouttière caverneuse, existent deux autres trous, mais qui,
au lieu de traverser la paroi du crâne, se terminent en cul-
de-sac, après quelques millimètres de trajet, ainsi qu'on
peut s'en assurer en essayant d'y faire pénétrer un stylet.

La table interne du pariétal est criblée de trous et de
sillons vasculaires, et ces derniers sont très-profonds et
présentent une disposition rameuse très-apparente, sur les
limites de la lésion précédemment décrite, le long de la
suture squameuse du temporal.

Considérée à l'extérieur, cette moitié de la tête présente encore quelques particularités dignes d'être notées. Toute la région temporale présente une couleur de rouille et quelques inégalités, ainsi qu'une disposition spéciale des sutures, qui sont très-prononcées et creusées en forme de sillons, beaucoup moins profonds, toutefois, que ceux de la table interne. La grande aile du sphénoïde est couverte d'une couche calcaire de nouvelle formation, très-mince, et d'un jaune brunâtre. La surface des os de cette région est criblée de petits trous très-fins et très-rapprochés, ce qui indique que leur vascularité est accrue. Sur le trajet de la suture fronto-pariétale, on aperçoit les orifices des deux trous précédemment indiqués ; on voit également un trou, arrondi, et dont les bords sont moussés et enfoncés, vers le centre de la portion écailleuse du temporal. Un autre, qui présente les mêmes caractères, existe vers la base de l'apophyse mastoïde, et le stylet introduit dans ce trou pénètre dans une cavité assez large, qui ne paraît pas avoir d'autre issue. Derrière la rainure digastrique, on remarque trois autres trous, dont l'un nous paraît être le trou mastoïdien, et qui aboutissent, soit dans des cavités anfractueuses, peut-être dans les cellules mastoïdiennes, soit dans l'intérieur du crâne, au niveau de l'érosion placée en arrière de la base du rocher. D'après le nombre et la disposition des trous répandus autour de l'apophyse mastoïde, on peut croire que la base de cette apophyse est altérée et peut-être minée par la carie.

La cavité glénoïde de ce même temporal présente une disposition particulière. Au devant de la scissure de Glaser, la partie articulaire de cette cavité est creusée d'une fosse profonde, au fond de laquelle on aperçoit un trou arrondi, du diamètre d'une forte plume de corbeau, et qui vient s'ouvrir dans la fosse cérébrale moyenne, en dehors du trou petit rond, au devant du bord antérieur du rocher. Un autre trou, également ouvert dans la cavité glénöide, se dirige en arrière vers le conduit auditif externe, et se termine en cul-de-sac. La racine transverse de l'apophyse zygomatique est aplatie d'arrière en avant, et terminée par une crête mince et tranchante; au-dessous d'elle, passe un canal cylindrique qui va se rendre dans la cavité glénöide.

Le condyle de l'occipital est déformé, privé de son cartilage articulaire et de sa lame compacte; sa surface est rugueuse, comme érodée, et semble formée par un tissu réticulaire à mailles assez larges.

L'épaisseur des os de ce crâne, qui appartenait sans doute à un homme robuste, est, du reste, très-grande : la grande aile du sphénoïde, mesurée à sa base, est épaisse de plus d'un centimètre, et la portion écailleuse du temporal n'a pas moins de cinq à six millimètres. Le trou déchiré postérieur est très-petit. Un nombre infini de petits trous se voient sur la portion de la surface extérieure du frontal, du pariétal et de l'occipital qui est recouverte par le muscle occipito-frontal.

Cette pièce est surtout remarquable par la présence des trous arrondis et réguliers qui établissent la communication entre l'intérieur et l'extérieur du crâne, et qui, pendant la vie, donnaient sans doute passage à des liquides. Ce n'est pas là, du reste, une carie bien franche : peut-être y a-t-il eu quelque tumeur intra-crânienne? peut-être quelqu'épanchement entre la dure-mère et les os? Il est à regretter de n'avoir, sur l'origine de cette pièce, aucun renseignement propre à éclaircir nos doutes.

I.   21

N° 274. — Moitié gauche d'une base du crâne, donnée par M. Breschet.

Tout le bord antérieur du rocher et une partie de sa base ont été détachés, par la carie, du bord postérieur du sphénoïde et de la portion écailleuse du temporal : de là résulte une large rainure, oblique d'arrière en avant et de dehors en dedans, bornée, dans ce dernier sens, par le trou déchiré antérieur, en dehors et en arrière, par la caisse du tympan, dont la paroi supérieure a été détruite.

En examinant les bords de cette rainure de dedans en dehors, on voit sur le bord antérieur : 1° une perforation à bords amincis et irréguliers, pénétrant dans le sinus sphénoïdal gauche; 2° un peu plus en dehors, le trou ovale, ou maxillaire supérieur, dont la demi-circonférence postérieure est détruite; 3° l'épine du sphénoïde, libre et isolée de toutes parts, percée, près de sa base, par le trou petit rond qui n'a qu'un très-petit calibre; 4° la portion écailleuse du temporal, séparée du rocher par une perforation qui a détruit la moitié interne de la cavité glénoïde.

Le bord postérieur présente successivement, et dans le même sens : 1° le canal carotidien, dont toute la paroi externe a été rongée par la carie; 2° l'extrémité externe du conduit auditif interne, attaquée et perforée; 3° la coupe de l'aqueduc de Fallope, également détruit, depuis le conduit auditif interne jusqu'après son passage au-dessus de la fenêtre ovale, qui est encore fermée par l'étrier demeuré intact; 4° au-dessus de la fenêtre ovale, le vestibule, dont la paroi supérieure et externe n'existe plus; 5° des débris des canaux demi-circulaire vertical antérieur et demi-circulaire horizontal; 6° la caisse du tympan, dont la paroi supérieure a complétement disparu, de sorte que la vue plonge librement jusque dans les cellules mastoïdiennes.

En examinant le conduit auditif externe, on voit que presque toute sa paroi supérieure et interne et une petite portion de la base de l'apophyse mastoïde ont été détruits, de façon que, de ce côté aussi, on aperçoit l'intérieur des cellules mastoïdiennes.

L'apophyse mastoïde est d'un volume considérable : elle fait, au-delà de la rainure digastrique, une saillie de deux centimètres environ; sa circonférence, prise au même niveau, est de plus de sept centimètres; sa surface extérieure est régulièrement arrondie, et ne présente aucune altération de la substance osseuse. La gouttière latérale, tout le long du rocher, présente des érosions peu profondes.

N° 275. — Os temporal du côté gauche; pièce donnée par la Société anatomique, et sur laquelle on voit une carie du rocher.

Cette pièce présente des désordres analogues à ceux que nous avons observés sur la précédente; on y voit également une fente, ou scissure, d'un centimètre de largeur sur trois de longueur, dirigée obliquement de dehors en dedans et d'arrière en avant, de la base du rocher à son sommet et au devant de son bord antérieur. Cette fente, dans laquelle s'ouvrent le canal carotidien, les conduits auditifs interne et externe, l'oreille interne et les cellules mastoïdiennes, résulte de la destruction de l'oreille moyenne et de la portion du rocher intermédiaire à cette cavité et au trou déchiré antérieur. Sur son bord postérieur, on voit le canal carotidien, qui se trouve transformé, par la perte d'une partie de ses parois, en une véritable gouttière. Son bord antérieur est constitué par la portion écailleuse du temporal, et présente une disposition remarquable : tout le long de la fente indiquée, existe une sorte de bande, de quelques millimètres de largeur, formée par du tissu osseux, aréolaire, jaunâtre, irrégulier, comme érodé à sa surface, et séparée du reste de l'os par un sillon semblable à celui qu'on remarque autour des portions d'os nécrosées. Il est probable que cette bande de tissu osseux, déjà altérée, se fût plus tard détachée, si le malade eût vécu, et que la scissure précédemment décrite se fût encore agrandie par suite de cette nouvelle perte de substance. Toute la face interne de la portion écailleuse est creusée de sillons et de petits pertuis vasculaires, d'autant plus nombreux qu'on se rapproche davantage du siége de la lésion; près du sillon éliminatoire, l'os sain paraît même soulevé et hypertrophié. A l'extérieur, on n'aperçoit rien à noter, si ce n'est l'altération et la destruction commençante de la portion la plus interne de la cavité glénoïde.

N° 276. — Autre carie du rocher, donnée par la Société anatomique.

Cette pièce diffère des précédentes en ce que la maladie n'a qu'à peine entamé la table interne du temporal. Nous ferons observer, du reste, que ceux qui ont examiné la pièce dans l'état frais l'ont tellement maltraitée qu'il est difficile de distinguer les points sur lesquels la carie a porté.

Toutefois, à l'extérieur, derrière l'apophyse mastoïde, est une perforation qui conduit dans les cellules mastoïdiennes, et laisse voir une cavité encombrée en quelque sorte de lamelles osseuses, usées et percées de petits trous.

La paroi supérieure du conduit auditif externe présente
aussi une légère érosion. La paroi inférieure manque.

N° 277. — Tête d'enfant, sur laquelle une portion du
coronal et des pariétaux a été détruite par la teigne; pièce
recueillie et donnée par Fragonard, en l'an V.

La fontanelle antérieure, qui a conservé sa forme à peu
près losangique, présente des dimensions considérables;
elle est circonscrite, en arrière, par les angles tronqués des
deux pariétaux, qui forment sa demi-circonférence postérieure, en avant, par le frontal, dont les deux moitiés
ne sont pas encore réunies. Le pourtour de l'ouverture,
mince dans toute la partie formée par les pariétaux, est
plus épais dans le point qui correspond au frontal. Les
deux pariétaux présentent, au voisinage de l'ouverture,
des sillons vasculaires, plus nombreux à droite qu'à
gauche, et convergents; leur fond est formé de substance
compacte, qui tantôt ne présente aucune ouverture, et
tantôt est percée de petits trous disposés sur une même
ligne : quelle que soit, du reste, la disposition de leur
fond, arrivés à quelques millimètres du bord de la grande
ouverture, ils se terminent brusquement par un trou qui
pénètre la substance osseuse.

On remarque, en outre, sur les pariétaux et sur le
frontal, une altération fort remarquable : c'est un dépôt de
substance osseuse de nouvelle formation, au-dessous duquel on trouve la table externe de l'os à peu près dans
son état normal.

Sur les pariétaux, ce dépôt se présente de chaque côté,
un peu en avant des bosses pariétales, sous la forme
d'une espèce de monticule, plus élevé à gauche qu'à
droite, terminé brusquement et presqu'à pic vers son côté

interne et sur les bords de la fontanelle; offrant, au
contraire, du côté opposé qui correspond aux bosses pariétales, un talus très-régulier et doucement incliné, sur
la base duquel on aperçoit et on compte facilement plusieurs couches imbriquées et régulièrement déposées
les unes au-dessus des autres. A mesure qu'on s'élève,
les couches deviennent moins distinctes, et le point cul-
minant des deux monticules est formé par des myriades
de canaux parallèles entre eux, et perpendiculaires à la
surface osseuse, lesquels donnent aux os l'aspect des po-
lypiers ou des madrépores. Cette croûte de nouvelle formation est friable et s'enlève avec facilité : au-dessous
d'elle on aperçoit la table externe de l'os, criblée de trous
d'un diamètre considérable. En examinant cette même
table dans les points qui avoisinent le dépôt, on la voit
aussi criblée de trous excessivement fins; ces trous sont
précédés de petits canaux d'un diamètre analogue, ce qui
donne au pariétal l'aspect fibreux. Dans le point où elle a
le plus d'épaisseur, sur le pariétal gauche, la croûte de
nouvelle formation a sept millimètres; elle en a trois et
demi sur le pariétal droit.

Le frontal, au pourtour de la fontanelle, est couvert
de productions osseuses irrégulières, qui présentent les
mêmes caractères, surtout à droite; mais à gauche, cette
substance, qu'on pourrait appeler madréporique, circonscrit une large plaque, dont la surface inégale est couverte
de canaux larges de trois à quatre millimètres, qui convergent vers le bord supérieur de l'os, et semblent être
des lits creusés par des vaisseaux volumineux. Outre ces
premiers canaux, on en voit une multitude d'autres, capillaires, et qui affectent la même direction. Dans le point
où commencent les canaux en question, il en existe un

autre très-large, perpendiculaire à la direction des premiers, et parcourant la circonférence du cercle dans lequel ils sont renfermés. Ce dernier aboutit à une vaste
gouttière, creusée entre les deux tables de l'os, laquelle
se termine elle-même au niveau de l'apophyse orbitaire
externe gauche, par plusieurs trous qui percent perpendiculairement la lame externe : cette gouttière n'est autre
chose qu'un des canaux diploïques décrits par M. Breschet, mais qui présente ici un diamètre extraordinaire.
Au niveau de l'apophyse orbitaire externe droite, on voit
également plusieurs trous desquels part un canal semblable, moins large que le gauche, et qui monte en
serpentant vers le dépôt de nouvelle formation, au-dessous duquel il envoie plusieurs grosses branches. Sur la
partie antérieure du pariétal droit, existe un autre sinus
veineux du même genre, que nous avons ouvert dans
une partie seulement de son trajet, et qui est également
étendu entre la couche de matière osseuse nouvelle,
d'une part, et, d'une autre part, de larges trous creusés
sur la table externe, près de l'angle antérieur et inférieur
du pariétal.

Dans l'intérieur du crâne, la table interne des pariétaux
ne présente rien de remarquable; mais sur le frontal est
une couche de substance osseuse assez épaisse, creusée
de canaux semblables à ceux qu'on voit à l'extérieur, si
ce n'est qu'ils sont moins serrés, et dirigés plus obliquement par rapport à la surface de l'os.

Le dessin de cette pièce existe dans le musée de la Faculté.

SECTION III.

CARIES DES OS DES MEMBRES.

Nous avons cru devoir nous borner à décrire ici les caries qui affectent la diaphyse des os, renvoyant avec les maladies des articulations les caries des extrémités, qui forment un groupe naturel, décrit par tous les pathologistes sous le nom de tumeurs blanches. Cet ordre a l'avantage de rapprocher des caries articulaires plusieurs autres altérations qui siégent également dans les articulations, et ont souvent été confondues avec les résultats de la carie : telle est, par exemple, la lésion connue sous le nom de *morbus coxæ senilis*.

Les pièces qui figurent dans cette section sont au nombre de dix-sept : neuf ont rapport à la carie proprement dite; elles sont décrites du n° 278 au n° 286. Les huit autres, exposées du n° 287 au n° 294, peuvent être rapportées à l'affection tuberculeuse des os, telle que nous l'admettons avec M. le docteur Nélaton.

N° 278. — Squelette de l'avant-bras droit, de grandes dimensions, sur lequel on voit des traces de carie.

Le radius est parfaitement sain : l'altération siége sur le cubitus seul; elle en occupe la face interne et une partie de la face postérieure, et se trouve placée vers le milieu du membre. L'étendue de la lésion est de sept centimètres environ; elle consiste en une érosion, profonde de près d'un centimètre dans certains endroits, plus superficielle dans d'autres, de sorte que la surface altérée est couverte d'aspérités et d'anfractuosités. Le tissu qui en

forme le fond est rugueux, comme déchiqueté, et formé
de lamelles osseuses, irrégulières, séparées les unes des
autres par des trous, des fentes et des espèces de cre-
vasses, tantôt longitudinales, tantôt obliques. Vers l'extrémité inférieure de la surface cariée, on aperçoit un
dépôt de matière osseuse nouvelle, très-peu considérable.
La face antérieure du radius présente aussi, dans le point
correspondant à la lésion, un aspect particulier. La lame
externe de l'os, au lieu d'être plane, comme à l'état normal, offre une grande quantité de bosselures, très-petites
et très-superficielles, séparées par des sillons et par des
trous dans lesquels est demeuré le périoste.

N° 279. — Squelette de l'avant-bras droit, dont on ignore
l'origine, et sur lequel on voit à la fois des traces de carie
et une quantité considérable de végétations osseuses.

Des deux os, c'est le cubitus qui est le plus altéré : vers
le milieu de sa face postérieure on aperçoit une érosion
superficielle de sept centimètres de longueur; quatre
autres plus petites apparaissent sur les faces antérieure
et interne. Le tissu osseux présente, dans les points altérés, les mêmes caractères qui ont été indiqués dans la
description précédente. Les surfaces érodées sont envi-
ronnées de tous côtés par une couche de matière osseuse
nouvelle, qui d'ailleurs couvre toute la surface de l'os, à
l'exception de son extrémité supérieure et de son cinquième inférieur.

Cette couche osseuse, qui, en bas, naît insensiblement
du cubitus, et semble là se fondre avec la surface même
de l'os, augmente d'épaisseur à mesure qu'on se rapproche
de la partie supérieure, à tel point qu'elle finit par faire
un relief de près de deux centimètres. Son aspect est, du

reste, fort irrégulier; car, outre qu'elle manque brusquement au niveau des érosions, la matière osseuse est disposée par masses anguleuses jetées çà et là, de telle sorte
que le cubitus paraît hérissé de végétations inégales et
rocailleuses. C'est surtout en haut et en arrière, vers la
base de l'olécrâne, que se rencontrent les masses les plus
volumineuses et les plus aiguës. La matière de nouvelle
formation est d'un blanc jaunâtre, friable, et formée par
des fibrilles ou par des lamelles plus ou moins épaisses,
dont la direction est perpendiculaire ou oblique au plan
osseux sur lequel elles s'insèrent, qui sont rassemblées
tantôt en faisceaux, tantôt en couches continues, et entre
lesquelles se trouvent interceptés des sillons ou des canaux
très-fins, dont les orifices superficiels s'aperçoivent très-
bien à l'œil nu. Par sa surface profonde, la couche osseuse de nouvelle formation repose sur le cubitus lui-
même, sans se confondre avec lui; c'est ce dont on peut
se convaincre en détachant avec les doigts des fragments
de cette couche, qui s'enlève comme une écorce : on voit
en même temps que les portions d'os qu'elle recouvre,
loin d'être saines, présentent des altérations analogues à
celles qu'offrent les parties érodées, et qui n'en diffèrent
que par leur moindre profondeur, c'est-à-dire que la lame
externe de l'os est déjà dépolie, rugueuse, et criblée d'ouvertures longitudinales.

Toute la surface externe de l'apophyse olécrâne est dépolie, rugueuse, érodée superficiellement; la surface articulaire de cette même apophyse et la cavité sygmoïde
sont en partie dépouillées de leur lame compacte, et l'on
voit à nu le tissu celluleux, qui paraît raréfié et ressemble
assez bien à la pierre-ponce.

Le radius est aussi recouvert en partie de la même sub-

stance qui s'est accumulée sur ses bords, et principalement sur l'interne et le postérieur, de manière à former
là des reliefs triangulaires et tranchants. Vers l'union du
tiers supérieur avec les deux tiers inférieurs de l'os, et
sur la face postérieure, la matière osseuse manque, soit
que sa sécrétion ait été interrompue dans ce point, soit
qu'elle ait été détachée artificiellement, ce que nous sommes
plus disposés à croire, et l'on voit à nu la surface de l'os
superficiellement érodé. Les extrémités articulaires ne sont
point altérées.

N° 280. — Tibia gauche d'un jeune enfant, dont les
deux extrémités articulaires, encore à l'état d'épiphyses,
ont été détachées et manquent; pièce d'origine inconnue,
et sur laquelle on voit des traces de carie.

L'altération siége sur la face interne de l'os, un peu
au-dessus de sa partie moyenne; elle consiste en une érosion de forme oblongue, ayant cinq centimètres dans le
sens vertical, et deux à trois centimètres de largeur. La
partie centrale de cette érosion est occupée par le tissu
même du tibia, dont la lame compacte semble avoir été
détruite, de sorte qu'on aperçoit à nu la couche sous-ja-
cente, rugueuse et labourée par des sillons verticaux, au
fond desquels se voient des trous multipliés qui pénètrent
dans l'épaisseur de l'os. Cette lésion, très-superficielle,
paraît plus profonde qu'elle ne l'est en effet, parce qu'elle
est entourée d'une espèce de rebord formé par un dépôt
de matière osseuse nouvelle, taillé à pic et semblant faire
suite à l'érosion qu'il encadre, tandis que, d'une autre
part, il se perd insensiblement sur les faces interne et
externe du tibia. Cette substance osseuse de nouvelle formation présente quelques analogies avec celle qui s'est

développée autour d'une perforation de la voûte du crâne observée chez un petit teigneux, et décrite au n° 277. Elle en diffère, cependant, en ce qu'elle est moins friable., et creusée par des sillons verticaux plus profonds et plus larges.

Il nous parait probable que cette altération des os occupait le centre d'un ulcère situé à la partie interne de la jambe.

N° 281. — Squelette de la jambe droite, sur lequel on voit les traces d'une carie superficielle, conséquence probable d'un ulcère.

Cette jambe a sans doute appartenu à un sujet d'une taille élevée, car la longueur du tibia est de trente-huit centimètres. Ce qui nous frappa d'abord en examinant cet os, ce fut l'augmentation considérable de son volume, et sa forme arrondie et massive, les sillons, les gouttières et les végétations osseuses qui couvrent sa surface ainsi que celle du péroné. A cet aspect, nous nous attendions à trouver un accroissement proportionné dans la pesanteur du membre : notre surprise fut grande lorsque, en le soupesant avec la main, nous le trouvâmes très-léger. Ce phénomène nous fut expliqué par l'inspection de l'intérieur des os, au moyen d'une coupe verticale dirigée d'un côté à l'autre, et qui les partagea en deux moitiés; nous pûmes alors constater que les parois des deux os sont plus minces qu'à l'état normal, et que le canal central, rempli par du tissu réticulaire, est, au contraire, développé outre mesure, de sorte que l'augmentation de volume du tibia n'est pas dû à la sécrétion de matière osseuse nouvelle, mais plutôt à l'ampliation de sa cavité centrale et à une sorte de boursouflement des parois, qui sont en même temps amincies.

C'est surtout dans sa partie supérieure que le tibia pré
sente le renflement indiqué. Tout le tiers moyen de la face
interne de l'os est occupé par une sorte de dépression ou
d'excavation assez profonde, de treize centimètres de longueur sur quatre à cinq de largeur, qui en haut se fond
insensiblement avec le reste de l'os, tandis qu'en bas elle
est bornée par un petit dépôt de matière osseuse nouvelle,
et limitée, tant en avant qu'en arrière, par un rebord osseux assez prononcé. Son fond est grisâtre, grenu, du
reste assez régulier, et formé par un tissu celluleux dont
la présence indique que la couche corticale est complètement détruite. Quelques trous, placés vers la partie inférieure, pénètrent jusque dans le canal médullaire. Nous
pensons que cette altération reconnaît pour cause un vaste
ulcère, ayant pour fond la face interne du tibia, et dont la
suppuration a déterminé la carie superficielle.

Au niveau de la lésion qui nous occupe, les végétations
osseuses se multiplient sur la face externe du tibia; le
péroné est également le siége d'un gonflement notable, et
des productions stalactiformes couvrent sa surface; enfin,
ces productions, étendues d'un dès os à l'autre, comblent
l'intervalle qui les sépare naturellement, et établissent
entre eux une soudure complète. Plus haut, on aperçoit
des lames osseuses implantées sur le péroné, et qui s'a-
vancent, au milieu de l'espace interosseux, vers le tibia,
pour produire l'effet dont nous venons de parler. La coupe
verticale indiquée précédemment permet de voir que le
canal médullaire est rétréci dans le point qui correspond
à la surface malade, de telle sorte que l'excavation observée paraît due, non pas seulement à l'érosion et à la
perte de substance éprouvée par le tibia, mais aussi au
refoulement ou à la dépression de sa paroi interne.

N° 282. — Tibia droit d'un adulte, sur lequel on voit une carie très-étendue.

La maladie s'étend à presque toute la diaphyse de l'os, au côté interne duquel elle est placée ; et elle n'est pas moins profonde qu'étendue, car le canal médullaire présente une ouverture longue de vingt-cinq centimètres. Cette ouverture, plus large en haut et en bas que dans la partie moyenne, point où elle se réduit à une fente de quelques millimètres, permet d'apercevoir librement l'intérieur du canal médullaire qui paraît sain, et dans lequel se trouve le tissu réticulaire d'autant plus abondant qu'on se rapproche davantage des extrémités ; il est probable qu'elle est la conséquence d'une perte de substance et de la destruction d'une portion du tibia rongée par la carie. Les bords en sont très-irréguliers et constitués par le tissu même de l'os, qui est coupé tantôt obliquement, tantôt perpendiculairement et à pic, et présente une surface rugueuse, aréolaire, hérissée de lamelles très-minces, juxtaposées, qui circonscrivent des sillons longitudinaux, des cellules irrégulières, en général oblongues, et des trous également allongés.

Ces bords, formés aux dépens du tibia lui-même, sont surmontés par une couche osseuse de nouvelle formation, aussi épaisse que la paroi même de l'os, interrompue comme elle au niveau de la solution de continuité, s'amincissant à mesure qu'on s'en éloigne, et finissant par se fondre insensiblement dans le reste de l'os. Toutefois, si on l'examine avec attention, on voit qu'elle est seulement déposée à la surface du tibia : c'est une sorte de croûte plaquée sur l'os, mais ne faisant point corps avec lui ; car, dans certains endroits, au-dessus des malléoles, par exemple, on la trouve soulevée de manière à laisser

entre elle et le tibia un intervalle d'un à deux millimètres ;
il est facile aussi de la détacher comme une écorce, et
l'on aperçoit alors au-dessous d'elle la lame externe de l'os
criblée de trous allongés et assez volumineux. Cette substance tranche, d'ailleurs, par sa couleur d'un gris terne
et par son aspect rugueux et inégal, sur les portions
saines dont la surface est jaunâtre, polie et luisante. Sa
texture, enfin, est aussi fort différente de celle du tissu
propre de l'os : elle est, en effet, formée par une multitude de lamelles, perpendiculaires à la surface de l'os
qu'elles recouvrent, et dirigées de cette surface vers l'extérieur ; par leur juxtaposition et leur groupement, ces
lamelles interceptent des espaces plus ou moins considérables, disposés tantôt sous la forme de trous, tantôt sous
la forme de sillons.

La surface extérieure de la couche osseuse nouvelle ne
présente pas partout le même aspect : dans les points les
plus rapprochés de la solution de continuité, elle paraît
boursouflée et couverte de petites éminences mamelonnées, du volume d'un grain de millet ; un peu plus loin,
elle présente des sillons longitudinaux, larges et profonds,
séparés par des lignes ou reliefs, également longitudinaux,
et dont le dos arrondi est rarement lisse et compacte, plus
souvent formé d'une substance grisâtre, criblée d'une
quantité innombrable d'orifices capillaires ; plus loin encore, les sillons, toujours dirigés suivant l'axe du tibia,
sont plus rapprochés les uns des autres et plus étroits,
séparés par des reliefs moins larges, tous formés de substance grise et ponctuée, et l'on aperçoit, dans le fond de
ces sillons, des séries linéaires de petits trous arrondis ou
oblongs ; enfin, en s'éloignant tout à fait du centre de la
lésion, on voit que la couche osseuse nouvelle devient de

plus en plus mince, semble plus homogène, et ne présente plus que des trous extrêmement fins ou des sillons déliés comme des cheveux, quelquefois flexueux, et très-rapprochés les uns des autres.

Les altérations observées sur cette pièce ne s'étendent point aux surfaces articulaires ; toutefois, les trous qu'on remarque autour de l'extrémité supérieure du tibia sont plus multipliés et plus grands qu'à l'état normal, et, sur les côtés de la tubérosité rotulienne, existent des incrustations osseuses qui se détachent facilement, et au-dessous desquelles on voit la surface même de l'os érodée. Des érosions existent également sur l'extrémité tarsienne, autour de la surface articulaire qui est demeurée saine. Le canal par lequel passe l'artère nourricière est très-developpé : un bout du fil de laiton passé dans ce canal en indique le trajet.

Nº 283. — Partie inférieure du tibia droit ; pièce dont l'origine est inconnue, et sur laquelle on voit les traces d'une carie profonde.

Vers l'union des deux tiers supérieurs avec le tiers inférieur de ce tibia et sur la face interne, existe une sorte d'ulcération oblongue, de quatre à cinq centimètres de longueur sur deux à trois de largeur, qui pénètre jusque dans le canal médullaire. Les bords de l'ouverture sont formées par les parois de ce canal, qui sont coupées en biseau et remontent insensiblement vers la surface de l'os ; le fond est constitué par le canal médullaire lui-même. L'aspect du tissu osseux est entièrement différent de ce que nous avons vu dans les pièces précédentes. Les petites aspérités semblent s'être émoussées et arrondies ; les excavations sont en partie effacées, les lacunes et les trous presque comblés, de sorte que les surfaces malades, bien que encore irrégulières, sont cependant revêtues d'une couche lisse et compacte. Nous pensons que cette différence annonce une affection ancienne en voie de guérison, et peut-être déjà guérie.

Le reste de ce tibia présente quelques particularités dignes d'être notées : ainsi, 1° sa figure est très-irrégulière, car il présente un renflement, une sorte de bosselure au-dessus de l'altération précédemment décrite, et une saillie convexe au niveau même de cette altération, et du côté qui lui est opposé ; 2° sur cette saillie, existent des sillons longitudinaux, et une quantité d'ouvertures arrondies disposées en séries linéaires, comme nous l'avons vu déjà au numéro précédent ; 3° plusieurs saillies, semblables à des petites écailles, et dues sans doute à des dépôts très-limités de matière osseuse nouvelle, compacte et dure, sont disséminées à la surface de cet os, et spécialement sur sa face postérieure et le long de ses bords interne et externe ; 4° enfin on remarque sur la face interne, à deux centimètres au-dessus de l'altération du tibia, un sillon qui résulte probablement de l'impression produite par une grosse artère, et qui se partage en deux branches, l'une transversale, l'autre dirigée verticalement en bas, vers l'extrémité supérieure de la perte de substance.

N° 284. — Sous ce numéro se trouvent comprises trois pièces, dont deux sont modelées en cire, tandis que la troisième est naturelle. Ces trois pièces, données par Desault, ont rapport à une carie profonde du tibia, du côté droit, suite d'un ulcère phagédénique de la jambe.

Des deux pièces modelées en cire, l'une est la copie des os altérés que nous possédons ; nous n'aurons donc pas à

I.

22

nous en occuper. L'autre représente le membre malade avant qu'aucune dissection ait été faite : on voit que la partie interne de la jambe est presque entièrement envahie par un ulcère, qui se prolonge encore en bas et en arrière, au-dessus du talon, dont la surface est rougeâtre et paraît granuleuse, et qui offre vers son centre une dépression profonde, correspondante au point où le tibia est le plus altéré, et bornée en arrière par une saillie longitudinale blanchâtre qui semble appartenir à cet os.

La pièce naturelle consiste dans les trois quarts inférieurs du squelette de la jambe droite. Les deux os ont été conservés, mais le péroné est à peine altéré, et ne présente qu'une hypertrophie légère. C'est le tibia qui est le siége des lésions principales. Si l'on en excepte les trois ou quatre centimètres qui surmontent la surface articulaire inférieure, la totalité de l'os est malade : toute sa face interne et une partie de sa face postérieure sont complétement détruites, de sorte qu'il est largement ouvert, et qu'on aperçoit à nu tout son intérieur. Vers le milieu de la jambe, le tissu osseux qui constitue les faces externe et postérieure ayant pris un développement assez considérable, le tibia, vu à cette hauteur et du côté interne, représente une surface irrégulière, large de six à sept centimètres, parcourue dans son milieu par une gouttière profonde et longitudinale, que bordent deux espèces de renflements ou de bourrelets, renversés en avant et en arrière : cette gouttière centrale répond au canal médullaire; ses bords escarpés et irréguliers présentent plusieurs saillies qui s'avancent au-dessus d'elle; son fond est occupé par une lame de tissu blanc et compacte, au-dessous de laquelle existe un canal complet, qui s'ouvre, en bas comme en haut, par deux trous placés, l'un au-dessous, l'autre à côté de la gouttière qui nous occupe. Plus bas, les bourrelets indiqués se rétrécissent graduellement, et finissent par cesser tout à fait; la gouttière centrale disparaît aussi, et le tibia se trouve réduit à une lame osseuse légèrement recourbée, large de quatre centimètres, et continue en haut et en bas avec les faces externe et postérieure de l'os. Plus bas encore, la perte de substance s'arrête enfin, et le cylindre osseux est complet; mais bientôt il est interrompu de nouveau par une large ouverture oblongue, placée en arrière, près du péroné, à trois centimètres seulement au-dessus de l'articulation tibio-tarsienne, et séparée de la solution de continuité principale par une traverse osseuse, en forme de pont, qui n'a guère que deux centimètres d'épaisseur.

Le tissu qui tapisse la vaste solution de continuité qui vient d'être décrite est partout le même : il paraît constitué par des petites aiguilles osseuses, des petites lamelles, ou des petits mamelons, implantés sur l'os par leurs bases, libres par leurs sommets, et séparés les uns des autres par des aréoles, des trous, ou des sillons plus ou moins larges, plus ou moins flexueux. Quant aux faces externe et postérieure du tibia, elles sont rugueuses, quoique revêtues d'un tissu blanc et compacte, et présentent une quantité considérable de mamelons arrondis, et de trous assez grands, à bords lisses, et qui pénètrent dans l'épaisseur de l'os. Une couche de matière osseuse nouvelle, qui offre les mêmes caractères, se prolonge sur la face antérieure du tibia jusqu'à un centimètre seulement au-dessus de l'articulation du cou-de-pied.

N° 285. — Les trois quarts inférieurs des deux os de la jambe droite ; pièce d'origine inconnue, et sur laquelle on voit une perte de substance due *peut-être* à la carie.

Ces os, remarquables par leurs dimensions, paraissent avoir appartenu à un adulte vigoureux et de grande taille: les fragments que nous avons sous les yeux, bien que coupés (à la partie supérieure), au niveau de l'orifice du canal nourricier du tibia, n'ont pas moins de trente centimètres de longueur. Le tibia semble avoir pris un développement anormal, car sa circonférence est considérable, et atteint, vers le milieu de la jambe, jusqu'à quatorze centimètres. Sa forme triangulaire tend en outre à disparaître, parce que les angles s'émoussent et s'arrondissent. Cette augmentation de volume et ce changement de forme dépendent plutôt de l'ampliation du canal médullaire, qui est très-vaste, que d'une hypertrophie générale des parois de ce canal, lesquelles n'ont qu'une épaisseur fort médiocre; cependant, le tissu osseux qui les compose a été incontestablement le siège de quelque travail morbide : c'est ce qu'atteste l'examen de la surface extérieure du tibia. Cette surface est, en effet, couverte d'ouvertures arrondies, à bords lisses et mousses, d'un diamètre variable entre un quart de millimètre et un millimètre entier, et qui laissaient, sans nul doute, pénétrer des vaisseaux dans l'intérieur de l'os; de plus, on aperçoit sur la face externe plusieurs gouttières transversales, qui paraissent dues à l'impression produite par des artères assez grosses, placées à la surface de l'os; une gouttière semblable, mais plus large et plus profonde, et dirigée obliquement de haut en bas et de dehors en dedans, se voit sur la face postérieure; enfin, des végétations osseuses se rencontrent sur les angles, tant interne qu'externe, et sur l'extrémité inférieure du tibia. Ajoutons que le péroné, qui du reste n'a pas augmenté de volume, est soudé au tibia par une couche de matière osseuse compacte, qui remplit la moitié inférieure de l'espace interosseux et n'est interrompue que par des trous arrondis ou ovalaires, placés de distance en distance et dirigés d'avant en arrière ; que ce même péroné est chargé de végétations osseuses très-considérables ; que sa surface est également couverte de trous arrondis et de sillons longitudinaux; que trois gouttières, dirigées obliquement de haut en bas et d'arrière en avant, existent vers la partie moyenne de la face externe. Malgré des altérations si étendues des deux os de la jambe, les surfaces articulaires inférieures sont parfaitement saines.

Les lésions que nous venons de décrire ne sont pas ce que la pièce qui nous occupe offre de plus curieux. Vers l'union des deux tiers supérieurs avec le tiers inférieur du tibia, on constate l'existence d'une excavation qui n'a pas moins de huit centimètres d'étendue verticale sur quatre de largeur et autant de profondeur. Cette vaste cavité, due à la destruction d'une partie de l'épaisseur du tibia, est si considérable que la continuité de l'os n'est maintenue que par la portion du cylindre osseux qui représente la face externe. Le fond est inégal, parsemé d'éminences et d'enfoncements, et formé par un tissu celluleux dur, à mailles très-étroites. L'ouverture n'est point régulièrement arrondie; loin de là, elle représente un losange dont le côté supérieur et postérieur manquerait. En avant, les bords sont taillés à pic; en arrière, ils se confondent avec les végétations osseuses qui remplissent l'espace interosseux; vers les angles supérieur et inférieur, ils sont précédés par un talus doucement incliné, qui se perd insensiblement à la surface du tibia.

La perte de substance considérable qu'a subie cet os n'est

point la conséquence d'une fracture compliquée; car, dans cette hypothèse, la partie externe ne serait pas restée intacte. Est-elle le résultat d'une carie, ou bien d'une opération pratiquée à l'occasion de la carie? La dernière de ces suppositions nous paraît assez probable : néanmoins, faute de renseignements, nous ne pouvons nous prononcer d'une manière absolue. Quoi qu'il en soit, au reste, la soudure des os et la présence des végétations qui couvrent toute leur surface indiquent que la lésion, limitée peut-être dans son principe, avait fini par déterminer un travail inflammatoire étendu à toute la jambe.

N° 286. — Péroné gauche d'un jeune sujet, sur lequel on voit des traces de carie.

La lésion occupe l'extrémité inférieure de l'os. La malléole externe manque entièrement; la portion de l'os placée au-dessus est, dans l'étendue de sept à huit centimètres, le siége d'une érosion telle que la lame compacte est complétement détruite et qu'on aperçoit à nu le tissu celluleux raréfié du péroné, transformé en une lame osseuse aplatie d'un côté à l'autre et aussi mince qu'une côte. Une couche très-mince de matière osseuse nouvelle entoure les surfaces altérées.

N° 287. — Fémur gauche d'un homme de vingt-cinq ans; pièce donnée par M. A. Bérard, et sur laquelle on voit des altérations remarquables, dues au développement de matière tuberculeuse dans l'intérieur de cet os.

Le sujet sur lequel cette pièce a été recueillie avait succombé après onze mois de maladie, et il avait eu antérieurement deux affections syphilitiques. En examinant cet os à l'extérieur, on est frappé d'abord par son poids,

qui paraît plus considérable que celui d'un os sain de
même grandeur : en effet, il pèse 428 grammes, tandis
que des os aussi grands et même plus grands ne dépassent pas 300 grammes. Son tiers supérieur paraît sain,
mais les deux tiers inférieurs sont déformés par une hypertrophie générale et couverts de végétations osseuses,
irrégulières, multipliées surtout à la face postérieure.

Vers l'union des deux tiers supérieurs avec le tiers inférieur, existent, au milieu des productions osseuses de
nouvelle formation, six ouvertures régulières, rondes ou
oblongues, à bords déprimés, émoussés et lisses, qui
percent toute l'épaisseur de la paroi du fémur et pénètrent dans une cavité creusée dans l'intérieur de cet os.
De ces ouvertures, trois sont situées à la face interne,
deux à la face externe, une à la face postérieure. Les trois
premières, placées les unes au-dessus des autres, suivant
une ligne verticale, n'ont que sept à huit millimètres de
largeur, et sont oblitérées par une membrane desséchée,
qui les ferme comme la membrane du tympan ferme le
conduit auditif externe : il en est de même de l'une des
ouvertures qui siégent sur la face externe. L'autre ouverture qui occupe cette même face est oblongue, et n'a pas
moins de deux centimètres d'étendue verticale sur un peu
plus d'un centimètre de largeur. Enfin, la dernière ouverture, placée tout à fait en arrière, a une forme pareille
et des dimensions égales, et sa moitié supérieure est obstruée par l'extrémité d'un fragment osseux contenu dans
la cavité intra-fémorale que nous avons déjà indiquée plus
haut. Il paraît que le malade portait à la cuisse cinq fistules, ouvertes à l'extérieur par une de leurs extrémités,
et communiquant par l'autre avec l'intérieur du fémur.

Les surfaces articulaires condyliennes sont entièrement

— 344 —

dépouillées de leur cartilage et de la lame compacte qui
le supporte, et l'on aperçoit à nu le tissu spongieux de
l'extrémité inférieure du fémur, dont la surface est inégale et creusée de petites excavations très-superficielles.
Cette altération se lie à une inflammation de l'articulation
fémoro-tibiale, qui survint pendant le cours de la maladie, et parut aux personnes qui observèrent le malade
secondaire et sans relation directe avec la lésion principale.

Une coupe verticale pratiquée sur le fémur permet
d'achever l'étude de cette pièce intéressante. On voit que
1° le tiers supérieur de l'os a conservé sa texture normale ;
2° le tiers moyen ne représente plus un cylindre, mais
une colonne pleine, sans canal central, formée d'un tissu
blanc, serré, compacte, et dur comme l'ivoire; 3° le tiers
inférieur est occupé par une vaste cavité, limitée en haut
par le tissu éburné, coupé à pic et comme par un emporte-pièce, bornée latéralement par les parois de l'os, qui
sont fort minces et interrompues d'ailleurs par les six
ouvertures précédemment décrites, confondue enfin en
bas avec la partie inférieure du canal médullaire. Cette
cavité était, dans l'état frais, tapissée de tous côtés par
une fausse membrane, molle et tomenteuse, dont il reste
encore quelques débris, fausse membrane qui établissait
une séparation complète entre la cavité pathologique et
le canal médullaire, qui fermait même les petites ouvertures, et ne cessait qu'au niveau des deux grands trous
externe et postérieur. L'intérieur de la cavité est presque
entièrement rempli par une portion osseuse, détachée de
toutes parts, c'est-à-dire par un véritable séquestre, irrégulier, et formé en partie de tissu aréolaire, en partie
de tissu compacte interrompu par de larges lacunes. Ce sé-

questre touche, par un de ses côtés, aux trois ouvertures internes, et tend à s'engager, par une de ses extrémités, dans le grand trou situé en arrière.

D'après cette description, nous pensons qu'il est facile de reconnaître, dans la cavité intra-fémorale, une caverne tuberculeuse, occupée par une portion d'os nécrosée et séquestrée. La transformation d'une partie du fémur en tissu éburné, le développement de végétations osseuses à sa surface, ne sont que des phénomènes secondaires : le principe de la maladie, c'est l'infiltration de matière tuberculeuse dans la portion d'os qui, par suite, s'est nécrosée, et s'est creusé dans le fémur une cavité de séquestration.

N° 288. — Moitié inférieure du fémur gauche, donnée par M. le docteur Barth; pièce sur laquelle on voit des altérations que nous regardons comme les effets de l'affection tuberculeuse.

Au premier coup d'œil, cette portion de fémur est remarquable par son aspect massif, par son développement extraordinaire, et par son poids considérable : elle pèse, en effet, cinq cents et quelques grammes, c'est-à-dire beaucoup plus qu'un fémur sain tout entier, quelque grand que soit son volume. Mesurée à sa partie supérieure, elle a onze centimètres de circonférence; au milieu, elle en a dix-huit à vingt; et enfin, immédiatement au-dessus des condyles, elle en a plus de vingt et un. Outre qu'il a aussi augmenté de volume, le fémur a pris une forme singulière : il décrit, vers son extrémité inférieure, une courbe à convexité antérieure, et présente là une sorte de crosse, qui paraît résulter de ce que les condyles sont portés sur un plan postérieur à celui qu'ils occupent dans l'état normal. Sa surface est extrêmement irrégulière, criblée de trous et de sillons vasculaires, parcourue par des gouttières de grandeur et de direction très-diverses, et couverte de végétations osseuses, comparables, pour la plupart, à des petites écailles adhérentes à l'os par une partie seulement de leur étendue, séparées de lui le long de leurs bords; et au milieu desquelles passent des canaux, soit transversaux, soit obliques, dans lesquels nous avons facilement introduit un petit stylet oculaire.

Les surfaces articulaires n'ont point participé à l'hypertrophie du reste de l'os, et sont encore recouvertes de leurs cartilages; mais l'interne est déformée et aplatie, de telle sorte qu'elle se trouve au même niveau que l'externe, au lieu de descendre plus bas qu'elle, comme cela a lieu sur un fémur sain, et le tissu qui les supporte toutes deux est altéré dans sa texture. Cette altération consiste en une raréfaction portée à un point tel qu'on voit la lumière au travers de l'os, lorsqu'on interpose celui-ci entre l'œil et une bougie: plusieurs coupes pratiquées sur la partie postérieure des condyles mettent cette disposition en évidence, et démontrent même l'existence d'une caverne située dans le condyle externe, immédiatement au-dessous de la couche corticale, et assez grande pour loger une noisette. On comprend comment une telle raréfaction permet l'affaissement et la déformation des surfaces articulaires. La poulie rotulienne a disparu, ou plutôt elle est remplacée par des végétations osseuses irrégulières, sur lesquelles portait sans doute la rotule.

Plusieurs ouvertures, beaucoup plus larges que celles qui ont été mentionnées jusqu'ici, existent sur cette pièce. Les plus remarquables sont : 1° un trou rond, de quinze à dix-huit millimètres de diamètre, placé tout au bas de

la face inférieure, au devant des deux condyles, et qui
n'est que l'orifice d'un canal de même calibre, prolongé
dans l'épaisseur de l'os ; 2° une large fente oblongue, dirigée
obliquement de haut en bas et de dehors en dedans, très
profonde, croisée par une jetée osseuse, qui passe sur
elle à la manière d'un pont, ayant deux ou trois centimètres d'étendue verticale sur un peu moins d'un centimètre de largeur, située sur la face postérieure du fémur,
trois centimètres au-dessus du condyle externe, et subdi-
visée en deux ouvertures : l'une, inférieure, assez grande,
conduisant dans une vaste cavité que nous avons explorée
avec un stylet, qui nous a paru vide et étendue jusqu'à
la partie antérieure du condyle externe, point où elle
communique avec l'extérieur au moyen d'un petit trou
arrondi, d'un millimètre seulement de diamètre ; l'autre,
supérieure, plus petite, formant l'entrée d'une cavité
moins vaste, dans laquelle on aperçoit une portion osseuse séquestrée et nécrosée, à laquelle nous avons pu
imprimer quelques mouvements avec le stylet ; 3° un trou
rond, de cinq à six millimètres de diamètre, situé au côté
interne, dix centimètres au-dessus de l'articulation fémoro-tibiale, et par lequel le stylet pénètre dans une direction horizontale, et s'enfonce jusqu'à la profondeur
de trois centimètres. Sur divers points de la surface du
fémur sont répandus plusieurs trous, également arrondis,
mais moins grands que le précédent, qui s'ouvrent, soit
dans les cavités intra-osseuses que nous avons déjà décrites, soit dans une autre que nous avons encore à faire
connaître.

Une coupe verticale antéro-postérieure, pratiquée sur
ce fémur, de manière à le partager en deux moitiés latérales, permet de constater les particularités suivantes :

1° Les parois du cylindre osseux sont transformées en un tissu compacte, dur, éburné, et ont pris une épaisseur considérable, qui augmente graduellement à mesure qu'on descend de la partie supérieure vers l'articulation fémoro-tibiale. 2° Le canal médullaire, conservé dans le quart supérieur environ de cette pièce, est ensuite incomplète-ment rempli par un dépôt de matière osseuse de nouvelle formation, puis enfin entièrement obstrué par du tissu osseux très-dense et fort dur, de telle sorte que la partie inférieure du fémur, dans l'étendue de douze centimètres, ne forme plus qu'un bloc solide. 3° Dans l'épaisseur de cette masse osseuse se trouve creusé un canal cylindrique de douze à quinze millimètres de diamètre, et de huit centimètres de longueur, dirigé un peu obliquement de haut en bas et d'arrière en avant, terminé en haut par un cul-de-sac, aboutissant en bas au grand trou précédemment mentionné. Ce canal, dont les parois présentent de toutes parts un tissu celluleux, à mailles très-fines, à trame très-épaisse, hérissé par places de petites aiguilles osseuses, semblables aux papilles de la langue d'un chat, peut être considéré comme une véritable fistule tuber-culeuse, qui s'ouvrait probablement au-dessus de l'ar-ticulation du genou. 4° Sur le côté interne du canal indiqué, on aperçoit deux ouvertures de six à sept milli-mètres de diamètre, l'une supérieure, très-régulière, qui aboutit, après un trajet de douze à quinze millimètres, à la surface extérieure de l'os ; l'autre, située tout à fait en bas, et par laquelle un stylet pénètre dans une large ca-vité creusée dans le tissu du condyle interne. 5° Sur le côté externe du même canal, se voient plusieurs trous, assez petits, orifices de conduits tortueux, qui vont, après un trajet plus ou moins long, se rendre dans les exca-

vations situées au côté externe de l'os et décrites plus
haut.

Nº 289. — Squelette de la jambe droite, dont l'origine
est inconnue, et sur lequel on voit des altérations que
nous croyons devoir attribuer à l'affection tuberculeuse.

Ces deux os, qui ont une coloration grisâtre, paraissent
anciens.

Le tibia est gonflé dans toute son étendue, et ses angles
sont effacés, au point que la distinction des trois faces
est devenue difficile, et que l'os est arrondi dans sa moitié
inférieure et légèrement comprimé d'un côté à l'autre
dans sa moitié supérieure. Au milieu de ces changements,
les surfaces articulaires sont demeurées intactes, et n'ont
subi aucune altération, ni dans leur forme, ni dans leur
grandeur, ni dans leur direction. L'os est, dans toute son
étendue, criblé de petits trous arrondis. Des végétations
osseuses, de volume et d'aspect différents, se voient sur
plusieurs points, et partout où elles existent, les trous
vasculaires se multiplient : 1º à la face externe, qui en est
presque entièrement couverte, ce sont principalement des
lamelles, des espèces d'écailles osseuses, surajoutées à
l'os normal, et se recouvrant de haut en bas à la manière
des ardoises qui forment la toiture de nos maisons; dans
l'intervalle de ces lamelles ainsi imbriquées, existent, soit
des gouttières vasculaires, transversales ou obliques, soit
des trous dirigés de bas en haut. 2º A la face interne, la
matière osseuse de nouvelle formation est moins abondante, et se montre surtout en haut et en bas, sous la
forme de petits mamelons ou de lamelles osseuses placées de champ. 3º Enfin, à la face postérieure, la couche
osseuse nouvelle, qui n'existe que dans l'espace limité

placé au-dessus de l'insertion du muscle poplité, est très-irrégulière , semblable à de la pierre ponce, et percée de plusieurs trous par lesquels on fait pénétrer un stylet à une certaine profondeur.

A la partie antérieure de l'os, vers l'union de ses trois quarts supérieurs avec son quart inférieur, on remarque une excavation triangulaire, dont chaque côté n'a pas plus de quatre centimètres , et qui paraît formée par la juxtaposition de plusieurs petites cavités arrondies , iné-galement profondes, juxtaposées et anticipant les unes sur les autres. Le fond de ces petites cavités est constitué par un tissu celluleux nettement tranché. Nous pensons qu'elles sont dues au détachement de portions osseuses nécrosées à la suite de l'infiltration tuberculeuse : ce qui nous autorise à émettre cette opinion, c'est que nous avons vu nous-même, dans deux des cavités indiquées, des petites portions d'os presque complétement détachées, et retenues seulement par un pédicule tellement mince qu'il a été brisé en maniant la pièce. Enfin, un peu au-dessus de la malléole interne, se rencontrent, au milieu de la matière osseuse nouvelle, quelques excavations plus su-perficielles que les précédentes, et qui reconnaissent pro-bablement la même origine.

Une section verticale antéro-postérieure de ce tibia permet de constater que : 1° les parois osseuses sont épais-sies et formées d'une couche épaisse de tissu compacte, dans toute la diaphyse de l'os; 2° le canal médullaire est entièrement rempli, dans la même étendue, par un tissu celluleux, dont la trame est assez forte; 3° les extré-mités ne présentent aucun changement dans leur texture; 4° plusieurs petites cavités, que nous considérons comme tuberculeuses, existent à la partie supérieure et postérieure du tibia, près de la superficie de l'os, dans la couche compacte, qui acquiert là une grande épaisseur, et la trame du tissu celluleux sous-jacent est aussi plus forte là que partout ailleurs ; 5° vers l'union du tiers supérieur avec les deux tiers inférieurs, au centre même du tissu réticulaire épaissi, existe une petite caverne, assez grande pour loger un pois ; 6° une autre caverne, de même grandeur à peu près, est placée à l'union des deux tiers supérieurs avec l'inférieur, et près de la surface postérieure de l'os ; 7° enfin on aperçoit la coupe des cavités creusées sur la face antérieure de l'os, et l'on peut s'assurer que le fond en est formé par du tissu celluleux dont la trame est renforcée.

Le péroné est hypertrophié dans toute sa diaphyse, et criblé de trous vasculaires; ses extrémités ont leur disposition ordinaire. Vers l'union de ses deux tiers supérieurs avec son tiers inférieur, c'est-à-dire dans le point correspondant à l'altération la plus profonde du tibia, on remarque un boursouflement et quelques érosions ; et des végétations osseuses, nées de sa face interne, se portent en dedans, du côté de l'espace interosseux.

On voit que, sur cette pièce, on trouve à la fois des lésions profondes et des altérations superficielles : les unes comme les autres sont, suivant nous, dans la dépendance de l'affection tuberculeuse. Quant à l'hypertrophie générale de la diaphyse des deux os, les extrémités demeurant saines, c'est un phénomène consécutif qu'on trouve fort souvent lié à la même affection.

N° 290. — Squelette de la jambe droite, sur lequel on voit des désordres causés par l'affection tuberculeuse.

Ces os proviennent d'un jeune sujet, car les extrémités épiphysaires ne sont pas encore soudées avec le corps.

Le tibia, altéré dans sa moitié supérieure seulement, est le siége d'un gonflement qui nous paraît dû à la production de matière osseuse nouvelle déposée à la surface de l'os, et qui présente des caractères différents sur chacune de ses faces. Sur la face interne existe une sorte de renflement ou de bosse, à base large, qui se confond insensiblement avec le reste de l'os, et qui est couverte de stries et de sillons verticaux, au fond desquels on aperçoit quantité de petits trous disposés par séries linéaires. La matière osseuse qui couvre la face externe est irrégulière, mamelonnée, semblable, pour l'aspect, à de l'éponge, assez friable pour qu'on puisse l'enlever facilement et découvrir au-dessous d'elle la substance de l'os dépolie, rugueuse et raréfiée. La même substance est disséminée sur la face postérieure de l'os; mais, ses aréoles étant moins grandes, elle ressemble à de l'éponge fine.

Au milieu de cette matière osseuse de nouvelle formation, se voient plusieurs petites ulcérations, étendues jusqu'au tibia, et pénétrant même dans sa substance : les plus remarquables sont situées sur la face externe de l'os, et en avant, près du ligament rotulien. Leur présence nous ayant inspiré le soupçon que l'exostose n'était point la maladie essentielle, mais qu'elle dépendait de l'affection tuberculeuse, nous pratiquâmes deux coupes longitudinales, au moyen desquelles nous pûmes nous assurer que : 1º l'augmentation de volume du tibia résulte, en effet, de la déposition à sa surface d'une couche osseuse nouvelle, bien distincte de la matière osseuse blanche et compacte à laquelle elle est surajoutée. 2º Le canal médullaire se présente avec ses caractères ordinaires dans les trois cinquièmes inférieurs de l'os; mais plus haut, ce canal est rempli par un tissu celluleux, dont les mailles sont très-petites et la trame extrêmement forte, si forte même dans certains points qu'il semble voir là des noyaux de substance compacte, c'est-à-dire que ce tissu présente cette hypertrophie interstitielle considérée par M. Nélaton comme le signe de l'infiltration tuberculeuse; 3° la texture de l'extrémité supérieure est la même, si l'on excepte toutefois l'épiphyse, qui a conservé son aspect normal, de sorte que l'interligne épiphysaire semble avoir posé à la lésion des limites infranchissables; 4° au centre du tissu celluleux que nous venons de décrire, existent deux petites cavernes situées, l'une immédiatement au-dessous de l'interligne épiphysaire, l'autre, vers l'union du quart supérieur avec les trois quarts inférieurs de l'os.

Le quart inférieur seulement du péroné est intact; dans le reste de son étendue, cet os est presque entièrement couvert d'une croûte osseuse grise, inégale, mamelonnée, très-épaisse sur la face postérieure, dure, et cependant facile à séparer de l'os, dont on aperçoit au-dessous la surface blanche, rugueuse et criblée de trous.

N° 291. — Tibia droit d'un adulte; pièce d'origine inconnue, sur laquelle on voit des lésions qui nous paraissent avoir pour principe l'affection tuberculeuse.

La moitié inférieure du tibia, ses deux extrémités et ses surfaces articulaires sont saines; les altérations siègent donc dans la portion intermédiaire au cinquième supérieur et aux deux cinquièmes inférieurs : toute cette portion de l'os a subi une augmentation générale de volume, mais cependant les trois faces sont demeurées bien distinctes.

La face interne est celle sur laquelle on voit les désor-

I.   23

dres les plus remarquables; elle est couverte, dans l'étendue précédemment indiquée, de végétations osseuses
grisâtres, qui ressemblent à certaines cristallisations, et
ont une disposition vraiment singulière : ce sont des petites aiguilles osseuses, simples ou bifides, des espèces
de saillies papillaires, des lamelles extrêmement minces,
percées d'un ou plusieurs trous de grandeur inégale,
placées de champ les unes à côté des autres, implantées
par une de leurs extrémités sur l'os lui-même, et libres
par l'autre. De l'assemblage de ces productions, dont la
quantité est innombrable, résulte une large surface rugueuse, très-inégale, déprimée dans son centre, relevée
vers ses bords, et où l'on voit dominer, par places, tantôt
la disposition granuleuse, tantôt la disposition lamelleuse.
Cette dernière est surtout prononcée vers le milieu, au
pourtour d'un trou large d'un centimètre, irrégulièrement arrondi, qui occupe cette place, et par lequel un
stylet s'enfonce dans l'épaisseur du tibia. Les productions
osseuses que nous venons de décrire sont évidemment de
formation nouvelle, et constituent dans leur ensemble
une couche qui couvre l'os et masque sa véritable apparence; quoique intimement unies à lui, elles peuvent en
être séparées, et l'on aperçoit alors au-dessous d'elles la
lame corticale du tibia, blanche, dépolie, et criblée d'une
infinité de trous dont l'ouverture est allongée.

Les faces externe et postérieure sont également recouvertes d'un dépôt de matière osseuse nouvelle, dont l'é-
paisseur est plus considérable au niveau du trou de la face
interne que partout ailleurs : il en résulte que le tibia présente dans ce point, tant en dehors qu'en arrière, une
espèce de renflement ou de bosse, qui décroît graduellement, soit qu'on monte vers l'extrémité supérieure, soit

qu'on descende vers l'inférieure. Du reste, la disposition de la matière osseuse nouvelle diffère entièrement ici de ce qu'elle est à la face interne; car l'os paraît couvert de sillons, dont la direction est verticale vers les extrémités, et qui sont, au contraire, contournés au niveau de la bosse centrale, de manière à donner à l'os un aspect madréporique. Les angles ou bords antérieur et interne du tibia ont pris un grand développement.

Une coupe verticale antéro-postérieure, pratiquée sur ce tibia, permet de constater l'intégrité du canal médullaire, et l'épaississement considérable des parois du cylindre osseux, dû, sans nul doute, à l'adjonction de couches osseuses de nouvelle formation, déposées à l'extérieur, et très-faciles encore à distinguer de l'os lui-même sur sa paroi postérieure. De plus, on voit fort bien que le trou mentionné dans la description de la face interne du tibia n'est que l'orifice d'une cavité qui traverse le canal médullaire, et dont le fond s'appuie sur la paroi externe de l'os, précisément à la hauteur du point où celle-ci porte un renflement. Les parois de cette cavité sont constituées, en dehors, par le tissu même de l'os, qui est coupé d'une manière nette; en haut et en bas, par une sorte de diaphragme formé de matière osseuse nouvelle et qui établit la séparation entre le canal médullaire et la cavité pathologique. Nous pensons que celle-ci est bien réellement une caverne tuberculeuse, qu'elle est le point de départ de la maladie, et que les autres altérations sont des phénomènes secondaires.

N° 292. — Tibia droit d'un adulte; pièce d'origine inconnue, et sur laquelle on voit une caverne tuberculeuse ouverte à l'extérieur.

Vers l'union du tiers supérieur avec les deux tiers inférieurs du tibia, existe un gonflement, prononcé surtout
en dedans et en arrière, sur le bord qui sépare les faces
interne et postérieure ; dans ce point, on voit une espèce
de bosse, arrondie, saillante de près d'un centimètre, qui
se continue insensiblement et se confond à sa base avec
le reste de l'os, et qui est formée par de la matière osseuse
surajoutée, distincte de la matière osseuse normale par sa
coloration grisâtre, par les trous arrondis dont elle est
percée, par les sillons verticaux dont sa surface est parcourue. A la même hauteur, à peu près, seulement un peu
plus bas, sur la face interne du tibia, et près de sa crête,
on remarque un trou arrondi, de six à huit millimètres de
diamètre, à bords unis et glabres, précédé d'une dépression infundibuliforme, de sorte que son orifice est fortement évasé : cette ouverture conduit dans le tibia ; et un
stylet introduit par là pénètre à la profondeur de plusieurs
centimètres, dans la direction du renflement osseux précédemment indiqué. D'après l'observation de ces divers
détails, nous sommes porté à croire qu'il existe dans
l'intérieur du tibia quelque cavité anormale.

Une coupe à la fois verticale et transversale ayant été
pratiquée sur l'os, de manière à le diviser en moitiés antérieure et postérieure et à passer par le milieu du renflement osseux décrit plus haut, nous avons pu constater
que le gonflement partiel du tibia est, en effet, dû au
dépôt de matière osseuse nouvelle surajoutée, et restée
bien distincte de l'os sur lequel elle est plaquée et dont
le tissu est plus compacte et plus blanc; de plus, au niveau de la partie renflée, existe une cavité oblongue,
de deux centimètres de diamètre vertical sur quatorze
millimètres de largeur, creusée à la fois dans la matière

osseuse nouvelle et dans le tibia, cavité dont les parois sont aussi lisses et aussi régulières que si elle eût été creusée avec art, à l'aide de l'instrument tranchant, et qui s'ouvre à l'extérieur, par l'intermédiaire d'un canal dirigé obliquement de haut en bas et d'arrière en avant, et aboutissant au trou infundibuliforme de la face interne de l'os. Depuis la surface articulaire supérieure du tibia, jusqu'à la cavité intra-osseuse qui nous occupe, le tissu intérieur de l'os présente sa disposition normale; mais, au niveau du point malade, s'est opéré un changement remarquable : au tissu réticulaire, à larges cellules, à lamelles déliées et fragiles, a succédé un tissu creusé encore de cellules, mais constitué par des lames osseuses résistantes et dont l'épaisseur varie entre un demi-millimètre et un millimètre entier.

Nous pensons que les altérations observées sur ce tibia doivent être rapportées à l'affection tuberculeuse. Un tubercule enkysté, développé dans la cavité intra-osseuse, s'est sans doute ramolli et frayé une voie à l'extérieur au moyen d'un canal aboutissant à la face interne de l'os, c'est-à-dire à celle de ses surfaces qui est la plus rapprochée de la peau. A l'aspect lisse de la cavité et de son canal de décharge, à l'absence de toute complication autre qu'une exostose partielle et modérée, nous jugeons que la maladie était simple, assez ancienne, et en bonne voie de guérison.

N° 293. — Tibia gauche, profondément altéré et déformé par suite de l'affection tuberculeuse; pièce donnée par la Société anatomique.

Ce tibia, assez grand, mais dont la diaphyse est grêle et effilée, paraît avoir appartenu à un sujet peu avancé en âge. Ce qui frappe à la première vue, c'est la déformation de cet os, qui, dans ses deux tiers supérieurs, ne conserve presque rien de sa figure naturelle.

L'extrémité articulaire ne présente plus sa disposition régulière, car on n'y retrouve ni les cavités condyliennes, ni l'apophyse ou épine qui les sépare : au lieu de cela, c'est un renflement anguleux, dont la forme générale est celle d'une pyramide quadrangulaire, qui résulte de l'union de quatre plans obliques, deux antérieurs et deux latéraux, et aux quatre angles de laquelle on aperçoit des prolongements ou saillies osseuses aiguës. Les deux plans latéraux occupent la place des cavités condyliennes; mais le seul vestige qui reste de chacune de ces surfaces articulaires est une facette allongée, de la forme et de la grandeur des condyles occipitaux, tapissée par du tissu éburné, située à la partie supérieure des plans dont il s'agit. Il est à regretter que le fémur n'ait pas été gardé, car il est probable que ses surfaces articulaires étaient également altérées et que les deux os étaient ankylosés.

Le corps du tibia est le siége de lésions profondes : à peine est-il possible d'y reconnaître trois faces. A sa partie antérieure, huit centimètres au-dessous de l'articulation du genou, existe une cavité de deux centimètres d'étendue verticale, sur quinze millimètres de largeur et autant de profondeur, largement ouverte à l'extérieur, et dont les parois sont formées d'un tissu celluleux très-dur, à mailles étroites et à trame épaisse et solide. Sur le même plan, sept centimètres plus bas, on voit deux petits trous, par lesquels un stylet pénètre dans une cavité creusée dans l'épaisseur de l'os et large de plus d'un centimètre. Plus bas encore, et sur le côté interne, se voit une autre excavation arrondie, infundibuliforme, d'environ un centimètre de profondeur. En arrière, la disposition de l'os est tellement irrégulière qu'on pourrait croire qu'il a été fracturé comminutivement. Vers l'union du tiers supérieur avec les deux tiers inférieurs, on aperçoit une cavité allongée, anfractueuse, qui traverse l'os de part en part, et dont l'orifice est divisé en deux par une esquille longitudinale, soudée en haut et en bas avec le reste du tibia. Toute la surface de l'os est d'ailleurs parsemée de trous et d'enfoncements, et paraît érodée par places.

La diaphyse présente, en outre, une courbure générale dont la concavité regarde en dedans, et une coloration brunâtre, qui contraste avec la couleur jaune des extrémités.

Une coupe verticale permet de voir que la différence entre les extrémités et le corps de l'os n'est pas moindre à l'intérieur qu'à l'extérieur. Les extrémités, en effet, sont constituées par un tissu friable et aréolaire, dont la trame est très-déliée, tandis que les cellules, fort larges, sont baignées d'un liquide gras et huileux; le corps, au contraire, interrompu de distance en distance par les cavités précédemment indiquées, est formé, dans l'intervalle, d'un tissu celluleux très-dense ou même de tissu compacte.

N° 294. — Astragale, calcanéum, et cuboïde du côté droit, soudés ensemble, et sur lesquels on voit des altérations profondes, conséquences de l'affection tuberculeuse; pièce donnée par M. Maunoury, interne des hôpitaux de Paris.

Une note concernant cette pièce a été insérée dans les Bulletins de la Société anatomique (15e année, septembre 1840, page 214). Le sujet sur lequel elle a été recueillie est un jeune homme de dix-sept ans, qui a subi l'amputation de la jambe pour une altération des os du pied, facilement reconnue, mais non rigoureusement détermi- née pendant la vie, altération qui avait produit, depuis neuf ans qu'elle durait, des désordres considérables dans les parties molles, et qui commençait même à compro- mettre gravement la santé générale. En examinant les par- ties retranchées, on trouve le tissu cellulaire qui environ- nait le tarse tuméfié, induré, gélatineux. Plusieurs os du tarse étaient dénudés et altérés à différents degrés. Le cal- canéum, l'astragale et le cuboïde, dépouillés de leurs par- ties molles et préparés par la macération, ont seuls été conservés.

Ces os, qui semblent avoir été arrêtés dans leur déve- loppement, sont très-petits. L'astragale et le calcanéum sont soudés ensemble dans leur position naturelle. Le cu- boïde est également ankylosé avec le calcanéum, mais sans avoir conservé avec lui ses rapports normaux; il est, en effet, dirigé très-obliquement d'arrière en avant et de haut en bas, de sorte que l'articulation calcanéo-cuboï- dienne est béante par sa face supérieure. Au centre du calcanéum existe une cavité assez grande pour contenir une petite châtaigne, et largement ouverte au moyen d'un orifice placé sur la face externe de l'os. Cette espèce de caverne, qui communique aussi par plusieurs trous étroits tant avec l'articulation calcanéo-cuboïdienne qu'avec la face interne du calcanéum, était remplie de pus et d'une portion osseuse nécrosée et mobile, qui n'a pas été con- servée. Nous regrettons beaucoup que cette partie de la pièce ait été perdue, car ses caractères anatomiques nous auraient sans doute servi à établir d'une manière incon- testable l'existence d'une infiltration de matière tubercu- leuse ayant entraîné la nécrose et le détachement de la

portion d'os infiltrée. Le cuboïde est aussi en partie détruit et creusé d'une excavation, qui regarde en haut et en
arrière, qui communique avec la cavité centrale du calcanéum, et qui reconnaît probablement la même origine.

Une coupe pratiquée sur cette pièce, dans le sens de sa
longueur, de manière à la partager en moitiés droite et
gauche, permet de constater que le tissu osseux qui environne les pertes de substance a acquis une densité
anormale, due à l'hypertrophie des lamelles osseuses et à
l'occlusion presque complète des cellules; au contraire,
le tissu qui forme la partie supérieure de l'astragale est
raréfié, facile à couper, et creusé même de plusieurs petites cavités, assez grandes pour contenir un pois et placées immédiatement sous la lame corticale de l'os.

CHAPITRE IV.

───o───

ALTÉRATIONS DES OS

CAUSÉES PAR LES TUMEURS, LES COLLECTIONS DE LIQUIDES, LES PRODUCTIONS ORGANIQUES DÉVELOPPÉES DANS LEUR VOISINAGE, DANS LES CAVITÉS QU'ILS FORMENT, OU DANS L'ÉPAISSEUR MÊME DE LEUR TISSU.

Les altérations auxquelles ce chapitre est consacré, analogues quant à leur cause, présentent sous d'autres rapports des différences quelquefois assez tranchées : ainsi, à côté de l'usure, de la perforation, de la destruction des os par des tumeurs fibreuses, anévrysmales, hydatiques, cancéreuses, etc., vont se trouver la divulsion des os, l'hypertrophie du tissu osseux, et, par suite, l'accroissement exagéré des cavités naturelles à la suite de cancers, de polypes, de productions diverses nées et développées dans les sinus frontaux ou maxillaires, dans le canal médullaire des os longs, etc. etc.

Pour mettre de l'ordre dans le sujet, nous ferons trois sections. La première comprendra les altérations des os du tronc; la seconde, celles des os de la tête; la troisième enfin, celles des os des membres.

───

SECTION I.

ALTÉRATIONS DES OS DU TRONC.

Quatre pièces seulement composent toute cette section. Les trois premières consistent en des usures de la colonne vertébrale, produites par des anévrysmes de l'aorte; la dernière est un sacrum, dont le canal central est considérablement agrandi par suite de la compression exercée sur ses parois par un kyste hydatique développé dans son intérieur.

N° 295. — Tronçon de la colonne vertébrale, sur lequel on voit des altérations produites par un anévrysme de l'aorte descendante.

Ce tronçon du rachis se compose de sept vertèbres dorsales, qui nous ont paru être les 4e, 5e, 6e, 7e, 8e, 9e et 10e; les 6e, 7e, 8e et 9e côtes gauches ont aussi été conservées.

Les vertèbres altérées sont les 6e, 7e et 8e. L'altération consiste en une usure du corps de ces vertèbres, produite sans doute par la pression qu'exerçait la poche anévrysmale sur la portion du rachis à laquelle elle répondait : cette usure, en effet, siége du côté gauche, et ne s'étend pas au delà de la ligne médiane; sur la septième vertèbre, placée entre les deux autres, elle est plus profonde et a détruit environ le tiers du corps; sur la sixième, elle n'a emporté qu'une très-petite bande osseuse, limitée par une ligne courbe, à convexité supérieure; sur la huitième, elle a tracé une demi-lune, dont la convexité regarde en bas; dans son ensemble, elle représente une excavation ovoïde, d'environ cinq centimètres de longueur sur trois de largeur et un seul de profondeur, dont le contour est formé par un bord tranchant en avant et en bas, arrondi et émoussé en arrière et en haut, tandis que le fond est constitué par une partie du corps des sixième et huitième vertèbres, par le corps tout entier de la septième, et par les deux fibro-cartilages intermédiaires aux vertèbres indiquées.

Bien que, sur chaque corps de vertèbre, l'usure soit disposée de manière à entrer dans le plan général de l'excavation précédemment décrite, cependant, il faut remarquer que la destruction est plus profonde dans le centre qu'aux bords, comme si le tissu celluleux s'usait avec plus de facilité que la couche corticale : de là résulte que chaque corps de vertèbre porte une dépression qui lui est propre, et que le fond de la grande excavation formée par la réunion des dépressions partielles, au lieu de présenter une surface courbe, parfaitement régulière et lisse, est coupé au niveau de chaque espace intervertébral par une double ligne tranchante, légèrement élevée au-dessus du reste. Le tissu celluleux des vertèbres usées est plus dense et plus dur qu'à l'état normal, et la surface en est presque aussi unie que la lame extérieure des os auxquels il appartient. Entre les corps de vertèbres, on aperçoit les débris des fibro-cartilages, qui ne s'avancent point au-delà des surfaces osseuses. Sur la sixième vertèbre, existent quelques végétations osseuses qui cernent en haut l'excavation.

Enfin, l'usure s'est étendue jusqu'à l'extrémité de la septième côte, sur la face antérieure de laquelle se voient deux petites cavités juxtaposées et limitées par des bords mousses, compactes, polis et lisses.

No 296. — Portion supérieure de la région dorsale du rachis, sur laquelle existent des altérations causées par un anévrysme de l'aorte.

Ce fragment du rachis comprend la dernière vertèbre cervicale et les sept premières vertèbres dorsales; les 4e, 5e, 6e et 7e côtes ont, en outre, été laissées en place des deux côtés. Sur cette pièce, comme sur la précédente, il s'agit d'une usure des os causée par la présence d'une tumeur anévrysmale de l'aorte; mais l'altération, plus vaste dans le cas actuel, s'avance de douze à quinze millimètres au delà de la ligne médiane et du côté droit, et s'étend à quatre corps de vertèbres, qui sont les 3e, 4e, 5e et 6e, ainsi qu'à l'extrémité interne des 4e, 5e et 6e côtes. L'excavation est moins régulière encore que dans l'exemple qui précède : les 5e et 6e vertèbres présentent, en effet, chacune deux excavations séparées par une crête osseuse verticale. Le tissu celluleux, mis à nu par la destruction, s'éloigne moins de ses caractères et de son aspect naturels. Les fibro-cartilages sont intacts, et dépassent le niveau des surfaces osseuses. Enfin la partie latérale droite de l'excavation est bordée par des végétations osseuses de nouvelle formation, déposées sur les corps des 3e, 4e et 5e vertèbres dorsales.

No 297. — Toute la région dorsale du rachis, avec les extrémités postérieures des douze côtes, des deux côtés; pièce donnée par M. Cruveilhier, et sur laquelle on voit des altérations profondes et très-remarquables, causées par un anévrysme de l'aorte descendante.

La pièce dont il s'agit ici a été recueillie sur un homme de trente-deux ans, commis libraire, qui est mort à l'hôpital de la Charité dans le service de M. Cruveilhier. Ce

malheureux était malade depuis fort longtemps. Dans les
dernières semaines de sa vie, il présenta des phénomènes
assez curieux. Outre les signes rationnels d'une affection
thoracique grave et étendue, comme la dyspnée, l'étouf-
fement, etc., on trouvait une matité parfaite des deux
côtés de la poitrine; les doubles battements qu'on entend
ordinairement à la région précordiale y étaient très-faibles;
on les percevait au contraire facilement à droite, et ils
avaient beaucoup de force. De plus, il existait une paralysie complète du sentiment et du mouvement dans les
deux membres inférieurs, et le malade ne pouvait pas
retenir ses urines. Quelques personnes pensèrent qu'il
pouvait bien exister une transposition du cœur; d'autres
croyaient plutôt à l'existence d'un épanchement pleurétique considérable, par suite duquel le cœur avait été
refoulé à droite; M. Cruveilhier, s'appuyant sur ce qu'il
entendait des battements différents de ceux du cœur,
diagnostiqua un anévrysme de la crosse de l'aorte.

Le malade ayant succombé, l'autopsie apprit qu'il s'a-
gissait d'un anévrysme volumineux de l'aorte descendante. La partie postérieure de la cavité thoracique était
occupée par une tumeur considérable, qui avait refoulé
à droite et à gauche ainsi qu'en avant les poumons con-
densés et atrophiés, et soulevé le cœur, l'œsophage et les
veines cave inférieure et azygos; la veine cave était même
oblitérée dans une partie de son trajet, et convertie en un
cordon fibreux. Les artères intercostales qui naissaient de
l'artère anévrysmatique étaient également oblitérées, et
bridaient la tumeur sur les côtés. Les parois de la poche
ayant été divisées, on vit que 1° le fond en était formé
par plusieurs vertèbres dorsales et par les côtes correspondantes, profondément altérées; 2° le sang était en

contact immédiat avec les os ; 3° l'usure de ces os était telle que le canal rachidien était ouvert, et qu'on apercevait la dure-mère mise à nu, mais intacte ; 4° malgré l'intégrité de la dure-mère, la moelle épinière était ramollie et comprimée ; 5° enfin, la tumeur envoyait à gauche un prolongement postérieur du côté des gouttières vertébrales. Il est donc très-probable que, si on eût fait lever le malade pour ausculter à la partie postérieure, on eût reconnu, de la manière la plus exacte, le siége de la maladie ; peut-être eût-on pu même percevoir les battements avec la main ? Quoi qu'il en soit, la tumeur anévrysmale dont il s'agit a été dessinée dans la xxxixe livraison de l'Anatomie pathologique de M. Cruveilhier, et ce professeur a fait hommage au musée de la pièce dépouillée de ses parties molles.

. On voit, en examinant cette pièce, que les vertèbres altérées, au nombre de six, sont les 6e, 7e, 8e, 9e, 10e et 11e. L'altération porte principalement sur les corps ; ceux de la 6e et de la 11e n'ont souffert qu'une érosion superficielle, mais les quatre qui sont intermédiaires ont été profondément usés, tant à droite qu'à gauche, et principalement dans ce dernier sens. La lésion est si profonde, au niveau des 8e, 9e et 10e vertèbres, que non-seulement le canal rachidien est ouvert et la dure-mère mise à nu dans l'étendue de cinq centimètres, mais encore il y a au devant d'elle une voie de communication transversale entre le côté droit et le côté gauche, voie de communication qui était remplie par le sang contenu dans la tumeur anévrysmale. Au milieu de cette destruction si complète des corps de vertèbres, on est surpris de voir les fibro-cartilages intervertébraux conservés, et formant autant de plans horizontaux tout à fait isolés. Les apophyses transverses des 8e, 9e et

10ᵉ vertèbres et les côtes qui leur correspondent sont également usées des deux côtés, et la lésion est même si profonde, pour les 9ᵉ et 10ᵉ côtes, qu'elles sont, à droite comme à gauche, complétement rompues. A gauche, leur extrémité interne a entièrement disparu, et il n'en reste aucun vestige; de ce côté se voient plusieurs trous, par lesquels s'engageait sans doute le prolongement postérieur de la tumeur anévrysmale dont il a été question plus haut.

Nº 298. — Sacrum surmonté de la première vertèbre lombaire; pièce donnée par M. Mazet, membre de la Société anatomique, et sur laquelle on voit des altérations remarquables, produites par un kyste hydatique développé dans le canal rachidien.

Le sujet sur lequel cette pièce a été recueillie portait, à la partie postérieure du bassin, une tumeur fluctuante, qui présentait tous les caractères d'un abcès par congestion : cette tumeur ayant été ouverte, il en sortit du pus fétide dans lequel nageaient quelques hydatides, et le malade succomba au bout de peu de temps. Nous ne possédons aucun détail touchant les lésions que présentaient la moelle épinière, les nerfs de la queue de cheval, et les membranes rachidiennes; nous savons seulement que le canal vertébral était en partie rempli par un kyste hydatique, enflammé et suppuré. L'inspection de la portion du rachis que nous avons sous les yeux nous permet de juger des ravages qu'un semblable kyste peut produire, par son accroissement progressif, sur l'enveloppe osseuse qui le renferme.

Le canal sacré a acquis des dimensions considérables, et telles qu'il a pêut-être douze à quinze fois sa capacité ordinaire : à sa partie supérieure, en effet, nous trouvons trois centimètres pour le diamètre antéro-postérieur, mesuré sur la ligne médiane, et huit centimètres pour le diamètre transversal ; et, à sa partie inférieure, pour les mêmes diamètres, nous n'avons pas moins de quinze millimètres et cinq à six centimètres. Cette ampliation extraordinaire est due, d'une part, à la divulsion des parois du canal, lesquelles sont manifestement plus écartées que dans l'état normal, et, d'une autre part, à l'usure de ces parois : celle-ci est portée à un tel point que le sacrum est converti en une sorte de cage, percée à jour de tous les côtés.

La face postérieure du corps de la dernière vertèbre lombaire est creusée d'une excavation profonde, résultat de son érosion ; il en est de même de la portion du sacrum qui fait suite aux corps vertébraux, et le tissu celluleux de ces parties est mis à découvert. Les trous sacrés antérieurs sont agrandis, ou même confondus, par suite de la destruction des cloisons qui les séparent. La paroi postérieure n'est pas moins altérée : les lames de la dernière vertèbre lombaire sont amincies et largement perforées ; celles du sacrum le sont aussi, et l'on y remarque, outre plusieurs ouvertures placées près des trous de conjugaison, une grande perte de substance, d'environ trois centimètres de largeur, située sur la ligne médiane, derrière les premières pièces du sacrum, et dans laquelle s'était engagé le prolongement du kyste qui soulevait les téguments et proéminait à l'extérieur. Entre les trous sacrés antérieurs et postérieurs existe un intervalle très-grand, variable entre quinze et vingt-cinq millimètres. Enfin, les masses osseuses intermédiaires à ces trous ayant été refoulées ou érodées, l'usure se propage jusque dans

I. 24

le centre des ailerons du sacrum, surtout du côté gauche;
et c'est là la principale cause de l'agrandissement du canal rachidien suivant son diamètre transversal.

SECTION II.

ALTÉRATIONS DES OS DE LA TÊTE.

Les pièces qui figurent dans cette section sont au nombre
de vingt-neuf. Plusieurs sont fort belles, et accompagnées
de l'observation de la maladie, recueillie pendant la vie des
sujets qui les ont fournies. Aussi, cette partie du musée
Dupuytren est-elle une des plus riches et des plus pré-
cieuses.

Des vingt-neuf pièces dont il s'agit, la première, décrite
sous le n° 299, consiste en une perforation de la voûte du
crâne, conséquence probable du développement d'une
tumeur quelconque dans l'épaisseur du pariétal droit. Les
deux suivantes (n°s 300 et 301) nous montrent une usure
de la voûte du crâne, produite par une tumeur intra-
crânienne de nature indéterminée. Les neuf pièces qui
viennent ensuite (du n° 302 au n° 310) offrent des exemples de perforation des os qui composent la voûte du
crâne, causée par un fongus de la dure-mère. Six autres
pièces (du n° 311 au n° 316), présentent des altérations
du même genre, déterminées aussi, soit par un fongus
de la dure-mère, soit par une tumeur fibreuse intra-crânienne, et siégeant à la base du crâne. Sous les n°s 317 et
318, figurent deux têtes, dont l'orbite droit a été agrandi
et déformé par suite de l'accroissement considérable d'un

cancer de l'œil. Du n° 319 au n° 325, on trouve sept pièces sur lesquelles existe une destruction plus ou moins étendue de la mâchoire supérieure, avec ouverture et communication des cavités nasales, orbitaire et crânienne, lésion dont l'origine remonte, suivant toutes les apparences, à quelque production organique née dans le sinus maxillaire. Enfin, les deux pièces décrites sous les n°s 326 et 327 présentent beaucoup d'analogie entre elles : elles consistent en deux énormes tumeurs osseuses, surajoutées aux os de la face, et formées en partie par l'expansion de ces os, tumeurs qui sont creuses, et dues probablement, dans un cas, à un polype du sinus frontal, et dans l'autre, à une semblable production, développée dans le sinus maxillaire.

Les détails relatifs à chacune de ces pièces sont trop importants pour qu'on doive les analyser ici; nous ne pouvons donc que renvoyer le lecteur aux descriptions particulières.

N° 299. — Voûte du crâne, d'origine inconnue, sur laquelle on voit une perforation, due sans doute au développement de quelque production pathologique au milieu du tissu osseux lui-même.

Cette voûte du crâne a éprouvé une déformation singulière, à la production de laquelle la maladie principale n'a eu aucune part : tout le côté gauche est généralement aplati, le côté droit bombé en proportion; la suture sagittale est reportée à droite; le frontal paraît légèrement incliné de droite à gauche.

La moitié antérieure du pariétal droit, près de son bord inférieur, présente une large perforation arrondie, dont les bords sont remarquables à plusieurs égards. Dans la demi-circonférence supérieure, la table externe, le diploé, et la table interne, sont détruits régulièrement et au même niveau; on les dirait coupés avec un emporte-pièce. Dans la demi-circonférence inférieure, le diploé seul est entièrement usé; en dehors et en dedans, restent deux prolongements osseux appartenant à la table externe et à la table interne. Celui qui appartient à la table interne est fort aminci, et percé de trois grands trous résultant de l'absorption. Il est facile de concevoir que, si le mal avait duré plus longtemps, ces deux lames auraient été usées complétement, et qu'alors la demi-circonférence infé-rieure eût été semblable à la supérieure. D'après la dis-position du bord inférieur de cette perforation, on est porté à conclure qu'une production quelconque, tuber-culeuse ou autre, s'est développée dans le diploé, enfer-mée entre les deux tables interne et externe; qu'elle a d'a-bord repoussé ces lames en dedans et en dehors, comme le démontre bien surtout la position et la direction du fragment restant de la table interne, et qu'enfin, après les avoir repoussées, elle les a usées et fait disparaître par résorption. Cette altération et la perforation qui en a été la suite ne sauraient, en aucune façon, être rapportées à la carie. Au-dessus de cette perforation, la moitié anté-rieure du pariétal est criblée de trous fins, bien isolés, à bords arrondis, et séparés par de la substance compacte non altérée.

Les altérations dont nous venons de parler ne sont pas les seules qu'on remarque sur cette pièce. La moitié pos-térieure du même pariétal présente, près de l'angle pos-térieur et inférieur, une lésion assez étendue de la table externe : cette lésion consiste en un grand nombre de trous rapprochés et souvent confondus les uns avec les autres, à tel point que la table externe disparaît dans quelques

endroits, et qu'on voit au-dessous d'elle des vides de
forme irrégulière et variée. A l'intérieur du crâne et dans
les points correspondants, la table interne a presque entièrement disparu; il n'en reste plus que quelques lambeaux irréguliers, minés de toutes parts, et faisant saillie
au-dessus de la surface érodée, de laquelle ils semblent
près de se détacher. La table interne ainsi détruite a laissé
au-dessous d'elle une surface très-large, inégale, rugueuse,
criblée d'un grand nombre de trous d'un petit diamètre :
quelques-uns, correspondant à ceux de la table externe,
permettent de voir la lumière à travers l'os.

Les autres os qui entrent dans la composition de cette
voûte du crâne sont tout à fait sains : il faut noter, cependant, que leur vascularité a augmenté d'une manière remarquable près des sutures qui les unissent au pariétal
malade, comme il est facile de le constater par les trous
nombreux qu'ils présentent dans ces points.

N° 300. — Pariétal droit, dont l'origine est inconnue,
et qui est remarquable par la destruction d'une grande
portion de sa table interne et de son diploé.

L'altération qui occupe le centre de l'os est large comme
la paume de la main (neuf centimètres de diamètre en
tous sens), assez régulièrement arrondie, et circonscrite
par un bord taillé en biseau aux dépens de la table interne :
celle-ci a disparu dans toute l'étendue de la maladie, et,
à sa place, on aperçoit une surface déprimée de plusieurs
millimètres au-dessous du niveau du reste de l'os, semée
d'éminences et d'enfoncements assez semblables aux impressions digitales et aux éminences mamillaires, et qui
sont dus à ce que la destruction n'est pas égale partout;
car les saillies présentent la structure aréolaire du diploé,

et, dans le fond des dépressions, on aperçoit un tissu serré qui annonce que la lésion a pénétré jusqu'à la partie profonde de la table externe. On remarque aussi que, dans ces points, l'os est transparent. Nous avons cru reconnaître, dans deux endroits, la trace des sinus veineux qui sont, comme on sait, logés dans l'épaisseur de cet os. Un des sillons de l'artère méningée moyenne, bien développé, est brusquement interrompu par la lésion, et semble renaître au côté opposé; un autre rampe sur son contour. Le reste de la surface interne ne présente rien de notable, si ce n'est la présence de trous arrondis, peu multipliés, mais très-apparents.

La surface externe du pariétal est criblée de trous vasculaires, nombreux et petits, dirigés d'arrière en avant, et qui n'existent que dans sa moitié supérieure; toute la portion qui est située au-dessous de la ligne courbe temporale est très-serrée, et ne présente nullement ces ouvertures. Le développement des dentelures qui s'élèvent des bords de l'os atteste que les sutures existaient sur le crâne d'ou il provient.

Cette altération a sans doute été produite par quelque tumeur intra-crânienne, qui, par son développement continuel, usait et détruisait insensiblement la paroi osseuse à laquelle elle confinait.

N° 301. — Voûte du crâne, d'origine inconnue, présentant une usure de la table interne à la fois profonde et étendue.

Sur la face postérieure du frontal, on voit, de chaque côté de la gouttière longitudinale, plusieurs fosses, dont le fond est uniquement formé par la table externe, qui se laisse traverser par les rayons lumineux; le diploé et la table interne sont coupés à pic sur les bords de chaque fosse. Les plus considérables se remarquent au-dessous de la suture fronto-pariétale ; il y en a aussi quelques-unes, mais beaucoup plus petites, sur la face interne des pariétaux.

L'altération qui existe sur la face interne des pariétaux est tout à fait différente. La surface intérieure du crâne paraît, en effet, percée d'une foule de trous ronds, à bords tranchants, très-rapprochés, surtout dans le fond des impressions digitales, et dont la présence indique que la table interne est complétement détruite et le diploé mis à nu. Il est des points où le diploé lui-même est usé et où il ne reste plus que la table externe, au travers de laquelle passent facilement les rayons lumineux. Les éminences mamillaires sont en grande partie conservées, surtout vers la gouttière longitudinale ; sur elles la table interne paraît comme éburnée, âpre et rude au toucher, sans que l'œil distingue bien nettement les aspérités dont elle est hérissée. Les sillons de l'artère méningée moyenne, à peine visibles à droite, sont étroits, peu marqués, et peu nombreux du côté gauche.

A l'extérieur, rien ne ferait soupçonner au premier coup d'œil l'altération de la table interne ; mais, en y regardant de près, on voit que la vascularité de la table externe des pariétaux est fort augmentée. La partie moyenne de ces os est, en effet, criblée de trous dirigés d'arrière en avant ; un grand nombre d'entre eux sont précédés de gouttières dirigées dans le même sens. Ces trous et ces gouttières sont surtout visibles lorsqu'on examine la voûte du crâne horizontalement et d'arrière en avant ; mais ils n'existent pas sur toute la surface des pariétaux. De même que sur la pièce décrite au n° 299, ils sont bor-

nés à la partie de ces os qui est recouverte par l'aponévrose épicrânienne ; il n'en existe plus un seul au-dessous
de la ligne courbe temporale. Le frontal en présente quelques-uns, mais beaucoup moins nombreux. Près de la
suture fronto-pariétale, à droite, la table externe est
percée de trois petits trous ronds, dans un point qui correspond au fond de l'une des fosses signalées sur la table
interne ; un petit trou semblable, mais plus rapproché de
la suture, existe du côté gauche.

Le dessin de cette voûte du crâne existe dans le musée
de la Faculté. Les altérations qu'elle présente sont indiquées, ainsi que celles observées sur la pièce n° 273,
comme étant dues au développement d'un fongus de la
dure-mère.

N° 302. — Voûte du crâne, d'origine inconnue, sur laquelle on voit une perforation assez exactement arrondie,
capable d'admettre un œuf de pigeon, et produite sans
doute par quelque tumeur intra-crânienne.

Cette perforation existe sur la partie moyenne et inférieure du coronal, un peu au-dessus de la bosse nasale.
La crête coronale et le trou borgne ont disparu. La table
cérébrale est usée dans une étendue plus considérable que
l'externe, et il ne reste d'elle aucune trace. La circonférence du trou, surtout du côté droit, est donc coupée en
biseau aux dépens de la table interne ; elle est, en outre,
hérissée de petites aspérités. Des trous vasculaires, nombreux, et d'un diamètre assez considérable, existent immédiatement au-dessus de la perforation, et sur la ligne
médiane seulement.

A l'extérieur, la table externe est irrégulièrement usée ;
il en reste encore des fragments qui paraissent soulevés

et repoussés de dedans en dehors, et percés de grands trous. Au-dessous de là perforation, sont les sinus frontaux, dont la partie supérieure a été détruite. Entre les deux tables de l'os, on aperçoit le diploé irrégulièrement usé.

A l'intérieur, il ne reste aucune trace des sutures; à l'extérieur, elles sont encore marquées; elles n'ont disparu complétement que dans quelques points.

Les os de cette voûte du crâne sont épais, surtout en arrière: le frontal, en dehors des sinus frontaux, a neuf millimètres d'épaisseur; les pariétaux, vers leur bord postérieur, huit millimètres; l'occipital, un centimètre. Le poids total de la pièce est considérable, il est de trois cent-cinquante grammes.

N° 303. — Voûte du crâne, provenant de la collection de Desault, et sur laquelle on aperçoit une perforation d'environ trois centimètres de diamètre, causée par un fongus de la dure-mère.

C'est à la partie supérieure et latérale droite du frontal qu'existe la perforation indiquée. Elle est assez exactement arrondie, et d'un diamètre un peu supérieur à celui d'une pièce de deux francs. La destruction n'est pas bornée au frontal; mais elle a emporté une petite portion de la suture fronto-pariétale, et du pariétal lui-même. A l'extérieur, la solution de continuité est entourée par une espèce de zone de deux à trois centimètres de largeur, formée par des trous nombreux, qui deviennent de plus en plus grands, à mesure qu'ils se rapprochent de la perforation, auprès de laquelle ils forment des fossettes profondes, rapprochées les unes des autres; dans les intervalles qui séparent celles-ci, la table externe de l'os est assez profondément érodée ; on n'aperçoit, du reste, ici, sur le frontal ni sur le pariétal, aucune trace de sillons vasculaires. La suture fronto-pariétale est déhiscente dans les points qui avoisinent la perforation, ce qui nous paraît dû plutôt à l'usure de ses dentelures qu'à l'écartement des os qui la constituent.

Vers la surface interne, la perforation ne présente pas de zone, comme à l'extérieur. La table interne, coupée au même niveau à peu près que l'externe, est percée de trous et comme vermoulue ; cette vermoulure est surtout prononcée dans le fond du sillon principal de l'artère méningée moyenne. Le fond de la gouttière longitudinale, sur le frontal principalement, est criblé de petits trous, parmi lesquels serpentent une foule de petits canaux. On observe, en outre, sur divers points, des fossettes assez profondes, dont l'entrée est plus étroite que le fond, fossettes qui sont remplies, dans l'état frais, par une sorte de fongosité adhérente à la dure-mère, que Winslow considérait comme un des moyens d'union de la dure-mère et des os, et dans lesquelles Louis au contraire voyait des tumeurs fongueuses commençantes.

Les os qui forment cette voûte du crâne ont une épaisseur moyenne : ainsi, le frontal a six millimètres, vers la suture fronto-pariétale gauche ; le pariétal gauche a sept millimètres, près de la suture sagittale ; le droit a une épaisseur pareille ; l'occipital a aussi de cinq à sept millimètres. Le poids de la pièce est de 250 grammes.

Nº 304. — Voûte du crâne, d'origine inconnue, sur laquelle existe une large perforation, due, suivant toutes les probabilités, à un fongus de la dure-mère.

Sur la moitié droite du frontal se trouve la perforation

dont il s'agit : elle est arrondie ; son diamètre transversal
a quatre centimètres, et le vertical en a cinq. Elle est bornée, en haut et en arrière, par la suture fronto-pariétale ;
en bas, par la bosse sourcilière ; en dedans, par la ligne
médiane ; en dehors, par l'apophyse orbitaire externe et
le commencement de la ligne courbe temporale.

A l'extérieur, la perforation est entourée par un bourrelet de parties molles desséchées, au milieu desquelles
on distingue encore des détritus osseux : ce bourrelet empêche de constater l'état de la table externe qu'il recouvre ;
cependant, à la partie inférieure, près de l'apophyse orbitaire externe, lieu où cette table est découverte, on voit
qu'elle est saillante et renversée de dedans en dehors.
On n'aperçoit, sur les pariétaux, ni trous ni sillons vasculaires ; la portion du frontal qui est à découvert en présente deux bien apparents.

Si l'on examine l'intérieur du crâne, on peut se convaincre
que, dans la demi-circonférence externe à peu près, la table
cérébrale est détruite dans une étendue plus considérable
que l'épicrânienne, et que les deux surfaces sont réunies
l'une à l'autre par un bord tranchant, creusé de fossettes
irrégulières, remplies d'un détritus semblable à du mastic
desséché. Dans la demi-circonférence interne, le contraire
semble avoir lieu, c'est-à-dire que la table externe paraît
détruite dans une plus grande étendue que l'interne ; nous
disons qu'elle paraît, parce que les parties molles desséchées dont nous avons déjà parlé pourraient bien en im-
poser à cet égard. Les deux tables sont, du reste, séparées,
dans cette demi-circonférence interne, par un bord épais
et perpendiculaire.

Autour de la demi-circonférence externe, la table
cérébrale est parcourue par des gouttières larges, pro-

fondes, flexueuses, qui partent toutes du sillon principal de l'artère méningée moyenne gauche, remarquable lui-même par sa largeur et surtout par sa profondeur. La demi-circonférence externe ne présente pas une seule de ces gouttières. Les sillons de l'artère méningée moyenne droite sont beaucoup moins profonds et moins nombreux.

Sur les côtés de la gouttière longitudinale, dans le point qui correspond aux glandes de Pacchioni, on observe plusieurs dépressions larges et superficielles, dans l'une desquelles vient aboutir un large et profond sillon de l'artère méningée moyenne gauche.

Nº 305. — Voûte du crâne, d'origine inconnue, sur laquelle existe une perforation irrégulière, placée vers le sommet de la tête.

Sur le trajet de la suture sagittale, près de l'union des angles antérieurs et supérieurs des pariétaux avec le coronal, existe une perforation d'environ trois centimètres de largeur, dont le pourtour est irrégulier, et les bords denticulés, amincis, presque tranchants.

Si l'on examine cette perforation par l'intérieur du crâne, on aperçoit, dans toute la demi-circonférence antérieure, la table cérébrale coupée à pic, nettement, et sans présenter aucune altération au voisinage de l'ouverture; dans la demi-circonférence postérieure, au contraire, et sur le côté droit, cette même table est amincie, usée irrégulièrement, et disposée en un biseau coupé obliquement de dedans en dehors.

Si l'examen porte sur la face externe de la voûte du crâne, on voit que la perforation indiquée occupe à peu près le centre d'un espace quadrilatéral, dont les côtés ont de six à sept centimètres de longueur, et qui est disposé

de manière à avoir deux angles latéraux, un angle postérieur, et un angle antérieur, exactement appuyé sur la suture fronto-pariétale. Ce parallélogramme est limité par
un rebord osseux, peu saillant, formé par la table externe amincie et criblée de trous; dans toute son étendue,
cette même table est détruite, et les couches plus profondes qui ont résisté sont inégales et rugueuses. Telle
est la précision avec laquelle se trouve tracée, par l'érosion, la figure quadrilatérale indiquée plus haut, qu'on
serait tenté d'attribuer cette lésion à une dénudation faite
par la main du chirurgien, peut-être dans le but de découvrir la tumeur que nous supposons être sortie par
l'ouverture centrale.

Toute la surface externe de cette voûte du crâne, le
pariétal droit surtout, est criblée de trous excessivement
fins, qui traversent la table externe de l'os perpendiculairement, et ne sont précédés d'aucune gouttière. La
table interne en présente aussi, mais ils sont moins nombreux et plus larges.

Cette voûte du crâne est très-mince dans toute son
étendue, et ne renferme que fort peu de diploé.

N° 306. — Voûte du crâne, d'origine inconnue, à la
partie supérieure de laquelle existe une perforation oblongue, de six centimètres de longueur sur deux à trois de
largeur.

Considérée à l'extérieur, cette perforation présente les
caractères suivants : elle résulte d'une perte de substance
éprouvée par le pariétal droit; son grand diamètre est antéro-postérieur, de sorte qu'elle longe la suture inter-pa-
riétale. Son bord gauche, dirigé un peu obliquement d'arrière en avant et de gauche à droite, anticipe légèrement

en arrière sur le pariétal gauche, passe, dans son milieu,
sur la suture dont on aperçoit les dentelures bien conservées, et enfin est formé, en avant, par le pariétal droit.
Son bord droit appartient tout entier au pariétal de ce
côté ; dans ses deux tiers antérieurs, il résulte de l'application de deux couronnes de trépan, qui se confondent
de manière à laisser entre elles une éminence osseuse de
cinq à six millimètres de saillie, et qui se trouvent placées
en face de la portion du bord gauche qui porte les dentelures intactes de la suture sagittale; dans son tiers postérieur, au contraire, il est inégal, tranchant, dentelé,
précédé par un plan oblique ou biseau dû à l'usure de la
table externe, et il va joindre la portion de l'autre bord
qui correspond au pariétal gauche, laquelle est également
inégale et taillée en biseau aux dépens de la table externe.

Les deux pariétaux présentent un grand nombre d'ouvertures, dans la portion de leur surface externe qui est supérieure à la ligne courbe temporale. Celles du pariétal
droit sont très-multipliées, exactement arrondies, et dirigées obliquement d'arrière en avant ; quelques trous d'un
ou deux millimètres de diamètre percent toute l'épaisseur
de l'os au voisinage de la grande perforation ; on en remarque même un dans la saillie osseuse qui sépare les
deux couronnes de trépan. Les ouvertures du pariétal
gauche, moins nombreuses, sont plus larges, et précédées de sillons vasculaires qui se dirigent de haut en bas
et de dedans en dehors, de sorte que, par une de leurs
extrémités, ils aboutissent aux ouvertures en question,
tandis que, par l'autre, ils tendent vers la partie postérieure de la grande perforation. Le frontal offre également une foule de petits trous, dont l'orifice est dirigé en

arrière. Les sutures sont conservées, à l'exception de celle
qui unit le pariétal gauche au frontal.

Si on examine l'intérieur du crâne, on voit que la table
interne du pariétal droit a entièrement disparu dans une
étendue de six à huit centimètres carrés. La surface mise
à découvert par suite de cette perte de substance, est
bornée en dedans par la perforation, et dans le reste de
son contour, par un bord festonné et nettement tranché;
elle est déprimée, au-dessous du niveau de l'os, d'un ou
deux millimètres au plus. Le plan qu'elle représente est
assez régulier, rugueux, et tapissé par un tissu dur et
compacte, mais creusé d'aréoles qui se multiplient et s'é-
largissent à mesure qu'on se rapproche de la ligne médiane; au fond des plus grandes de ces aréoles, s'ouvrent
des trous qui percent l'os de part en part. Les sillons de
l'artère méningée moyenne sont brusquement interrompus sur les bords de la perte de substance. Ceux-ci sont
recouverts, dans une petite étendue, d'un dépôt très-
mince de matière osseuse nouvelle. Le long de la ligne
médiane, on retrouve la perforation précédemment décrite; et l'on peut constater que, dans son tiers postérieur,
elle s'est formée par l'amincissement graduel du pariétal
droit, ainsi que par l'usure du pariétal gauche, qui, dans
ce point, est coupé en biseau aux dépens de sa table interne. Dans les deux tiers antérieurs, au contraire, le pariétal gauche a conservé son épaisseur et ses dentelures,
et celui du côté opposé, sur lequel ont porté les couronnes
de trépan, ne présente d'autre diminution d'épaisseur que
celle qui résulte de la destruction de sa table interne.
L'intérieur des os du crâne ne présente, du reste, rien d'a-
normal.

D'après l'inspection de cette pièce, nous supposons

qu'il a existé sur le sujet qui l'a fournie une tumeur fongueuse de la dure-mère. C'est cette tumeur qui a déterminé l'usure de la table interne, puis celle de toute l'épaisseur du pariétal droit, dans le tiers postérieur de la perforation actuellement existante : une fois sortie du crâne, la tumeur s'est épanouie au dehors, comme l'indique le biseau extérieur sur lequel nous avons insisté à dessein. Quant aux deux tiers antérieurs de la perforation, ils ne sont pas dus aux progrès de la tumeur et à l'usure des os ; car le pariétal droit a conservé à peu près toute son épaisseur, et le pariétal gauche porte ses dentelures intactes : il est évident que la perforation a été agrandie artificiellement et par l'application de deux couronnes de trépan, laquelle a permis de désarticuler et d'enlever un fragment assez considérable du pariétal droit. Cette application du trépan a-t-elle été déterminée par les accidents de la maladie et faite pendant la vie, et quel en a été l'événement? ou bien l'a-t-on seulement exécutée après la mort, pour simuler l'opération qui eût été convenable? Voilà ce que malheureusement nous ne savons pas. Toutefois, il nous paraît probable que l'opération a été faite après la mort, ou, du moins, si elle a été accomplie pendant la vie, le malade a survécu fort peu de temps, car on ne trouve autour des couronnes de trépan aucune trace du travail inflammatoire qui a coutume de s'établir sur les os vivants soumis à cette opération.

N° 307. — Voûte du crâne, d'origine inconnue, sur laquelle on voit une destruction d'une grande partie du pariétal droit.

Cette voûte du crâne est mince, et semble provenir d'une femme encore jeune. Une perforation quadrilatérale, qui n'a pas moins de six à sept centimètres de diamètre, existe sur la partie antérieure du pariétal droit. Les bords de cette perforation, vue par l'extérieur, sont minces, tranchants, et les os qui l'environnent n'ont subi aucun changement appréciable, ni dans leur volume, ni dans leur vascularité, sauf cependant en arrière, où, dans une petite étendue, la table externe est noirâtre, dépolie, et percée de plusieurs trous.

La table interne, surtout en bas, près de l'angle du pariétal, et en haut, le long de la gouttière longitudinale, est usée dans une plus grande étendue que l'externe. Dans ce dernier point, elle est coupée perpendiculairement; le diploé qui la sépare de la table externe a disparu, et celle-ci s'amincit graduellement, de manière à se terminer par un bord extrêmement tranchant. En bas, une disposition analogue existe; seulement il reste encore quelques portions de diploé, isolées, en partie usées, et demeurées adhérentes à la table externe. En avant, on peut compter sur le bord de la perforation trois couches successives et distinctes, formées par la table interne, le diploé, et la table externe. En arrière, au contraire, les deux tables et le diploé se confondent en une seule couche érodée et spongieuse. Tout autour de la perforation, excepté en bas et en arrière, la table interne est couverte de petites stries ou dentelures, qui convergent vers l'ouverture.

Nº 308. — Voûte du crâne sur laquelle existe une vaste perforation du pariétal droit, occasionnée par un fongus de la dure-mère; pièce provenant de Louis, secrétaire de l'Académie de chirurgie.

L'observation est consignée dans les Mémoires de l'Académie de chirurgie (édition in-8º, 1819, tom. v, p. 11),

I.

25

et c'est sans contredit l'une des plus curieuses que renferme le mémoire de Louis.

«Le sieur Legallois, âgé de trente-cinq ans, d'une ex-
«cellente constitution, fit une chute vers la fin de décembre
«1761, en descendant les marches de l'un des trottoirs du
«Pont-Neuf; il tomba assez rudement et à plomb sur les
«fesses, qui supportèrent seules l'effort du choc. A l'instant
«de la chute, il se sentit la tête étonnée, et ce trouble lui
«permit à peine de se relever. Cet accident ne fut accom-
«pagné d'aucune espèce de douleur. L'étonnement a duré
«persévéramment pendant quatre mois; il s'est dissipé
«insensiblement à ce terme.

«Après un calme de quatre mois, son barbier, en lui
«rasant la tête, sentit sous le rasoir, au côté droit, vers
«le sommet, un bruit sourd qui lui parut fort singulier :
«c'était une sorte de crépitation, semblable au froissement
«d'un parchemin sec qui aurait été tendu sous les tégu-
«ments. Le malade se tâta la tête, et éprouva la même
«sensation. A cet instant, il n'y avait ni élévation, ni dé-
«pression : dès le lendemain, il parut une tumeur d'un petit
«volume, peu élevée, et avec un mouvement pulsatif;
«cette tumeur, indolente, fit des progrès rapides; elle fut
«prise pour un anévrysme, et comprimée à l'aide d'un
«bandage. La tumeur rentrait facilement au niveau de la
«perforation du pariétal, mais sa disparition occasionnait
«des étourdissements effrayants : la compression fut aban-
«donnée.

«La tumeur fit de rapides progrès, et se montra à l'ex-
«térieur sous le volume d'un gros œuf de dinde; elle était
«en même temps devenue douloureuse, mais, en la com-
«primant un peu, la douleur cessait. La perte de con-
«naissance qui était l'effet immédiat de cette compression

«la rendait intolérable., et le malade préférait la douleur
«habituelle au moyen qui l'en délivrait. Enfin, pendant les
«quatre ou cinq derniers mois de sa vie, ce malade, livré
«aux charlatans, perdit insensiblement ses forces, et mou-
«rut le 17 avril 1763.

«L'autopsie, faite par Louis, lui démontra que la tu-
«meur appartenait à la face convexe de la dure-mère: son
«volume égalait celui du poing; elle était fort régulière-
«ment circonscrite, et un peu moins saillante sous le crâne
«qu'au dehors; sa base était plus étendue que son som-
«met. La partie protubérante sous le crâne, et qui faisait
«faire bosse à la dure-mère, était logée dans une dépres-
«sion qu'elle s'était formée sur la portion du cerveau cor-
«respondante. La face interne de la dure-mère, à l'endroit
«de la tumeur, était un peu plus épaisse qu'ailleurs, et
«ses vaisseaux, plus considérables, semblaient avoir une
«disposition variqueuse. La substance fongueuse de la
«dure-mère était revêtue d'une membrane qui en circon-
«scrivait exactement l'étendue, et n'avait contracté avec les
«os du crâne aucune adhérence. Sa consistance était sem-
«blable à celle qu'ont ordinairement les sarcômes, sans ré-
«nitence ni fluctuation en aucun point; le sang qui en sor-
«tit en l'incisant était noirâtre, tel que les vaisseaux veineux
«de ces sortes de tumeurs ont coutume d'en contenir. »

Voici maintenant ce que nous apprend l'examen de la
portion de la pièce qui s'est conservée jusqu'à nous.

Une perforation considérable (de cinq centimètres de
diamètre) existe sur la partie supérieure et un peu antérieure du pariétal droit; elle a la forme d'un carré irrégulier, dont les quatre bords sont parallèles à chacun des
bords du pariétal. Elle est circonscrite, en avant, par la
suture fronto-pariétale, en haut, par la suture sagittale,

en bas par la ligne courbe temporale; sa partie postérieure est séparée de la suture lambdoïde par un intervalle assez grand. Ses bords sont minces, tranchants, hérissés d'aspérités : il en existait une fort remarquable sur le bord antérieur de l'ouverture, comme on peut le voir dans la planche annexée au mémoire de Louis. Cette saillie, grosse comme un tuyau de plume, avait environ vingt millimètres de longueur : elle est cassée sur la pièce que nous possédons.

Tout autour de cette ouverture, les os présentent plusieurs particularités remarquables, et qui sont différentes à l'extérieur et à l'intérieur du crâne.

A l'extérieur, et au devant du bord antérieur, le frontal est couvert, dans une certaine étendue, de petits sillons tortueux, inclinés les uns vers les autres de mille manières, et séparés par des lamelles et des petits mamelons dont le sommet est fort lisse. Tous ces sillons s'avancent vers l'ouverture du crâne, et, à mesure qu'ils en approchent, leur nombre diminue, leur diamètre augmente, et ils se terminent à des canaux larges et droits, qui traversent très-obliquement l'épaisseur de l'os. Le pédicule qui supportait la pointe osseuse signalée par Louis, est surtout remarquable en ce qu'il paraît entièrement formé par des canaux parallèles les uns aux autres, et dont les parois sont soudées entre elles. Une disposition à peu près semblable, mais un peu moins prononcée, existe le long des bords supérieur et postérieur. Le bord inférieur est remarquable par l'absence complète des petits sillons; à leur place sont de larges canaux creusés dans la table externe, et qui se terminent, près de la perforation, à des trous qui percent l'os obliquement. Vers l'angle antérieur et inférieur du pariétal sont plusieurs trous, presque tous d'un diamètre

considérable, et qui traversent l'os obliquement de haut
en bas et de dehors en dedans.

Lorsqu'on examine l'intérieur du crâne, on voit que la
table interne est détruite dans une plus grande étendue
que l'externe, surtout en arrière. Dans le point où commence sa destruction, cette table interne est surmontée
d'un bourrelet osseux, d'une texture fort remarquable, et
que nous essayerons plus loin de décrire. En dedans de ce
bourrelet, entre lui et la perforation, il ne reste que la
table externe, revêtue intérieurement par une substance
spongieuse, d'autant moins épaisse qu'on approche davantage de la circonférence de la perforation; celle-ci est
formée uniquement par la table externe, criblée des trous
et des canaux déjà décrits. Sur le frontal, le fond de la
gouttière longitudinale est occupé par une multitude de
petits sillons, semblables à ceux que nous avons déjà décrits
à la face externe de l'os. Le bord libre des lamelles et des mamelons qui les séparent est régulièrement arrondi et rarement percé de petits trous. Tous ces sillons convergent vers
la perforation; mais à mesure qu'ils en approchent, ils deviennent plus profonds par l'augmentation en longueur des
lamelles qui les séparent. C'est l'allongement de ces dernières qui forme le bourrelet indiqué, et, dans l'épaisseur de
celui-ci, elles ne conservent plus leur forme aplatie d'un
côté à l'autre, elles s'effilent et s'arrondissent en aiguilles,
dont les pointes, réunies dans quelques endroits par une
membrane étendue sur elles, sont libres dans d'autres, et
ont alors l'aspect des papilles coniques de la langue des
ruminants. On en voit à tout le pourtour de l'ouverture interne, mais elles ne sont nulle part plus développées qu'à
la partie antérieure.

Cette voûte du crâne est remarquable par le nombre et

le diamètre des canaux appartenants à l'artère méningée moyenne. C'est surtout autour de la perforation qu'on peut voir les plus considérables. Louis, dans son observation, nous apprend que les vaisseaux autour de la tumeur étaient nombreux, et avaient une disposition variqueuse ; n'eût-il pas fait cette remarque, les traces profondes et ineffaçables que ces vaisseaux ont imprimées sur les os nous eussent appris également et leur nombre et leur volume.

Cette voûte du crâne est formée par des os épais et compactes ; malgré la perte de substance qu'elle a éprouvée, son poids est encore de 416 grammes.

Nº 309. — Portion droite d'une voûte du crâne, d'origine inconnue, sur laquelle existe une perforation placée vers l'angle postérieur et inférieur du pariétal.

Cette perforation est arrondie, oblongue, de trois centimètres de longueur sur quatre de hauteur ; sa circonférence, du côté de la cavité crânienne, présente une coupe en biseau aux dépens de la table interne, plus prononcée dans la demi-circonférence supérieure que dans le reste de son étendue ; la coupe est partout nette et régulière, comme si l'os eût été usé à la lime. La face interne des os est labourée en tous sens par une quantité considérable de sillons, destinés aux divisions de l'artère méningée moyenne, et remarquables par leur largeur et leur profondeur. Il n'y a du reste, ni autour de la perforation, ni autour des sillons vasculaires, aucun dépôt de substance osseuse.

A l'extérieur, en avant et en arrière de la perforation, la table externe est usée au loin, et l'os, coupé en biseau, s'amincit graduellement jusqu'au pourtour de l'ouverture :

il semblerait que les parties molles aient réagi contre la tumeur, et l'aient fortement appliquée contre les os. En haut et en bas, la table externe est au contraire coupée perpendiculairement, et cette section est limitée par un bord un peu élevé, criblé de trous. La table externe du pariétal ne présente pas d'augmentation de vascularité remarquable; on voit un assez grand nombre de pertuis vasculaires au devant de l'apophyse mastoïde, et autour de l'orifice du conduit auditif externe.

N° 310. — Voûte du crâne, sur laquelle on voit une perforation de l'occipital occasionnée par un fongus de la dure-mère.

L'observation est insérée dans le mémoire de Louis, parmi ceux de l'Académie de chirurgie (t. v, p. 23, édition in-8°, 1819). Elle lui avait été indiquée par Marrigues, lieutenant du premier chirurgien du roi, à Versailles. Nous en donnerons ici une courte analyse.

Une femme de cinquante ans, sujette, depuis vingt ans, à des accès épileptiques peu violents, fut attaquée d'un rhume, et sentait pendant les quintes de toux une douleur très-aiguë sous la partie supérieure de l'occipital. Ayant fait une chute, dans laquelle la partie postérieure de la tête porta, les douleurs devinrent continues, et il parut, au bout de six semaines, dans le lieu qui avait été frappé, une tumeur du volume d'une aveline, qui augmenta peu à peu, et causa d'abord de la douleur locale seulement; plus tard survinrent de fréquentes cardialgies, puis la perte de la mémoire, puis la paralysie du membre supérieur droit, puis celle des extrémités inférieures, puis finalement de la fièvre et la mort. La tumeur avait été soumise à l'examen de Marrigues, qui avait constaté les faits suivants : 1° La tumeur était inscrite dans un cercle osseux, formée dans l'os occipital; 2° elle était soulevée par des battements isochrones à ceux du pouls; 3° la pression exercée sur elle la repoussait vers le cerveau, au-dessous du niveau du cercle osseux, et il s'ensuivait un évanouissement qui durait aussi longtemps qu'elle restait comprimée à ce point; 4° pendant ces tentatives, dans lesquelles la tumeur était éloignée des bords de la perforation, les douleurs locales disparaissaient, et les pulsations des artères devenaient presque insensibles.

L'ouverture du cadavre fut faite devant plusieurs médecins et chirurgiens : les téguments et le crâne étaient sains, et n'avaient aucune adhérence à la tumeur; sa nature était fongueuse; elle semblait née dans l'épaisseur de la dure-mère; sa base était plus étendue que la portion qui excédait le niveau du crâne; celle-ci était comme étranglée par la circonférence de la perforation de l'os. On jugera de son volume par les dimensions de la destruction commencée à l'os dans sa face interne, dimensions qui seront indiquées plus bas. L'éminence interne de la tumeur s'était formé une loge dans l'hémisphère gauche du cerveau, et Marrigues a observé qu'on aurait pu la détacher aisément de la dure-mère sur le vivant.

Reste à indiquer l'état des os que nous avons sous les yeux. La perforation occupe la partie supérieure de l'occipital, et elle est placée à gauche de la ligne médiane. Examinée à l'extérieur, elle est irrégulièrement arrondie, et présente dans son contour plusieurs saillies qui s'avancent vers le centre de l'ouverture, ce qui donne à ses bords un aspect dentelé; son diamètre est de trente-cinq millimètres; ses bords sont excessivement minces, surtout au niveau des dentelures; une perforation très-petite

(deux à trois millimètres) se remarque sur le pariétal gauche, à quelque distance de la perforation principale. La partie supérieure des pariétaux présente une couleur marbrée et brunâtre, qui semble indiquer que les os n'ont pas pu être entièrement vidés du sang qui les pénétrait abondamment dans cette place pendant la vie : ce qui nous confirme dans cette interprétation, c'est que les os sont criblés, dans ces points, d'ouvertures de diverses grandeurs, arrondies, multipliées, et sans doute vasculaires. La table externe a conservé, dans toute son étendue, son aspect poli; on n'y voit pas, dit Louis, les points élevés et les bourrelets osseux que la tuméfaction de la portion spongieuse de l'os a produits sur le crâne du sujet de ma première observation (crâne dont on peut lire la description dans cet ouvrage, où il figure sous le n° 308). La raison de cette différence, ajoute-t-il, c'est que l'autre crâne était fort épais, et riche en substance diploïque, tandis que celui-ci est très-mince, et formé des deux tables, sans interposition de diploé, ou avec interposition d'un diploé si peu épais qu'il ne fait pas disparaître complétement la transparence de l'os. L'amincissement de ce crâne est en effet très-remarquable ; il n'a pas plus de trois millimètres dans ses points les plus épais, et, dans quelques endroits, il n'en a qu'un ou deux; on jugera bien de cet amincissement par l'indication du poids de toute la pièce, qui est de 131 grammes. Les sutures sont presque entièrement effacées.

En examinant la face concave de ce crâne, on voit que, autour de la perforation, la table interne est usée en biseau, et qu'elle ressemble à une suture squameuse, qui va en s'amincissant jusqu'aux bords de la perforation, tandis qu'elle commence à quelque distance par un bour-

relet circulaire, plus épais en arrière, en avant, et du côté
droit, que du côté gauche, où il est presque effacé. La
portion intérieure de la tumeur appuyait sans doute sur
cette surface osseuse, et sa circonférence correspondait
au bourrelet indiqué ; or, l'étendue de ce bourrelet est de
vingt-trois centimètres. Ce qui donne au pourtour de la
perforation l'apparence d'une suture squameuse, c'est
la présence de canaux bien développés, rapprochés les
uns des autres, convergents vers l'ouverture, et entre lesquels la substance osseuse se dessine en reliefs ou lamelles saillantes : ainsi se trouve formé un cercle radié
de sillons osseux. Le bourrelet qui entoure ce cercle semble
résulter du soulèvement de l'extrémité périphérique des
lamelles osseuses, entre lesquelles on aperçoit les orifices
des canaux. Toute cette circonférence de l'ouverture est
tellement amincie que, suivant la remarque de Louis, le
couteau lenticulaire aurait suffi pour augmenter la circonférence de l'ouverture du crâne avec moins d'appareil
que le trépan : en outre, l'amincissement n'est pas régulier ; nous avons noté déjà l'existence d'un petit trou,
et l'on peut remarquer aussi aux environs plusieurs points
transparents, qui n'auraient pas tardé à se transformer
en perforations. La surface interne de la voûte du crâne
paraît à l'état normal dans le reste de son étendue, excepté toutefois une surface de trois à quatre centimètres
de largeur, qui commence à la partie antérieure du bourrelet osseux, et se continue dans l'étendue de huit centimètres le long de la suture sagittale. Cette surface est
inégale, rugueuse, percée d'une foule de trous arrondis,
et parsemée de petites saillies osseuses, implantées perpendiculairement sur elle, offrant quelque analogie avec les
papilles de la langue du chat, et qui se multiplient à me-

sure qu'on se rapproche de la perforation. Autour de cette surface on remarque des sillons artériels très-développés. Toute cette structure, qui a été aperçue, mais non décrite par Louis, marque, dit-il, que, sur la continuité du sinus longitudinal supérieur, les vaisseaux qui unissaient la dure-mère au crâne commençaient à être affectés contre l'ordre naturel.

No 311. — Tête d'un jeune homme de vingt et un ans, envoyée à l'Académie royale de chirurgie par M. Grima, chirurgien à Malte.

L'observation, qui est de 1764, a été reproduite par Louis, dans son mémoire sur les tumeurs fongueuses de la dure-mère (*Mémoires de l'Académie de chirurgie*, t. v, p. 34, édition in-8°, 1819). On peut voir, dans le même ouvrage, deux gravures, dont l'une représente le malade avant sa mort, et l'autre donne la figure de la tête que nous avons entre les mains.

« Le jeune homme qui est l'objet de cette observation «portait au côté gauche de la tête une tumeur considé-«rable, qu'on a prise pour une hernie du cerveau. Cette «tumeur avait commencé à la région temporale, et formait «le volume d'une seconde tête; l'oreille extérieure en était «déplacée et portée au niveau de l'angle de la mâchoire «inférieure. On sentait très-distinctement, à la circonfé-«rence supérieure de la base de la tumeur, les inégalités «de l'os perforé et les pulsations du cerveau. Dans l'é-«tendue de la masse tuméfiée, il y avait des points réni-«tents et squirrheux; d'autres étaient mous et avec fluc-«tuation. Dans le progrès de la tumeur, le malade ne «souffrit d'autre accident que la perte de l'ouïe du côté «affecté. »

M. Grima jugea sagement qu'il n'y avait rien à tenter d'efficace pour la guérison. Sur les conseils d'une personne étrangère à l'art, on appliqua un emplâtre qui détermina de l'inflammation, de la suppuration, etc. etc.; bref, le malade mourut au bout de quatre mois.

« La dissection anatomique de la tumeur a été faite avec « le plus grand soin par M. Grima : il a trouvé une tumeur « sarcomateuse à la dure-mère. La description du vice de « l'os n'en donnerait pas des notions aussi distinctes que « l'examen de la planche ci-jointe, faite sous nos yeux d'a- « près nature. »

On regrette, dans cette observation, la brièveté des détails symptomatologiques et l'absence complète de l'anatomie de la tumeur. La figure qui représente le malade pendant sa vie ne s'accorde pas parfaitement avec la description ; la tumeur y est trop petite, et l'oreille n'est pas refoulée assez bas. Peut-être n'a-t-elle pas été envoyée par M. Grima, mais seulement faite d'après l'observation. Quant à la description de la pièce osseuse, comme elle manque entièrement, nous allons essayer de combler cette lacune.

La tête, qui avait été préparée avec soin, s'est bien conservée, et est fort belle et très-blanche.

Considérée à l'extérieur, elle présente dans la région temporale gauche une perforation qui s'est faite aux dépens de l'os temporal seul, et qui est ovalaire, le grand diamètre dirigé d'arrière en avant et un peu obliquement de haut en bas, la grosse extrémité postérieure, la petite tournée en avant. Le grand diamètre a six centimètres de longueur, le petit n'en a que trois à quatre; la circonférence, prise au moyen d'un fil, a dix-sept centimètres. Le contour de cette perforation est constitué en haut, en avant et en arrière, par la portion écailleuse du temporal, amincie, criblée de trous, et repoussée au dehors de manière à figurer une crête tranchante de plusieurs millimètres de saillie; la partie inférieure de ce contour a été formée aux dépens de la portion horizontale du temporal (moins le rocher), c'est-à-dire aux dépens de l'apophyse mastoïde, du conduit auditif externe, de la cavité glénoïde, de l'arcade zygomatique. Toutes ces parties ont éprouvé des changements remarquables : elles ont été renversées en bas et comme étalées, de sorte que la base du rocher est entièrement découverte. La surface extérieure de l'apophyse mastoïde est tournée directement en dedans vers la ligne médiane; ses parties intérieures sont exposées aux regards, et représentent un large plan quadrilatéral qui regarde en dehors, semé d'excavations arrondies, qui ne sont que le fond des cellules mastoïdiennes ouvertes. Au devant de ce plan est une excavation plus profonde que les autres, dans laquelle on reconnaît la caisse du tympan, dont la paroi interne est entière et présente le promontoire, la fenêtre ovale, etc. etc.; quant à la paroi externe, elle a été repoussée en bas, de même que l'apophyse mastoïde. La portion osseuse de la trompe d'Eustache est conservée, et présente sa disposition habituelle. De la partie inférieure de la caisse du tympan part un conduit osseux de trois millimètres de diamètre, exactement arrondi, qui se dirige obliquement de haut en bas et d'arrière en avant, et dont l'orifice inférieur va s'ouvrir près du canal carotidien; peut-être est-ce le conduit auditif externe, qui a été refoulé comme tout le reste? De la cavité glénoïde il ne reste qu'une excavation triangulaire, qui nous a paru faire partie de la scissure glénoïdale. Qu'était donc devenue l'articulation temporo-maxillaire? comment se comportait la mâchoire inférieure? On regrette de ne trouver, dans l'observation de Grima, aucun renseignement à cet égard : il est probable, cependant, que le maxillaire inférieur avait été repoussé en bas et en avant par la tumeur; car on aperçoit, près de la suture sphénoïdo-temporale, sur la partie antérieure du temporal, une surface en forme de croissant, lisse comme si elle avait servi à une articulation durant la vie, et dont la forme se modèle assez bien sur celle du condyle de la mâchoire : c'est sans doute dans ce point qu'avait été transportée l'articulation. En arrière de cette surface est une éminence osseuse inégale, longue de quinze millimètres, dirigée en bas et en avant, dont il est difficile d'assigner l'origine. L'arcade zygomatique nous paraît entièrement détruite.

Si on examine la partie inférieure du crâne, on constate que l'apophyse styloïde et le trou stylo-mastoïdien n'ont subi aucun déplacement (l'aqueduc de Fallope est intact); les trous maxillaire inférieur, sphéno-épineux, déchiré postérieur, ne sont ni déplacés ni rétrécis; toute la face inférieure du rocher offre son aspect ordinaire. En dehors du canal carotidien, on aperçoit un mamelon osseux, dans lequel se fond l'épine du sphénoïde, et au sommet duquel s'ouvre le canal osseux que nous avons considéré comme étant peut-être le conduit auditif externe dévié.

A l'intérieur, on aperçoit la perforation dont nous avons donné les dimensions, dont le contour est arrondi et émoussé en arrière, et bordé dans sa moitié antérieure par une crête osseuse, tranchante, dirigée vers l'intérieur du crâne, et implantée à angle droit sur la portion écailleuse du temporal et sur le rocher; un sillon vasculaire très-profond, qui logeait le tronc de l'artère méningée moyenne, contourne la partie antérieure de la perforation. La gouttière du sinus latéral gauche est criblée de trous, dans le point où elle contourne la base du rocher du côté malade : tout le reste du crâne est à l'état normal ; les sutures ne sont pas effacées ; la portion du rocher qui contient l'oreille interne n'a souffert aucun changement ; il en est de même du canal carotidien, et des trous déchiré postérieur, maxillaire inférieur, sphéno-épineux.

N° 312.—Base du crâne, envoyée en l'an IX à la Société de l'École de médecine de Paris, par M. Gastellier, chirurgien à Montargis, avec l'observation, et sur laquelle on voit, outre plusieurs autres lésions, une perforation placée dans la fosse cérébelleuse droite.

Cette base du crâne a appartenu à une femme âgée de quarante-sept ans, qui, pendant six ans, fut tourmentée par des céphalalgies atroces : la douleur occupait toute la tête, et n'avait pas de point de départ fixe ; on n'observait à l'extérieur rien de particulier, si ce n'est une petite tumeur, qui pouvait avoir cinq millimètres d'élévation et sept de diamètre, et que l'autopsie démontra être tout à fait étrangère à la maladie principale. Pendant cinq ans, les douleurs n'étaient pas continues, elles revenaient à des époques irrégulières et plus ou moins éloignées : elles furent regardées comme des douleurs de migraines. Pendant la dernière année, elles prirent le type intermittent : elles commençaient tous les soirs à quatre heures, allaient croissant jusqu'à trois heures du matin décroissaient dès-lors jusqu'à huit heures du-matin qu'elles cessaient complétement ; la malade tombait alors dans un état de stupeur, d'engourdissement, de somnolence, d'où elle n'était tirée que le soir à quatre heures par le retour du nouvel accès. Toutes les fonctions, au reste, s'exécutaient assez bien ; le teint de la malade était bon, mais l'appétit était à peu près nul.

Tous les moyens mis en usage contre cette céphalalgie échouèrent ; la malade ne trouvait quelque soulagement que dans une compression établie autour de la tête par deux personnes, dont l'une embrassait de ses mains l'occipital et le coronal, l'autre les deux pariétaux. Plus tard, la langue fut frappée de paralysie ; la peau et les muscles de la face et de l'œil, du côté droit, perdirent aussi le sentiment et le mouvement, et, quelques jours avant la mort, la paralysie gagna tout le côté droit du corps. La céphalalgie était accompagnée de tintements d'oreille, de bourdonnements intenses, et d'une surdité qui n'était que passagère.

« L'autopsie fut faite. L'ouverture de la tête nous pré-
« senta, dit M. Gastellier, la dure-mère, l'arachnoïde et la
« pie-mère, la masse totale du cerveau et le corps calleux,
« dans leur état naturel, tant pour la forme que pour la
« couleur. Parvenus aux deux ventricules dits antérieurs,
« nous en vîmes sortir au moins un demi-setier d'une li-
« queur limpide. Le cervelet ne nous offrit rien de remar-
« quable non plus à l'extérieur ; mais, en coupant une pre-
« mière couche, nous lui trouvâmes plus de consistance
« que son état naturel ne le comporte. Notre attention se
« réveilla, et nous le coupâmes avec circonspection par
« lames assez minces, pour nous assurer au juste et par
« degrés de son altération. A mesure que nous approchions
« de ses pédoncules, nous sentions la résistance augmenter
« graduellement et à un point tel que les dernières la-
« melles étaient parvenues à cet état de gélatine que
« prennent les os dans leur ramollissement. Enfin, après
« avoir tout enlevé, nous découvrîmes, dans une des fos-

« settes de l'occipital (fosse occipitale inférieure droite),
« un grand trou qui pénétrait les deux tables de cet os. »

Ce trou occupe presque toute la fosse occipitale inférieure ou cérébelleuse droite ; il n'est séparé de la crête
occipitale interne que par un espace de vingt-quatre millimètres ; en dehors, il est exactement limité par la gouttière latérale droite, dont le fond a disparu dans sa plus
grande étendue. La portion mastoïdienne du temporal et
l'angle postérieur et inférieur du pariétal ont été détruits.
Dans toute la portion de la circonférence du trou qui correspond à l'occipital et à l'angle du pariétal, les tables interne
et externe sont coupées assez nettement et au même niveau ;
mais, vers la portion mastoïdienne du temporal, il y a en
dedans une sorte de vermoulure : la table interne, inégale,
raboteuse, est là criblée de trous, qui, se confondant par
leur circonférence, pénètrent dans l'épaisseur de l'os et
s'y creusent des fosses irrégulières. A l'extérieur, derrière
l'apophyse mastoïde, la lame externe est également criblée
de trous irréguliers, et détruite dans plusieurs points, notamment dans la fosse condylienne postérieure. Le trou
stylo-mastoïdien est intact. Le conduit auditif externe ne
présente aucune déformation.

Outre cette perforation, d'autres désordres se voient
sur cette base du crâne : 1° vers le sommet des deux rochers, l'échancrure sur laquelle passe le tronc de la cinquième paire est très-profonde ; on dirait que l'os a été
usé dans ce point, et qu'une gouttière y a été pratiquée
avec un emporte-pièce : la circonférence de cette gouttière
ne présente aucun trou vasculaire. Il est à peu près impossible de déterminer si cette échancrure est un effet
pathologique ; il ne faut pas oublier, cependant, que le
sujet a eu, pendant la vie, une perte de la sensibilité de

I.   26

la peau de la face. 2° Le trou déchiré postérieur est aussi très-agrandi. 3° La lame interne est très-amincie dans toute la gouttière basilaire; dans quelques points, elle a été résorbée entièrement; dans d'autres elle est rongée, et laisse voir au-dessous d'elle des trous et des cellules nombreuses. 4° La lame carrée du sphénoïde a disparu; sa base, qui reste encore, est entièrement celluleuse, et ne présente, en avant et en arrière, aucune trace de tissu compacte. 5° Dans le fond de la selle turcique est un grand trou qui communique dans les sinus sphénoïdaux, et dont la circonférence est usée et coupée avec une netteté aussi grande que si l'on s'était servi d'un instrument tranchant. 6° Une perforation, placée en dedans de chacun des trous optiques, établit une communication entre la cavité crânienne et les cellules ethmoïdales, des deux côtés. 7° Des érosions existent également vers la base des deux rochers, et sur leur face supérieure.

Quelle lésion a existé sur le sujet qui a fourni cette pièce? Voilà ce qu'il est difficile de déterminer, vu l'obscurité des détails fournis par l'auteur de l'observation. Toutefois, puisque les os n'étaient pas cariés, nous pensons qu'une usure aussi étendue et aussi profonde que celle qu'ils présentent ne peut guère s'expliquer que par le développement de quelque tumeur fibreuse, ou autre, dans l'intérieur du crâne.

N° 313. — Voûte du crâne, et portion de la base du crâne et de la face; pièce donnée par M. le professeur Cruveilhier, et sur laquelle existent des altérations occasionnées par une tumeur fibreuse intra-crânienne.

La tumeur dont il s'agit prenait naissance sur le rocher du côté gauche, dont le sommet est en partie détruit: le

fond du conduit auditif interne et les trous qui donnent
passage aux nerfs auditif et facial sont mis à nu et ne
présentent aucune altération; la cavité tympanique est
aussi conservée, de même que l'oreille interne.

Née du point indiqué, la tumeur paraît s'être épanouie à la
base du crâne, entre le cerveau et les os; car, 1° la portion
écailleuse du temporal et les grandes ailes du sphénoïde
sont minces et transparentes, et leur face interne est creusée d'une assez grande quantité de petites excavations,
arrondies dans le fond, et constituées par une lamelle osseuse papyracée, sur laquelle on voit même quelquefois
des trous arrondis. 2° La lame osseuse qui tapisse la selle
turcique, et forme la paroi supérieure du sinus sphénoïdal, a été repoussée en bas si fortement qu'elle est de
niveau avec la portion la plus excavée des fosses temporales; et, par suite de cette dépression, d'une part, la
cavité du sinus sphénoïdal est presque oblitérée, d'une
autre part, la fosse pituitaire est profonde de dix-huit millimètres. 3° Les trous déchirés antérieurs sont trois fois
plus larges qu'à l'ordinaire, et cette disposition est due à
l'usure et à la destruction des os, de telle sorte que la
demi-circonférence antérieure des trous ovales se confond
dans le pourtour de l'ouverture anormale : peut-être la
tumeur envoyait-elle par là des prolongements du côté de
la région cervicale. La fente sphénoïdale, et les trous optiques, grands ronds et sphéno-épineux sont conservés.
4° La portion orbitaire du frontal présente sur la ligne
médiane une dépression infundibuliforme, au centre de
laquelle existent des vestiges de l'apophyse crista-galli, en
partie détruite, et la lame criblée de l'ethmoïde refoulée
en bas. On voit aussi, du côté droit, deux petites cavités,
dont l'une est percée, dans son fond, d'un trou qui s'ouvre

dans l'orbite. 5° L'apophyse basilaire de l'occipital est réduite à une lame osseuse compacte excessivement mince, perforée même dans le voisinage du trou déchiré postérieur droit.

A la face interne de la voûte du crâne, sur le pariétal gauche, et près de la suture sagittale, existent deux ou trois petites dépressions arrondies, dont le fond, tapissé par une lame osseuse papyracée, transparente, fait un relief à l'extérieur. Ces petites dépressions sont situées à l'extrémité d'une gouttière profonde, qui paraît être une division des sillons de l'artère méningée moyenne. Reconnaissent-elles pour cause le développement de quelque petite tumeur de la dure-mère? Cela nous paraît probable.

N° 314. — Base du crâne, d'origine inconnue, sur laquelle on observe une destruction du sommet de l'orbite, du côté droit, destruction occasionnée sans doute par quelque tumeur intra-crânienne.

En examinant cette perforation par la face interne du crâne, on voit que l'apophyse clinoïde antérieure, le trou optique, et toute la petite aile du sphénoïde, ont disparu. Il résulte de là un agrandissement considérable de la fente sphénoïdale, dont il ne reste plus que le bord formé par la grande aile. Cette ouverture, à peu près triangulaire, a sa base placée en dedans, et formée par le corps du sphénoïde usé et perforé. La portion de cet os qui constitue la gouttière optique, ainsi que celle qui s'articule avec la lame perpendiculaire de l'ethmoïde, est usée, érodée, et criblée de petits trous. Le bord postérieur du frontal, dans le point où il s'articule avec la petite aile du sphénoïde, offre la même altération. Plusieurs ouvertures très-larges conduisent tant dans les sinus sphénoïdaux que dans les cellules ethmoïdales postérieures de l'un et de l'autre côté. Dans l'intérieur de l'orbite, la moitié postérieure de l'os planum a disparu ; la circonférence de l'ouverture est nettement coupée, et ne présente aucun dépôt de matière étrangère.

Si l'on examine attentivement la fosse zygomatique, on constate un élargissement notable vers le point de rencontre des fentes sphéno-maxillaire et ptérygo-maxillaire ; de plus, l'apophyse orbitaire de l'os palatin est presque complétement détruite ; la partie supérieure de la tubérosité maxillaire a été repoussée en avant, puis perforée, et le sinus maxillaire est ouvert largement dans ce point. L'apophyse ptérygoïde paraît avoir été légèrement repoussée en arrière, et présente une dépression et un refoulement de sa base, comme si une tumeur avait fait effort pour s'échapper à travers cette ouverture, et passer dans la fosse zygomatique. La tumeur a usé le fond de la fosse ptérygoïde ; l'aile interne et l'apophyse sphénoïdale de l'os palatin sont cependant demeurées intactes, au milieu de ce désordre.

Dans la fosse temporale droite, la grande aile du sphénoïde, et la partie de l'écaille du temporal qui l'avoisine, sont criblées de trous, dirigés obliquement de haut en bas. Les plus considérables sont précédés, dans ce dernier sens, de gouttières assez larges. Des trous vasculaires, nombreux, s'observent en outre dans le fond de la fosse ptérygoïde droite, autour de la perforation ; il en existe à peine quelques-uns dans le point correspondant de la fosse ptérygoïde gauche.

D'après cette description, il nous paraît extrêmement probable qu'une tumeur, née et développée dans l'intérieur du crâne, au voisinage de la fente sphénoïdale, a déterminé l'écartement et l'usure des os, et s'est frayé une voie vers l'extérieur, en ouvrant devant elle l'orbite, les fosses nasales, les sinus maxillaire et sphénoïdaux, et en s'insinuant, à travers la fente ptérygo-maxillaire dilatée, jusque dans la fosse zygomatique.

N° 315. — Moitié droite de tête, sur laquelle existe une perforation de la fosse temporale et de la paroi externe de l'orbite ; pièce donnée à la Société de la Faculté de médecine, par Brunet, chirurgien des prisons.

Le procès-verbal de la séance du 29 pluviose an V, constate que cette perforation avait été occasionnée par un fongus.

Dans la fosse temporale, la perforation arrondie, et large de trois centimètres environ, a détruit une petite partie de l'écaille du temporal et presque toute la grande aile du sphénoïde. La paroi externe de l'orbite et la moitié externe de la voûte sont également détruites ; et la seconde perforation qui résulte de cette destruction n'est séparée de l'ouverture temporale que par une sorte de cloison verticale, formée par l'articulation de l'os de la pommette avec l'apophyse orbitaire externe du frontal.

La circonférence de cette double perforation est irrégulière, dentelée et constituée par la table externe mince et tranchante. Sur la portion écailleuse du temporal existent un assez grand nombre de trous arrondis, qui percent l'os de haut en bas et de dehors en dedans, et sont quelquefois précédés par des petites gouttières vasculaires. Sur la voûte orbitaire, derrière l'arcade de ce nom, et au devant de la perforation, est une croûte desséchée, dans laquelle on aperçoit plusieurs de ces aiguilles osseuses que nous avons déjà signalées sur les deux pièces décrites dans le mémoire de Louis (n°ˢ 308 et 310).

Dans l'intérieur du crâne, on voit la dure-mère fortement repoussée, et l'on peut s'assurer que la tumeur remplissait la moitié des fosses cérébrales antérieure et moyenne. Vers la petite aile du sphénoïde, cette membrane est épaissie et présente plusieurs noyaux osseux isolés ; dans le reste de son étendue, sa texture ne paraît pas avoir été altérée.

La table interne a été usée dans une plus grande étendue que l'externe. Dans sa demi-circonférence supérieure, la perforation est entourée d'une espèce de zone jaunâtre, formée, vers l'extérieur, par des petits sillons, que séparaient des lamelles et des mamelons, à sommet arrondi et peu élevé. En approchant de la perforation, ces mamelons et ces lamelles s'effilent, s'allongent et forment les aiguilles que nous avons déjà mentionnées ; entre ces aiguilles, on voit serpenter une large gouttière vasculaire, dirigée horizontalement. Les sillons principaux de l'artère méningée moyenne sont remarquables par leur largeur et leur profondeur ; leur fond est percé de trous, dont quelques-uns d'un diamètre considérable. On remarque, en outre, sur la face postérieure du frontal, beaucoup d'autres sillons et trous plus petits que les précédents. La demi-circonférence inférieure ne présente rien de remarquable.

N° 316. — Tête d'origine inconnue, sur le côté gauche de laquelle on aperçoit deux perforations.

L'une est située sur le frontal, près de son angle supérieur, et adossée à la suture fronto-pariétale, irrégulièrement arrondie, d'un peu plus d'un centimètre de diamètre.

Du côté externe, ses bords sont inégaux et légèrement
dentelés; et la table externe, percée de plusieurs trous,
prend une teinte jaunâtre qui se prolonge à quelque distance. Du côté interne, la perforation est plus étendue,
parce que la lame interne et le diploé ont été détruits; ce
qui permet d'apercevoir la partie profonde de la table externe. Tout autour de l'ouverture, la lame interne est
tellement criblée de trous, qu'elle ressemble à de la dentelle; il y a même des portions qui sont près de se détacher; on en remarque surtout une, assez étendue, qui
comprend toute l'épaisseur du diploé, qui ressemble à de
la pierre ponce, et qui est vacillante.

L'autre perforation est beaucoup plus vaste : elle n'a
pas moins de sept centimètres de longueur sur cinq de largeur; elle est située sur la partie latérale et inférieure, et
fait communiquer la cavité du crâne avec celle de l'orbite
gauche, ainsi qu'avec les sinus maxillaire et sphénoïdaux,
les fosses nasales et zygomato-temporale; elle s'est faite
aux dépens du temporal, du pariétal, du coronal, du sphénoïde, de l'os malaire, du maxillaire supérieur et de l'ethmoïde. Toute la moitié antérieure du temporal est détruite;
il ne reste aucun vestige de l'apophyse zygomatique, ni
de la portion articulaire de la cavité glénoïde : la destruction s'arrête à la scissure glénoïdale et au bord antérieur
et externe du rocher, de sorte que la portion horizontale
du canal carotidien entre dans le contour de la perforation.
Le pariétal n'a perdu qu'une portion très-petite de son
angle antérieur et inférieur. Toute l'apophyse orbitaire
externe, et la cavité de la voûte orbitaire, ont disparu.
Quant au sphénoïde, on ne trouve aucune trace de sa
grande aile; dans le lieu où elle s'implantait sur le corps
de l'os, existe une large ouverture qui pénètre dans les

sinus sphénoïdaux, et derrière laquelle on voit une portion de la gouttière caverneuse qui a été conservée. Le sommet de la petite aile du sphénoïde a seul été usé, la base n'a pas éprouvé de changement : aussi le trou optique est-il intact. Le contour de cette large perforation est irrégulier, interrompu par plusieurs saillies anguleuses, notamment par celles que forment la base de l'apophyse d'Ingrassias et la portion conservée de la voûte orbitaire. Les bords sont tranchants dans la moitié postérieure de la circonférence, dentelés et comme érodés dans la moitié antérieure. Autour de l'ouverture, et à la distance de deux ou trois centimètres, le temporal, le pariétal et le frontal sont revêtus d'une couche mince de substance osseuse nouvelle, grisâtre, poreuse et friable, dans laquelle sont creusés quelques sillons flexueux et larges d'un millimètre ; cette substance se détache facilement, et laisse apercevoir au-dessous d'elle la table externe percée de trous vasculaires, rares, mais très-développés. Sur le frontal, un peu au-dessus de l'arcade sourcilière, on remarque une érosion de la largeur de l'ongle du petit doigt.

Les os de la face ont éprouvé aussi quelques pertes de substance : la base de l'apophyse ptérygoïde est érodée, et creusée d'une excavation arrondie, dont le fond pénètre dans les fosses nasales, et qui paraît due à l'impression d'une tumeur. L'os malaire a disparu, le plancher de l'orbite, une partie de l'ethmoïde et l'os unguis n'existent plus, de sorte que la fosse nasale gauche et le sinus maxillaire sont à découvert. Toutefois, nous craignons que ces derniers désordres ne soient survenus par suite des détériorations que la pièce a subies.

A l'intérieur, on aperçoit le contour de la perforation, formé par les os précédemment indiqués, et taillé en biseau aux dépens de la lame interne, qui a été usée dans une étendue plus considérable que l'externe, excepté toutefois au niveau de la voûte orbitaire, où l'on observe une disposition précisément inverse. Le biseau qui borde l'ouverture a environ un centimètre de largeur, ce qui tient plutôt à l'épaisseur même des os qu'à l'obliquité de leur coupe; il est criblé de petites ouvertures aréolaires, et entouré par une zone peu épaisse de matière osseuse nouvelle, lamelleuse, et semblable à celle que nous avons rencontrée à l'extérieur. L'apophyse clinoïde postérieure du côté gauche a été détruite, et la portion de la gouttière basilaire qui l'avoisine est couverte de petits sillons parallèles dirigés d'avant en arrière. Les sillons de l'artère méningée moyenne de ce côté, qu'on voit partir du contour de la perforation, sont larges, profonds et multipliés. Les os de ce crâne sont épais; les sutures sont conservées; elles présentent beaucoup d'os wormiens.

D'après l'inspection de la pièce et la disposition en biseau du bord de l'ouverture, il est probable que cette perforation a été causée par une tumeur fongueuse de la dure-mère, qui, après sa sortie du crâne, s'est épanouie du côté de l'orbite et des fosses temporale et zygomatique.

N° 317. — Tête qui présente un agrandissement considérable de la cavité orbitaire droite, suite probable d'un cancer de l'œil ou des parties environnantes.

L'augmentation des dimensions de l'orbite ne porte que sur la largeur; la circonférence de l'orbite sain étant de onze centimètres, celle du côté opposé est de vingt-quatre; quant à la profondeur, elle est au contraire d'un centimètre moindre que celle de l'orbite gauche.

Les os qui entrent dans la composition de l'orbite con-

courent à l'élargissement de cette cavité de plusieurs
manières : 1° par leur destruction, 2° par l'accroissement
de leurs proportions, et 3° surtout, par le refoulement en
haut du frontal, en bas et en dehors, du sphénoïde, de l'os
malaire et du maxillaire supérieur. L'orbite s'est peu développé aux dépens du front, mais il a envahi le côté droit
de la face, à tel point que la partie inférieure de sa circonférence descend presque au niveau du rebord alvéolaire,
et que sa partie externe, fortement projetée en dehors, est
distante de la ligne médiane de plus de huit centimètres.
Une ligne horizontale, tirée du bord inférieur de l'orbite
sain et prolongée à droite, passe par le milieu de l'orbite
malade, et le partage en deux moitiés à peu près égales.

La paroi supérieure est formée par la voûte orbitaire
du frontal, tellement agrandie dans le sens transversal
qu'on mesure sept centimètres entre les deux apophyses
orbitaires, et refoulée en haut d'environ un centimètre,
de manière à faire, dans l'intérieur du crâne, une saillie
proportionnée ; mais, en arrière, cette paroi manque par
suite de la destruction d'une partie du frontal et de la petite aile du sphénoïde ; il n'existe plus ni trou optique ni
fente sphénoïdale, et le fond de l'orbite communique avec
le crâne par une ouverture carrée de trois centimètres de
hauteur sur deux de largeur.

La paroi inférieure, constituée comme à l'ordinaire
par l'apophyse orbitaire de l'os du palais, qui est très-
développée, et par une portion du maxillaire supérieur,
est fortement inclinée d'arrière en avant et de haut en bas ;
au milieu d'elle on aperçoit la gouttière sous-orbitaire, qui
a acquis des dimensions quadruples de celles qui lui sont
habituelles ; le canal du même nom est court, et son orifice
inférieur, aussi large qu'une alvéole de dent incisive,

s'ouvre beaucoup plus qu'à l'ordinaire, au niveau du plancher des fosses nasales.

La paroi externe est fortement déjetée en dehors. La portion orbitaire du sphénoïde qui entre dans sa composition a doublé d'étendue, et son plan est tourné presque directement en avant. L'os malaire, porté en dehors, est en outre placé dans une direction verticale; l'arcade zygomatique qui le supporte est déviée en bas et à droite. La fente sphéno-maxillaire, placée entre les parois inférieure et externe, est fort agrandie : elle a quatre centimètres de longueur sur un de largeur.

La paroi interne n'existe plus ; la partie correspondante de l'ethmoïde, l'os unguis, l'os propre du nez et l'apophyse montante ont été complétement détruits, de sorte que les fosses nasales et l'orbite ne font qu'une seule cavité. Les sutures qui unissent le frontal au sphénoïde et à l'os malaire, et celui-ci au maxillaire supérieur, sont intactes.

L'os maxillaire supérieur a subi des changements remarquables et de plusieurs genres : 1° Il a perdu son apophyse montante. 2° Par suite de la dépression du plancher de l'orbite, le sinus maxillaire s'est considérablement rétréci, et l'os tout entier a subi une diminution dans ses diamètres verticaux. 3° L'os a été déprimé en totalité, et il en est résulté l'abaissement de l'ouverture droite des fosses nasales, descendue à sept millimètres au-dessous du niveau de celle du côté gauche, l'abaissement semblable du rebord alvéolaire droit, la direction oblique de la portion du rebord alvéolaire qui supporte les incisives et les canines, ainsi que de la moitié droite de la voûte palatine.

La circonférence de l'orbite, sauf la perte de substance

que nous avons signalée au côté interne, offre, sur des
proportions gigantesques, une conformation semblable à
celle du côté opposé; elle est revêtue d'une espèce de
marge osseuse, large de quelques millimètres, aplatie,
déprimée et lisse, comme si les os avaient été usés par
l'action d'une lime très-fine; disposition due sans doute
à la compression exercée par la tumeur qui débordait de
tous côtés l'orbite, et s'épanouissait sur la face. Il est probable aussi que la tumeur avait fait irruption dans la fosse
zygomatique par la fente sphéno-maxillaire, et dans le
crâne, par la fente sphénoïdale, si énormément élargie:
cette dernière supposition est encore appuyée par l'inclinaison du corps du sphénoïde du côté droit, par l'efface-
ment de la fosse pituitaire, et par l'usure qu'a éprouvée la
table interne du coronal autour de l'ouverture qui fait
communiquer le crâne et l'orbite.

Ce qui est fort remarquable, c'est que l'orbite du côté
opposé à la maladie a aussi subi une déformation; son
diamètre vertical l'emporte sur le transversal, ce qui est
le contraire de ce qu'on observe à l'état normal.

Outre les changements signalés dans les rapports et la
conformation des os, ils en ont subi qui sont relatifs à
leur texture; ils sont devenus plus épais et très-spongieux;
leur surface est sillonnée par des conduits et creusée par
des ouvertures vasculaires, elle présente en outre des aspérités et même des saillies qui paraissent dues à la déposition de matière osseuse de nouvelle formation. L'augmentation de vascularité s'étend aux autres os de la tête,
et notamment à la portion mastoïdienne des temporaux.
(Voyez pl. 9, fig. 4.)

N° 318.—Tête donnée, en 1831, par M. Sommé d'Anvers.

A la place de l'orbite, du côté droit, dont on ne retrouve plus aucune trace, existe une cavité anormale, dont les dimensions sont énormes, dans la composition de laquelle entrent les sinus frontaux et sphénoïdaux, les fosses nasales, temporale et zygomatique, la cavité même du crâne, et qui s'est formée, soit par la destruction des os, soit par leur disjonction, leur déformation, et leur refoulement. Cette effroyable cavité occupe presque tout le côté droit de la face ; elle s'étend surtout en bas, sens dans lequel elle descend au-dessous du niveau de l'arcade alvéolaire, et se propage en arrière et en dehors jusque dans la fosse temporale qu'elle s'est appropriée. Son développement a probablement été déterminé par quelque tumeur cancéreuse des parties situées dans l'orbite.

La portion orbitaire du frontal, ainsi que la petite aile du sphénoïde, ayant été entièrement détruites, la paroi supérieure se trouve constituée par la dure-mère, soulevée et parsemée d'incrustations osseuses, qui sont peut-être des débris des parties dont nous venons d'indiquer l'absence. Cette paroi est agrandie dans le sens antérieur par des végétations osseuses, qui proviennent de l'arcade orbitaire et se dirigent en avant à la manière d'un auvent.

La paroi inférieure est formée par la surface orbitaire du maxillaire supérieur, qui est déviée et inclinée en bas et en dehors. En outre, cette paroi se prolonge en arrière par suite de la destruction du corps du sphénoïde, et en dehors par l'effet du déplacement de l'os malaire, qui a été poussé si loin dans ce sens et en bas, que, d'une part, il est descendu presque au niveau de l'arcade dentaire, et, d'une autre part, il s'est écarté de la ligne médiane de neuf centimètres ; il est uni à l'os maxillaire supérieur par des prolongements osseux de nouvelle formation, détachés

à angle droit de la tubérosité malaire et placés horizontalement entre les os ; en arrière, il est supporté par l'arcade zygomatique, qui est fortement déviée en bas et en
dehors, et dont les fibres osseuses ont subi plusieurs solutions de continuité, comme si elles avaient été soumises à
une violence brusque et subite. Toujours du côté inférieur,
entre l'arcade zygomatique, l'os malaire, le maxillaire
supérieur et l'apophyse ptérygoïde, se trouve une vaste
ouverture qui permet d'apercevoir la fosse zygomatique
et la branche droite du maxillaire inférieur. L'apophyse coronoïde de cet os est déviée en dehors, de manière à faire un
angle droit avec la portion d'os qui la supporte, sans doute
par suite de la pression exercée sur elle par la tumeur
qui a occasionné les désordres dont nous nous occupons.
L'os maxillaire supérieur s'est rétréci de haut en bas,
et l'antre d'Hygmore est presque comblé par suite de la
dépression du plancher de l'orbite ; l'os tout entier est aussi
porté en bas, de sorte que le trou sous-orbitaire est descendu à quatre centimètres au-dessous de sa place ordinaire, l'ouverture de la fosse nasale droite est de plusieurs millimètres inférieure à celle du côté gauche, l'arcade
dentaire droite est abaissée, et les deux incisives moyennes
chevauchent l'une sur l'autre. Nous avons retrouvé le canal nasal comprimé, mais entier.

La paroi interne est formée par les sinus sphénoïdaux
largement ouverts, la cloison des fosses nasales fortement
refoulée à gauche, amincie et percée de plusieurs ouvertures, les sinus frontaux également ouverts, les os propres
du nez déplacés et portés du côté gauche. Une portion de
l'ethmoïde a été repoussée en bas avec l'os maxillaire supérieur, auquel sa lame orbitaire est restée unie. Les cor-

nets paraissent aussi avoir été refoulés dans le bas de la fosse nasale droite.

La paroi externe consiste en quelques plaques osseuses irrégulières, minces, d'une texture aréolaire, percées de plusieurs trous, supportées par des productions membraneuses, et qui sont sans doute les vestiges de la surface orbitaire et de la grande aile du sphénoïde; ces plaques laissent entre elles de vastes hiatus par lesquels la tumeur a pu se faire jour et se porter vers la fosse temporale. Celle-ci présente les traces d'une altération profonde: la table externe du temporal a été usée, de sorte que l'os est fort aminci, raréfié, et semblable à de la dentelle dans sa portion la plus antérieure; sur le trajet de la ligne courbe temporale s'élèvent des lamelles osseuses de nouvelle formation, fortes, recourbées, semblables aux os du crâne des fœtus, et qui limitaient sans doute la maladie de ce côté.

Le contour de la cavité a un développement énorme (cinquante-cinq centimètres); on y rencontre successivement les objets suivants : 1º les végétations osseuses nées de l'arcade orbitaire du frontal; 2º celles qui bordent la fosse temporale; 3º l'arcade zygomatique déviée; 4º l'os malaire déplacé; 5º les productions osseuses qui l'unissent au maxillaire supérieur; 6º cet os et son apophyse montante repoussés à gauche et en avant; 7º un intervalle de plusieurs centimètres entre le sommet de l'apophyse montante et le frontal, intervalle qui est rempli par quelques débris osseux enveloppés dans une membrane fibreuse. Entre l'os malaire et l'apophyse orbitaire externe, on aperçoit la cloison incomplète qui sépare la fosse temporale du reste de la cavité.

Le fond de la cavité est occupé par la base de l'apophyse ptérygoïde, par les restes de la grande aile du sphénoïde, ainsi que par la dure-mère. Cette membrane ayant été injectée, on aperçoit dans son épaisseur l'artère méningée moyenne, et quelques noyaux osseux; elle est tellement décollée et refoulée en arrière que l'hémisphère antérieur du cerveau a dû subir une compression notable. Entre le fond et l'ouverture de la cavité, nous mesurons huit centimètres, c'est-à-dire que sa profondeur est double de celle de l'orbite.

Le développement de cette tumeur n'a pas été sans influence sur le côté opposé de la face. On remarque en effet que les proportions de l'orbite sont changées : ordinairement l'orifice de cette cavité représente un carré allongé dans le sens transversal; ici, au contraire, le diamètre vertical l'emporte sur l'autre de plusieurs millimètres.

Les os frontal, temporal, pariétal et maxillaire supérieur présentent des sillons et des ouvertures vasculaires très-marquées aux environs de la maladie; la voûte orbitaire gauche en est parsemée. La tête est très-remarquable par la longueur de son diamètre antéro-postérieur : cette longueur paraît résulter du refoulement en arrière de l'occipital, qui a pris une direction horizontale, et présente une sorte de renflement ou de bosse surajoutée au reste de la cavité crânienne. Cet allongement du crâne doit-il être considéré comme une disposition congénitale, ou bien est-il consécutif au développement de la tumeur orbitaire, et déterminé par cette tumeur même? C'est là une supposition qu'on n'est pas éloigné d'admettre, quand, d'une part, on mesure, au moyen du refoulement de la dure-mère, l'espace considérable que la tumeur occupait

I.   27

dans la cavité crânienne, et que, d'une autre part, on rapproche de cette circonstance la minceur des os de ce crâne, et spécialement de l'occipital, et le jeune âge du sujet, qui n'avait encore que vingt-huit dents. (Voy. pl. 9, fig. 1, 2, 3.)

N° 319. — Portion de tête sur laquelle on voit une destruction d'une partie de l'os maxillaire supérieur droit; pièce provenant de la collection anatomique de Desault.

Cette tête, qui appartenait évidemment à un vieillard, est tellement détériorée qu'il est à peu près impossible de faire aujourd'hui, privés que nous sommes de tous renseignements, la part exacte de la maladie : les os sont très-fragiles, et c'est là probablement une des causes du triste état dans lequel se trouve cette pièce. Nous ne pouvons qu'énoncer les portions qui manquent, mais sans affirmer que l'altération avait, avant la mort, toute l'étendue que nous lui voyons aujourd'hui.

L'os maxillaire supérieur droit a perdu son apophyse montante, la portion comprise entre l'épine nasale antérieure et l'apophyse malaire, la moitié interne de sa face orbitaire, et presque toute sa face interne ou nasale. Les os propres du nez, les os unguis, les cornets, et presque tout l'ethmoïde, ont également disparu. De la destruction de ces os résulte une vaste cavité, formée surtout par l'orbite du côté droit et par les fosses nasales, et à laquelle prennent également part le sinus maxillaire droit, les sinus frontaux, et les cellules ethmoïdales.

Cette cavité est largement ouverte en avant, et la circonférence de l'ouverture très-irrégulière qu'elle offre dans ce sens présente successivement les objets suivants : 1° la bosse nasale érodée, de sorte que les sinus fron-

taux s'ouvrent à l'extérieur; 2° l'apophyse montante de
l'os maxillaire supérieur gauche, également érodée; 3° plus
bas, le côté gauche de l'orifice antérieur des fosses nasales, non altéré; 4° le rebord alvéolaire de l'os maxillaire
supérieur gauche, érodé, en partie détruit, et supporté
par la voûte palatine, qui est elle-même raréfiée et criblée
de trous; 5° une lame osseuse tranchante, appartenant à la
paroi du sinus maxillaire droit, et étendue de la tubérosité
malaire à l'articulation zygomato-maxillaire; 6° une surface qui appartient à l'os malaire droit, et qui est aplatie,
lisse et polie, comme si une tumeur s'était étalée sur elle;
7° enfin, les bords externe et supérieur de la circonférence
de l'orbite, qui n'ont du reste subi aucun changement.

Les érosions très-apparentes dans plusieurs points du
pourtour de l'ouverture accidentelle dont il est ici question,
l'état de la voûte palatine et de la surface qui appartient à
l'os malaire, la présence de sillons vasculaires nombreux
dans l'intérieur du crâne, et l'existence d'érosions manifestes de la table interne sur la face antérieure et supérieure des deux rochers, nous persuadent que, si quelques
parcelles osseuses ont été brisées et détachées de cette
pièce après la mort, néanmoins la plus grande partie des
altérations est bien réellement l'effet d'une maladie; et
cette maladie est très-probablement un polype ou quelque
autre tumeur du sinus maxillaire, qui a causé, par son
accroissement graduel, l'usure des os, et s'est portée à la
fois du côté de l'orbite et des fosses nasales.

N° 320. — Fragment de tête, dont l'origine est inconnue,
et sur lequel la portion verticale de l'os palatin gauche,
et toute la partie de l'os maxillaire du même côté qui est
située en arrière de la première petite molaire, ont été dé-

truites, de sorte qu'il ne reste aucun vestige du sinus maxillaire, et que les fosses zygomatique, buccale, nasale et orbitaire gauches ne forment plus qu'une seule excavation.

Étudions cette excavation dans tous les sens : 1° En arrière, se trouve l'apophyse ptérygoïde, parfaitement intacte, mais sur la base de laquelle on aperçoit une dépression régulière, assez superficielle, et qui paraît avoir
été produite par l'action incessante d'une tumeur. Quant
à la portion verticale de l'os palatin, elle a disparu, et il
ne reste plus que sa portion horizontale et sa tubérosité
enclavée entre les deux cornes de l'apophyse ptérygoïde.
2° En avant, existe un arc osseux, sorte de pont jeté horizontalement sur la cavité profonde qui nous occupe,
formé par une languette osseuse appartenant au maxillaire supérieur et à l'os malaire, érodé par en bas, et isolé
dans ce sens de tous les autres os, conservant du reste la
forme, la direction et les dimensions du rebord orbitaire
inférieur qu'il constitue en effet. Au-dessous de cette arcade, existe un vide, résultat de la destruction de l'os
maxillaire. 3° En dedans, on aperçoit d'abord l'ethmoïde
et l'os unguis, parfaitement intacts ; seulement le dernier
de ces os semble avoir été repoussé vers la ligne médiane,
et son articulation supérieure avec le frontal est déhiscente. Le cornet moyen existe tout entier, et à sa place.
Plus bas, le cornet inférieur manque, et l'on trouve une
large ouverture, au fond de laquelle se présente la cloison
des fosses nasales, entière et non déviée : le contour de
cette ouverture est formé par le bord inférieur de l'ethmoïde et de l'os unguis en haut, la portion verticale de
l'os maxillaire supérieur en avant, la voûte palatine en
bas, l'apophyse ptérygoïde en arrière. 4° En dehors, on ne
trouve plus que l'os malaire, dont la face interne est usée,

et le bord inférieur aminci et même perforé : de plus, les articulations de cet os avec le frontal, le maxillaire inférieur et le temporal, sont relâchées, sans doute parce que la tumeur a fait effort sur lui de dedans en dehors. 5° En bas, la voûte palatine existe tout entière et n'a subi aucune déviation ; mais, la partie postérieure de l'arcade alvéolaire ayant été détruite, la cavité buccale est en communication avec l'excavation pathologique. On voit, en outre, sur la portion qui reste de cette arcade, que les alvéoles des dents incisives, de la canine et de la première petite molaire, ont été déviées d'arrière en avant et de dehors en dedans, et sont obliques dans ce sens, probablement aussi à cause de la pression exercée sur les dents par la tumeur. 6° Enfin, le plancher de l'orbite manquant entièrement, l'orbite fait partie de l'excavation, et celle-ci a pour limite supérieure la voûte orbitaire, qui ne présente d'ailleurs aucune altération.

D'après cette description de la pièce que nous avons sous les yeux, nous sommes portés à croire qu'une production organique s'est développée dans le sinus maxillaire, et qu'après avoir détruit les parois de ce sinus, elle s'est trouvée contenue dans une large cavité, ouverte dans la bouche, l'orbite, les fosses nasales et zygomatiques. Elle a fait effort dans plusieurs points sur les parois de cette cavité, et les aurait sans doute endommagées davantage si le malade avait vécu plus longtemps.

Les os situés dans le voisinage ne présentent point d'altération très-prononcée. La portion de l'os maxillaire supérieur conservée offre seulement quelques trous et sillons vasculaires, d'autant plus apparents qu'on se rapproche davantage du centre de la maladie. L'extrémité de l'apophyse zygomatique du temporal est aussi le siége d'une érosion légère , et la surface externe de l'os malaire est dépolie et recouverte d'une couche osseuse de nouvelle formation , très-mince, et de couleur jaunâtre.

N° 321. — Base du crâne et portion supérieure de la face , sur laquelle existent des altérations remarquables , causées probablement par quelque tumeur de la voûte palatine ; pièce donnée par Bonnet, chirurgien à Clermont-Ferrand.

Derrière l'arcade alvéolaire supérieure et l'ouverture antérieure des fosses nasales , existe une excavation résultant de la destruction des cornets , d'une partie de l'ethmoïde , du sphénoïde, de l'os palatin, et du maxillaire supérieur gauche , ainsi que de la cloison osseuse qui sépare la bouche et les fosses nasales, excavation qui communique avec les sinus sphénoïdaux, frontaux et maxillaires , avec les cavités crânienne et orbitaires, avec les fosses zygomatiques, et dont l'intérieur était sans doute occupé par quelque production organique développée dans l'épaisseur même de la voûte palatine.

Les parois de cette vaste loge présentent les particularités suivantes.

1° En haut, on aperçoit d'abord la lame criblée de l'ethmoïde , en partie détruite et transformée en deux fentes longitudinales par lesquelles on pénètre dans le crâne. Entre ces deux fentes , se voit la moitié antérieure de la lame verticale du même os , seule portion de la cloison médiane des fosses nasales qui persiste encore; quant au vomer, il a entièrement disparu. Sur les côtés des mêmes fentes, se trouvent deux larges ouvertures qui conduisent dans les sinus frontaux. En arrière, la paroi supérieure est constituée par les deux sinus sphénoïdaux largement ouverts : la cloison qui les sépare ayant été déviée et repoussée à droite, le sinus de ce côté est plus petit que le gauche, qui paraît considérablement élargi; le fond de ces deux sinus est d'ailleurs formé par une lame osseuse, excessivement mince, criblée de trous qui lui donnent l'apparence de la dentelle, et qui sont assez grands, du côté gauche surtout, pour établir une libre communication entre les fosses nasales et la cavité crânienne. Enfin, plus en arrière encore, existe l'apophyse basilaire, dont l'épaisseur est diminuée, par suite de l'usure de sa surface inférieure.

2° En bas, la voûte palatine ayant été entièrement détruite, l'excavation ne présente aucune limite osseuse : il est probable que la tumeur proéminait dans la bouche, pressait sur la langue, et refoulait toutes les parties qui dépendent de la mâchoire inférieure.

3° En arrière, il n'est pas non plus possible d'apprécier les désordres, la colonne vertébrale n'ayant pas été conservée.

4° En avant, l'excavation est limitée par les os propres du nez, par les apophyses montantes des maxillaires supérieurs, et par l'arcade alvéolaire supérieure, dont une petite portion seulement est détruite, ainsi que nous le verrons plus bas : ces parties n'ont souffert du reste aucune altération notable. Sur la même paroi, se voit l'ouverture antérieure des fosses nasales, qui a conservé sa forme normale, et qui est séparée de l'arcade alvéolaire par un rebord mousse, seul vestige de la voûte palatine. C'est vraiment une chose remarquable que l'intégrité et la conservation parfaite de cette portion du squelette de la face qui en supporte toutes les parties apparentes et sert de soutien au masque, lorsque, en arrière d'elle, existe une dévastation si étendue et si profonde.

5° Latéralement, et à droite, on trouve successivement·
A. une perforation qui fait communiquer l'orbite avec les
fosses nasales, et résulte de la destruction de l'os unguis, d'une partie de l'os planum, et du plancher orbitaire; *B.* les cellules ethmoïdales, largement ouvertes;
C. le sinus maxillaire, également ouvert par la destruction des os qui forment sa base, et rétréci par le refoulement en dehors de la portion de cette base demeurée
intacte; *D.* l'arcade alvéolaire, qui est saine, et que limite
en haut le rebord osseux indiqué plus haut comme le seul
reste de la voûte palatine; *E.* l'apophyse ptérygoïde, qui a
subi des altérations remarquables : son aile interne et la
presque totalité de l'os palatin ayant été détruites, le canal vidien et les conduits palatins postérieurs ont perdu
une de leurs parois, et se trouvent transformés en gouttières; quant à l'aile externe, elle a été légèrement repoussée en dehors. La perte de substance s'est d'ailleurs
effectuée avec une telle régularité qu'on la dirait produite
par la main d'un anatomiste. La face postérieure du sinus
maxillaire de ce côté a subi un amincissement notable au
niveau de la tubérosité malaire, et présente même dans
ce point une fente verticale large de sept à huit millimètres, et longue de trois centimètres environ.

6° Latéralement, et à gauche, les désordres sont encore
plus considérables. L'apophyse ptérygoïde entière, l'os
palatin, la tubérosité du maxillaire supérieur, et toute la
portion du rebord alvéolaire qui surmonte les trois grosses
molaires ont disparu, de sorte que la fosse zygomatique
gauche, privée de sa paroi interne, ne forme plus avec
les fosses nasales qu'une seule cavité. La paroi postérieure
du sinus maxillaire et sa base sont entièrement détruites,
et il ne reste plus que ses parois supérieure et antérieure;

encore la première est-elle en partie détruite, et la seconde offre-t-elle un amincissement général et une perforation qui répond à la fosse canine. L'os unguis du même
côté, et la moitié antérieure de l'os planum manquent
aussi, ce qui, joint à la destruction étendue du plancher
de l'orbite, établit une large voie de communication entre
cette dernière cavité et les fosses nasales. Un fait très-curieux encore, c'est la disposition du trou maxillaire inférieur gauche, qui est arrondi, sans doute par suite de la
pression exercée sur sa demi-circonférence interne.

Comme on a pu le voir par cette description, la tumeur
a pris tout son développement en arrière du masque osseux, qu'elle a presque entièrement respecté, et s'est
étendue dans les fosses nasales et les sinus qui en dépendent, dans les orbites, les fosses zygomatiques, et
jusque dans le crâne, par l'usure et la destruction des cloisons osseuses qui séparent entre elles ces diverses cavités.
Ces circonstances, et, de plus, la destruction complète de
la voûte palatine, nous font penser que la production organique, cause première des désordres, tirait son origine,
soit de la voûte palatine elle-même, soit de la partie postérieure de l'os maxillaire supérieur gauche.

L'usure des os est du reste régulière, comme celle que
produisent sur les os longs les tumeurs anévrysmales ou
autres, et la vermoulure qui accompagne si souvent la
carie ne se montre ici nulle part; ce qui nous porte à
croire que la tumeur était formée par du tissu fibreux.
Sur la face interne des os, principalement sur le frontal
et le sphénoïde, on remarque des sillons et des trous vasculaires très-nombreux : les os de la face, notamment les
bosses sourcilières, la partie moyenne de l'arcade orbitaire, en présentent aussi quelques-uns; cependant leur

nombre n'est pas aussi remarquable que sur d'autres
pièces déjà décrites.

N° 322. — Portion de tête, qui se compose de la voûte
du crâne, et de la face, moins l'os maxillaire inférieur.

Cette pièce, qui provient du cabinet de Desault, paraît
avoir appartenu à un homme adulte et robuste; car les
dimensions en sont grandes, et les impressions muscu-
laires très-marquées.

On est frappé tout d'abord de la conformation singulière
du crâne, qui a pris un développement considérable dans le
sens transversal, et qui est en outre inégalement développé
à droite et à gauche, le côté droit l'emportant beaucoup sur
l'autre, surtout dans la région temporale. Les mesures ont
été prises exactement, et nous les reproduisons ici : diamètre antéro-postérieur, pris à l'intérieur, des côtés de la
crête frontale aux côtés de la crête occipitale, seize centimètres, cinq millimètres; diamètre transversal, également
à l'intérieur, au niveau de la suture fronto-pariétale,
douze centimètres; au niveau du rocher, quinze centimètres, huit millimètres; distance de la ligne médiane à la
portion écailleuse du rocher, du côté gauche, sept centimètres, cinq millimètres; du côté droit, huit centimètres,
trois millimètres. Ainsi, le diamètre antéro-postérieur du
crâne ne l'emporte sur le plus grand diamètre transversal
que de sept millimètres, et le côté droit l'emporte sur le
côté gauche de huit millimètres, dans la région temporale.

Cette pièce présente en outre, dans le côté droit de la
face, des désordres considérables, qui ont probablement
été produits par une tumeur développée primitivement
dans le maxillaire supérieur. Cet os, en effet, a été presque entièrement détruit; les débris qu'on en retrouve

sont, en haut, le sommet de l'apophyse montante encore
articulée avec le coronal et avec l'os propre du nez ; et,
en bas, un fragment composé d'une portion très-irrégulière de cette même apophyse montante, des alvéoles des
dents incisives et de la canine ; et d'une languette très-
étroite qui appartient à la voûte palatine et longe la suture inter-maxillaire. Tout ce fragment est déprimé ; de
sorte que l'orifice de la fosse nasale de ce côté est descendu à trois millimètres au-dessous de celui du côté opposé ; il est en outre criblé d'une multitude de trous qui
lui donnent un aspect poreux. L'extrémité supérieure de
l'apophyse montante offre la même disposition, qu'on
remarque aussi sur le milieu de l'os propre du nez, auquel
elle est unie. Tout le reste du maxillaire supérieur (sinus,
bord alvéolaire, portion palatine), ainsi que l'os palatin,
le cornet inférieur, la portion celluleuse de l'ethmoïde,
l'os unguis, le vomer, ont entièrement disparu, de sorte
que l'orbite n'a plus ni paroi inférieure, ni paroi interne,
et communique largement avec les deux fosses nasales,
la bouche et la fosse zygomatique.

Les parties voisines semblent avoir subi l'influence de
la tumeur, qui a fait effort dans tous les sens. Ainsi, en
bas, nous avons vu déjà que le fragment restant du maxillaire supérieur droit a été déprimé ; l'apophyse palatine
des os maxillaire et palatin du côté gauche a été aussi
usée, percée de deux ou trois ouvertures considérables,
et criblée de petits trous. En haut, la lame criblée de
l'ethmoïde et une petite portion du bord antérieur de
l'apophyse d'Ingrassias ont été détruites, de sorte que
derrière les sinus frontaux on voit une ouverture oblongue,
à bords irréguliers, mais moussés et arrondis, dont le
grand diamètre est antéro-postérieur et présente vingt-

cinq millimètres d'étendue, tandis que le petit diamètre en a quinze; ouverture qui fait communiquer largement la cavité du crâne avec les fosses nasales, l'orbite et la bouche. En dedans, la cloison des fosses nasales a presque entièrement disparu; la partie antérieure de la lame perpendiculaire de l'ethmoïde, qui reste, est déviée vers la fosse nasale gauche. L'os propre du nez droit n'a plus que la moitié de la largeur de celui du côté opposé, ce qui indique que sa partie externe a été usée. La lame interne de l'apophyse ptérygoïde gauche offre vers son milieu une dépression circulaire, et qui paraît résulter de son érosion par suite de la pression exercée par un corps arrondi. Enfin, l'os planum et l'os unguis du côté gauche n'existent plus, et l'orbite de ce côté est en communication avec les fosses nasales; mais l'inspection des parties nous fait penser que cette perte de substance résulte d'une cassure éprouvée par la pièce postérieurement à la mort. En dehors, la tumeur n'a pu rencontrer d'autre obstacle que la branche droite du maxillaire inférieur; mais il n'est pas possible de juger de l'effet qu'elle a produit sur cet os, puisqu'il n'existe pas sur la pièce telle que nous la possédons. L'os malaire n'a subi aucune altération de forme; il est très-vasculaire, et recouvert, du côté de sa face externe, par une couche mince et friable de matière osseuse de nouvelle formation. En avant, la destruction de l'os maxillaire supérieur a permis à la tumeur de se développer librement. Enfin, en arrière, elle a détruit l'aile interne de l'apophyse ptérygoïde droite tout entière, et la moitié inférieure de son aile externe.

Toute la portion de la base du crâne placée au devant du trou occipital présente un grand nombre de trous vasculaires, arrondis, bien prononcés.

No 323. — Moitié droite de la tête, dont on ignore l'origine, et sur laquelle manque une partie de la face.

La fosse cérébrale moyenne présente une perforation arrondie, de quinze millimètres de diamètre, autour de laquelle on en observe un grand nombre d'autres, irrégulières, beaucoup plus petites, et qui ne sont séparées entre elles que par des jetées osseuses fort minces, de sorte que cette partie du crâne semble transformée en un réseau osseux, à mailles larges. C'est la partie interne de la grande aile du sphénoïde qui a subi cette altération singulière, au milieu de laquelle les trous maxillaires supérieur et inférieur, et sphéno-épineux, ont été conservés. La portion temporale de la grande aile, la petite aile tout entière, et le corps de l'os, ne paraissent pas avoir participé à la maladie; la gouttière caverneuse est intacte; mais l'apophyse ptérygoïde est également transformée en tissu aréolaire et supportée par quelques colonnes osseuses, implantées sur le pourtour d'une large ouverture qui existe sur le côté externe du sinus sphénoïdal droit. La base seule de cette apophyse existe. Le sommet, qui manque, a-t-il été détruit pendant la vie? a-t-il été cassé après la mort? C'est ce qu'on ne peut savoir. La lame quadrilatérale du sphénoïde qui forme la paroi externe de l'orbite, et l'angle supérieur de l'os malaire, sont également creusés de larges cellules et transformés en un tissu qui ressemble à de la dentelle : l'altération est surtout marquée en arrière, près du sommet de l'orbite, où l'on remarque une perforation, presque aussi étendue que la fente sphénoïdale, et qui n'est séparée d'elle que par une frêle jetée osseuse. La partie inférieure de l'os malaire est absente. Le palatin manque tout entier. Du maxillaire supérieur, il ne reste que le sommet de l'apophyse montante, qui est criblé de trous semblables à ceux qu'on remarque sur le sphénoïde. Le reste de l'os a-t-il été détruit ou cassé? Même incertitude que pour l'apophyse ptérygoïde et l'os malaire L'os propre du nez, le frontal et le temporal, qui s'articulent avec les os malades, paraissent étrangers à la maladie, si l'on en excepte toutefois une très-petite fraction de l'écaille du temporal. La partie de la grande aile du sphénoïde qui est conservée porte des trous vasculaires assez nombreux et bien prononcés.

Sur le pariétal, près de l'angle supérieur et antérieur, existe une altération qui a beaucoup d'analogie avec la précédente. Le diploé est détruit dans l'étendue de deux ou trois centimètres carrés, et de cette destruction résulte un vide qui sépare complétement les deux tables. Celles-ci sont en outre criblées de larges ouvertures, de plus en plus rapprochées vers le centre de la lésion, qui présente une perforation de plusieurs millimètres de largeur. Sur la table interne, on observe une trentaine de trous arrondis, perpendiculaires à la surface de l'os, et disséminés autour du point malade. La table externe du frontal et de la moitié supérieure du pariétal est criblée de petits trous vasculaires, qui apparaissent sous la forme de taches brunâtres, parce que l'os ne s'est pas complétement dégorgé du sang qu'il contenait.

Nous supposons que les lésions précédemment décrites, et spécialement celles qui occupent la face et la base du crâne, ont été occasionnées par quelque tumeur cancéreuse développée, soit dans le sinus maxillaire ou les fosses nasales, soit dans la trame même des os.

N° 324. — Portion de la face et du crâne; pièce d'origine inconnue, et sur laquelle on voit des altérations dûes probablement à une tumeur cancéreuse développée dans les os du côté droit de la face.

Presque tout l'orbite droit, l'os malaire et le sinus maxillaire supérieur, du même côté, ont entièrement disparu, de sorte qu'on trouve à leur place une vaste perte de substance, qui s'étend à la fois du côté des cavités crânienne, nasales et orbitaires, par suite de la destruction de la partie moyenne du sphénoïde, du vomer, et de l'ethmoïde.

Du côté de la face, cette vaste excavation présente une ouverture arrondie, limitée, en bas, par un bord coupé en demi-lune dans la portion alvéolaire de l'os maxillaire supérieur, et, en haut, par l'apophyse montante du même os, par la portion orbitaire du frontal, et par la grande aile du sphénoïde, qui sont criblées de trous, au point qu'ils ressemblent à de la dentelle et qu'il a été nécessaire de placer au niveau des sinus frontaux deux petites plaques de cuivre destinées à soutenir la pièce. Dans les fosses nasales, il ne reste que la portion cartilagineuse de la cloison et une très-petite partie du vomer. La paroi externe de la fosse nasale gauche est très-endommagée : les cornets sont détruits, à l'exception de quelques fractions de l'inférieur ; le sinus maxillaire est largement ouvert ; il en est de même de l'orbite, dont la paroi interne a disparu. Enfin, dans le crâne, se voit une ouverture irrégulière, résultant de la destruction de l'ethmoïde, du corps du sphénoïde, de la moitié supérieure de l'apophyse ptérygoïde droite.

La tumeur qui a produit tous ces désordres occupait donc à la fois les fosses nasales, les orbites, et le crâne. Elle s'étendait aussi du côté de la face : c'est ce qu'indiquent la destruction de l'os malaire, des impressions très-apparentes sur les os qui forment la charpente du nez, et le refoulement en bas et en dedans des dents molaires droites.

No 325. — Portion de tête sur laquelle existe une vaste excavation, résultat de la destruction d'une partie des os de la face par quelque production organique née dans les sinus frontaux, ou dans la cavité même du crâne.

Les os propres du nez, l'ethmoïde, le vomer, les os unguis, les cornets inférieurs, ont complétement disparu, et il n'en reste aucune trace ; de chaque côté, les apophyses montantes des os maxillaires supérieurs, toute la paroi interne de l'orbite, et une partie de son plancher et de sa voûte, enfin un fragment considérable du frontal, sont également détruits : de là résulte que toute la partie moyenne du squelette de la face manque, que ses diverses cavités, plus ou moins largement ouvertes et privées de parois, sont converties en une vaste excavation triangulaire, encadrée par 1° le rebord alvéolaire, en bas ; 2° la portion malaire de l'os maxillaire supérieur, et l'os de la pommette, sur les côtés ; 3° la région orbitaire du frontal, en partie détruite, en haut.

Au fond de cette excavation, on aperçoit l'ouverture postérieure des fosses nasales, l'orifice des sinus sphénoïdaux, et celui des conduits vidiens très-dilatés ; sur les côtés, les orbites et les sinus maxillaires, très-largement ouverts ; les fentes sphénoïdales et sphéno-maxillaires, dilatées, mais d'ailleurs non altérées ; en haut, une grande échancrure, dont la concavité regarde en avant, et dont la partie centrale s'avance jusqu'au corps du sphénoïde, tandis que l'extrémité droite commence vers le trou sus-orbitaire, et que l'extrémité gauche correspond à l'apophyse orbitaire externe : par le moyen de cette échancrure, se trouve établie une vaste communication entre le crâne et la cavité centrale de la face.

Si on examine la circonférence de l'excavation dont il s'agit, on voit que 1° le rebord inférieur de l'ouverture antérieure des fosses nasales, sur les côtés de l'épine du même nom, forme un plan incliné d'arrière en avant et de haut en bas, et constitué par un tissu blanc, dur, compacte, lisse; disposition qui paraît indiquer qu'une pression longue et continue a été exercée sur ce point. 2° Un plan incliné du même genre, qui s'étend jusqu'aux fosses canines, se remarque à droite et à gauche, et il semble que la table externe des os, épaissie, ait été là repoussée de dedans en dehors. 3° Le pourtour de l'échancrure supérieure présente une disposition curieuse, dans les points correspondants aux deux voûtes orbitaires : ces voûtes, en effet, ayant été en partie détruites, la portion qui en reste, fort amincie et tranchante en avant, est très-épaisse en arrière, et creusée là de demi-cellules rapprochées les unes des autres, usées sans vermoulure, et tournées du côté de l'orbite, de sorte qu'il semble que la destruction ait porté spécialement sur la table externe. C'est cette dernière altération surtout qui nous fait croire que la maladie a débuté par quelque production organique née dans le sinus frontal; il ne serait pas non plus impossible qu'elle eût pour origine la dure-mère, et ne se fût propagée à la face qu'après avoir détruit le frontal et l'ethmoïde.

Quoi qu'il en soit, la tumeur, qui s'est peut-être étendue du côté du crâne (car la lame interne des grandes ailes du sphénoïde est érodée et usée complétement dans plusieurs points), la tumeur, disons-nous, a pris son plus grand développement du côté de la face. Enclavée sans doute entre les orbites, les os malaires, et la voûte

I.   28

palatine, après avoir détruit les parties intermédiaires, elle a fait effort de tous côtés, en grossissant, ainsi que le prouvent l'inclinaison en dehors de la paroi externe de l'orbite, l'écartement sensible des os malaires et des tubérosités qui les supportent, l'abaissement considérable de l'arcade alvéolaire supérieure, et l'inclinaison d'arrière en avant et de haut en bas de la voûte palatine, de tout l'os maxillaire et de l'arcade zygomatique, inclinaison très-manifeste, lorsqu'on examine cette pièce de profil. Enfin, après avoir produit ces désordres, la tumeur a fini sans doute par se frayer un chemin à l'extérieur et par s'étaler sur la face, où elle a pu prendre un développement indéfini : c'est ce qui paraît démontré par la présence des plans inclinés qui bordent la circonférence de l'excavation.

Nous avons noté déjà sur cette pièce la dilatation de plusieurs trous et fentes : cette dilatation est générale, car les trous maxillaires inférieurs, optiques, et incisif, ont des dimensions bien supérieures à celles qui appartiennent à l'état normal.

N° 326. — Tête présentée à l'Académie de chirurgie par Beaupréau, et trouvée dans un cimetière par des fossoyeurs.

Elle est décrite de la manière suivante par Bordenave, dans son mémoire sur les maladies du sinus maxillaire (tome V, p. 252, in-4°): « L'exostose dont il est ici question occupe tout le sinus maxillaire du côté droit, et confond dans sa masse une partie des os voisins ; elle fait particulièrement saillie en devant, et s'étend beaucoup vers le bas. Sa longueur, prise depuis le bord inférieur de l'orbite jusqu'en bas, a près de six pouces (seize centimètres); sa circonférence, mesurée dans l'endroit le

«plus saillant, depuis l'os de la pommette, en passant
«sous l'os maxillaire et les ailes du sphénoïde de ce côté,
«est d'environ un pied (trente-trois centimètres). La partie
«supérieure de l'os maxillaire fait saillie du côté de l'orbite,
«et en rétrécit la cavité. L'os unguis, confondu dans la
«tumeur, est presque entièrement effacé. L'exostose, par
«son volume, a déterminé (détourné) les os propres du
«nez à gauche, a oblitéré entièrement la cavité droite des
«narines, et sa saillie du côté gauche est telle qu'elle
«répond presque au-dessous de l'os de la pommette. La
«partie inférieure de l'os maxillaire, en s'étendant vers
«le bas avec la maladie, a pris une direction inclinée et
«oblique à gauche; et les apophyses ptérygoïdes de ce
«côté ont plus de longueur que de l'autre. L'os de la pom-
«mette est confondu dans la partie supérieure et externe
«de la tumeur... Cette exostose, extérieurement lisse et
«polie, est fort dure dans sa partie supérieure; inférieu-
«rement, la substance solide, devenue plus mince, manque
«en quelques endroits, et laisse par là apercevoir l'inté-
«rieur de la tumeur : la substance de l'os y est d'un tissu
«spongieux serré, presque semblable à de la pierre ponce;
«les parois en sont épaisses en général, et, dans quelques
«endroits, elles ont environ un pouce» (deux à trois centimètres).

Nous ajouterons à cette description de Bordenave quelques particularités qu'il a passées sous silence, parce
qu'elles n'avaient pas trait au sujet qu'il développait dans
son mémoire.

Le crâne, tant à l'extérieur qu'à l'intérieur, est dans
son état normal, et les sutures persistent. La maladie est
tout à fait bornée aux os de la mâchoire supérieure du
côté droit; néanmoins, l'apophyse ptérygoïde a suivi le

développement de l'os palatin. Dans l'intérieur de l'orbite, on remarque que la fente sphéno-maxillaire n'a rien perdu de ses dimensions en largeur, mais qu'elle a beaucoup augmenté en longueur : elle a quatre centimètres cinq millimètres, tandis que la gauche n'a que trois centimètres. Au devant de cette fente, on voit une longue et large gouttière qui, après s'être rétrécie peu à peu, finit par un canal complet, qui traverse la partie antérieure et supérieure de la base de l'exostose, et vient s'ouvrir sur sa face antérieure à l'union de son quart supérieur avec ses trois quarts inférieurs : c'est le canal sous-orbitaire, dont la longueur est de sept centimètres. En dedans, près des os propres du nez, on remarque une large gouttière, dirigée presque transversalement, et qui nous paraît être le canal nasal. La paroi interne du sinus maxillaire gauche a été fortement repoussée en dehors, et fait saillie dans le sinus maxillaire de ce côté, lequel est presque atrophié. L'orbite du côté gauche a subi une déformation telle que son grand diamètre est oblique de haut en bas et de dedans en dehors.

L'extrémité inférieure de la tumeur est criblée d'une innombrable quantité de trous et de petits canaux osseux. Vers cette extrémité, on remarque une saillie demi-circulaire, percée de quatre à cinq ouvertures incomplétement remplies par du tissu aréolaire : ce sont les vestiges de l'arcade alvéolaire du maxillaire supérieur droit. Plus en arrière, est une surface lisse, qui regarde en bas et à gauche, et dans laquelle il est facile de reconnaître la voûte palatine, sillonnée par deux gouttières destinées aux artères palatines postérieures, gouttières qui vont se rendre à l'orifice inférieur très-développé du conduit palatin postérieur.

Par les grandes ouvertures dont parle Bordenave, on aperçoit que cette masse morbide, creusée d'une cavité centrale, est une véritable boîte, une exostose sphérique creuse des auteurs : or, ce genre de maladie, comparable au spina-ventosa des membres, est déterminé par le développement de productions organiques dans les cavités intra-osseuses. C'est pour cette raison que nous plaçons dans ce chapitre la pièce dont il s'agit, persuadé que l'exostose n'est ici qu'un phénomène secondaire et que la maladie primitive est une tumeur née dans le sinus maxillaire.

N° 327. — Cette pièce, l'une des plus remarquables du musée, a été envoyée à la Société de la Faculté de médecine par M. Viallet, chirurgien à Château-Renard ; elle était accompagnée d'une observation dont on peut lire un extrait dans les Bulletins de la Faculté de médecine (t. I, année 1805, page 72). Nous emprunterons quelques détails à cet extrait, qu'on regrette de trouver muet sur plusieurs points intéressants.

Le sujet auquel a appartenu cette tête était une femme de trente-six ans : à l'âge de quatre ans, elle fut attaquée de la maladie dont nous voyons les tristes résultats. A l'angle externe de l'orbite droit, précisément à la réunion de l'apophyse orbitaire externe du frontal avec l'os malaire, apparut une tumeur dure, osseuse, grosse comme une lentille dans son principe, à laquelle l'auteur attribue pour point de départ le développement d'un polype formé originairement dans le sinus frontal droit, et qui s'accrut progressivement, de manière à comprimer les parois supérieure et interne de l'orbite, et à expulser entièrement l'œil de cette cavité.

Dans l'espace de trente-deux années, qui se sont écoulées depuis le début de la maladie jusqu'à la mort, la tumeur a pris un tel accroissement qu'elle représente une boîte osseuse ovale, plus volumineuse que le crâne même dont elle dépend. La circonférence horizontale du crâne, prise au niveau des bosses frontales et de la protubérance occipitale, a cinq décimètres; sa circonférence verticale, au niveau des conduits auditifs, a quatre décimètres deux centimètres; la tumeur présente, dans sa plus grande circonférence, cinq décimètres sept centimètres, et, dans le sens opposé, quatre décimètres quatre centimètres : elle excède donc les dimensions du crâne dans tous les sens. Le poids de toute la pièce, tumeur et tête, est de deux kilogrammes.

Au premier coup-d'œil jeté sur cette masse osseuse, il semble qu'on ait sous les yeux une seconde tête surajoutée à la première; son grand diamètre, qui surpasse deux décimètres, est dirigé obliquement de droite à gauche, de haut en bas, et d'arrière en avant; une ligne verticale, abaissée de l'apophyse orbitaire externe du côté gauche, vient rencontrer son extrémité inférieure; quant à son extrémité supérieure, elle comble entièrement la fosse zygomatique, déborde à droite le niveau du crâne d'au moins cinq centimètres, et se prolonge en arrière jusqu'à l'apophyse mastoïde. Il résulte de cette disposition et des énormes dimensions de cette tumeur qu'elle a envahi la face et pris presque complétement la place des os qui la constituaient.

Il nous paraît impossible de décider, comme l'a fait l'auteur de l'observation, quels sont les os qui correspondent à chaque région de la tumeur; voici seulement ce que nous avons pu constater : ses connexions avec le crâne ont lieu au moyen du frontal et du temporal droits,

avec lesquels elle est si intimement unie qu'elle semble
en être une expansion et qu'on peut suivre des irradia-
tions de ces os jusque sur la partie moyenne du kyste
osseux. Quant à l'os malaire du même côté, soit qu'il ait
été détruit, soit qu'il ait été compris dans la masse morbide, on n'en retrouve rien ; il est également impossible
de rencontrer aucun indice de l'antre d'Hygmore ; l'apophyse ptérygoïde, les os propres du nez, les deux os unguis, l'ethmoïde tout entier, la presque totalité des os
palatin et maxillaire supérieur droits ont disparu ; à la
place des fosses nasales, existe une large excavation, qui
se prolonge jusque dans le crâne, et dans laquelle s'ouvrent les sinus frontaux ; l'orbite droit est rempli par la
naissance de la tumeur ; le gauche est privé de paroi interne, par suite de la destruction de l'ethmoïde ; enfin, la
grande aile du sphénoïde a été rongée, de sorte que l'intérieur du kyste osseux communique directement avec la
cavité du crâne par une large ouverture.

Les os qui subsistent ont subi des changements notables dans leurs rapports et leur disposition : toute la
mâchoire supérieure du côté gauche a été refoulée en dehors, en arrière, et en haut, de telle sorte que le plancher
de l'orbite, au lieu d'être horizontal, se dirige obliqué-
ment en haut et en dehors ; la fente sphéno-maxillaire est
très-resserrée ; l'arcade zygomatique atteint presque le
niveau de l'arcade orbitaire, et le maxillaire supérieur se
prolonge au-dessous d'elle ; la voûte palatine, également
déviée de sa direction, rétrécie et comme comprimée
transversalement, est limitée à droite par le rebord alvéolaire du maxillaire supérieur droit, seule portion de cet
os qui se soit conservée ; enfin, l'apophyse ptérygoïde
gauche est comme tordue et inclinée en dehors et en arrière.

Quand on considère le développement énorme qu'a pris la tumeur du côté postérieur, on se demande comment le pharynx, la langue, et surtout la mâchoire inférieure, avaient pu se loger entre elle et la colonne vertébrale; comment pouvaient s'accomplir la respiration et la déglutition : questions intéressantes, et qui ne sont point abordées dans l'observation des Bulletins de la Faculté de médecine. Il nous paraît probable que la mâchoire inférieure, refoulée comme la supérieure, avait subi une véritable luxation, par suite de laquelle elle s'était aussi portée à gauche; car il n'existe plus du côté droit aucune trace de la cavité glénoïde ou de la racine transverse de l'apophyse zygomatique, circonstance qui indique que depuis longtemps ces parties avaient cessé d'être en rapport avec le condyle de la mâchoire. Le conduit auditif externe droit a une direction verticale, ce qui prouve que l'oreille avait été repoussée en bas. L'apophyse zygomatique est transformée en une sorte d'épine osseuse, épaisse et forte, longue de quatre centimètres, comparable à l'apophyse styloïde, et dirigée, comme le serait celle-ci, de haut en bas, d'arrière en avant, et de dehors en dedans. Le reste du crâne a une disposition normale; les sutures ne sont point ossifiées; les deux pièces du frontal sont même encore séparées.

A l'extérieur, la tumeur paraît formée d'un tissu osseux compacte, très-dur, lisse en avant, en bas et en dedans, très-inégal en arrière, et présentant là une multitude d'écailles denticulées, de grandeur inégale, et juxtaposées. Sa surface est sillonnée par des impressions vasculaires, et percée de trous nombreux bien prononcés, également destinés à des vaisseaux. Elle a été sciée, ce qui permet de constater qu'elle est creuse; ses parois, d'épaisseur inégale et variable entre quelques millimètres et deux ou trois centimètres, sont constituées par un tissu très-dense à la superficie, mais qui va en se raréfiant vers le centre. La surface interne est extrément irrégulière, hérissée de prolongements osseux, d'une texture et d'une couleur analogues à celles de la pierre ponce, prolongements au milieu desquels on aperçoit avec étonnement plusieurs excavations tapissées par une lame de tissu compacte, mince, et polie, comme celle qui limite les sinus frontaux ou les cellules ethmoïdales. Il paraît que, dans l'état frais, la partie supérieure de la boîte osseuse était remplie par une production polypiforme née dans le sinus frontal, tandis que la partie inférieure était occupée par une masse de substance crétacée, imbibée d'une matière ichoreuse et fétide. (Voyez pl. 10, fig. 1, 2, 3.)

Les circonstances relatives à ce fait et l'histoire de la malade qui l'a fourni viennent à l'appui des réflexions qui nous ont été inspirées par la pièce précédente.

SECTION III.

ALTÉRATIONS DES OS DES MEMBRES.

Les pièces qui figurent dans cette section sont peu nombreuses. Les trois premières (nᵒˢ 328, 329, 330) offrent des exemples de cette altération, particulière aux os longs, qui a été désignée fort improprement par les auteurs sous le nom de *spina-ventosa*. La quatrième (nᵒ 331) est un humérus, dont l'extrémité inférieure a sans doute été le siége d'un cancer ayant son origine dans l'intérieur même de l'os. Enfin, la dernière (n° 332) est un pied, dont le tarse, extraordinairement développé, est creusé d'une cavité centrale, remplie sans doute par quelque production nouvelle, tuberculeuse ou autre.

N° 328. — Fémur du côté droit, provenant de l'hôpital de la Charité ; pièce sur laquelle on observe l'altération connue sous le nom de spina-ventosa.

Ce fémur semble avoir appartenu à un sujet adulte et robuste. Il est sain dans sa partie supérieure ; mais, à trois centimètres au-dessous du petit trochanter, il commence à augmenter de volume, et s'élargit graduellement ensuite, de manière à atteindre plus de vingt-cinq centimètres de circonférence. Cette ampliation porte seulement sur les parois, de sorte que la portion malade, excavée, ressemble exactement à un cornet renversé, qui se continuerait par son fond avec l'extrémité supérieure de l'os et serait libre par son ouverture. Il est clair, d'après cette description, que l'extrémité inférieure du fémur manque.

Il est impossible de reconnaître, dans la cavité morbide et dans ses parois, la texture normale de la diaphyse. La cavité ne contient, en effet, ni tissu aréolaire ni tissu réticulaire ; aucune lamelle osseuse ne la traverse, et elle est tapissée de tous côtés par du tissu celluleux, régulièrement creusé d'excavations comparables aux impressions digitales qu'on voit à l'intérieur du crâne. En haut, elle se continue avec le canal médullaire, qui paraît sain ; en bas, elle s'ouvre à l'extérieur par une ouverture, dont le pourtour, assez mince, offre une série d'échancrures profondes et de saillies considérables, semées elles-mêmes de dentelures irrégulières et très-aiguës. Les parois diminuent d'épaisseur de haut en bas, et leur continuité est interrompue par des trous, par des fentes et des lacunes de plus en plus prononcées, à mesure qu'on les examine plus près de la partie inférieure. La surface extérieure, couverte en haut de mamelons jaunâtres, compactes, durs et lisses, prend en bas une couleur grise, et paraît hérissée de masses plus ou moins élevées et pointues, dont chacune est formée d'aiguilles osseuses très-déliées, rapprochées les unes des autres. Cet aspect, le grand nombre et le volume des trous, l'irrégularité de la grande ouverture terminale, nous font supposer que la tumeur, développée dans le canal médullaire, a produit la dilatation du fémur dans sa partie supérieure, son éclatement et sa destruction dans sa portion inférieure. La présence des stalactites prouve qu'il y a eu en même temps un travail d'hypérostose. Il est à regretter qu'on ignore l'état dans lequel se trouvait l'articulation fémoro-tibiale. (Voy. pl. 11, fig. 1.)

N° 329. — Squelette de la jambe droite, sur lequel on voit un magnifique exemple de spina-ventosa.

C'est aux dépens du tibia seul que s'est formée la cavité osseuse anormale. La moitié supérieure de cet os (diaphyse et extrémité) semble boursouflée, et est transformée en une sorte de boîte, aussi grosse à peu près qu'une tête d'adulte. Au reste, pour mettre le lecteur à même de juger plus exactement de son volume, nous allons en indiquer les dimensions principales : son diamètre vertical est de vingt centimètres ; mesuré transversalement, son diamètre horizontal est de quinze centimètres ; d'avant en arrière, le même diamètre est de dix-huit centimètres. Sa circonférence, prise horizontalement, est de cinquante à cinquante-cinq centimètres, et varie peu, quelle que soit la hauteur à laquelle on la prenne ; mesurée verticalement, soit d'avant en arrière, soit d'un côté à l'autre, elle est de soixante-deux à soixante-quatre centimètres.

La forme de cette cage osseuse est celle d'une sphère irrégulière, un peu allongée dans le sens vertical, et aplatie à sa partie supérieure, dans le point qui correspond à l'articulation du genou : on voit là deux larges excavations, encore encroûtées de cartilage articulaire, profondes de vingt à vingt-cinq millimètres, et dont la forme indique qu'elles recevaient les condyles du fémur. Par sa partie inférieure, la sphère osseuse repose sur le tibia, dont elle paraît être une expansion : toutefois, on ne suit les fibres de cet os, dans les parois de la tumeur, que du côté interne, et dans une très-petite étendue.

Bientôt la texture régulière des os longs disparaît, et les parois, d'ailleurs assez minces, de la cage osseuse, offrent l'apparence de la matière de nouvelle formation qu'on trouve à la surface de certains os nécrosés; leur surface extérieure est hérissée de petites saillies mamelonnées ou styloïdes, criblée de petits trous arrondis, sillonnée de gouttières vasculaires. De distance en distance, on aperçoit des ouvertures de formes variées : la plupart sont arrondies, et larges de quelques millimètres ou d'un à deux centimètres ; d'autres, plus étendues, sont aussi plus irrégulières, carrées, triangulaires, allongées en forme de fentes, etc.; les bords en sont dentelés, minces, tranchants, comme si elles résultaient à la fois de l'érosion et du déchirement des parois osseuses repoussées par la pression excentrique de la masse morbide développée dans le centre du tibia. Au côté interne, existent plusieurs fragments osseux, compactes, blancs et lisses; parmi eux, nous en remarquons surtout un qui est creusé d'une cavité arrondie, communiquant avec la grande cavité par une ouverture étroite, et renfermant sans doute un prolongement de la production pathologique. Quant à la surface intérieure des parois, elle est tapissée de tissu celluleux, disposé d'une façon assez régulière, et quelquefois rassemblé en masses ou en crêtes saillantes.

La moitié inférieure du tibia est saine, et ne présente rien d'anormal, si ce n'est que sa surface est couverte de sillons verticaux et criblée de trous vasculaires multipliés. Le péroné est aplati transversalement dans le point qui correspond à la tumeur, soudé avec elle, et refoulé en dehors, de telle sorte que l'espace interosseux est élargi. (Voyez pl. 11, fig. 2 et 3.)

N° 330. — Squelétte de la jambe droite qui présente une altération du même genre que la précédente.

Le tibia seul est malade, et la cavité osseuse anormale est développée aux dépens de son tiers supérieur; elle est moins grosse que celle du n° 329, car ses diamètres vertical et antéro-postérieur n'ont que quatorze centimètres. La texture de ses parois n'offre rien qui diffère de la description précédente; mais, soit par les progrès de la maladie, soit par suite de quelque accident, la moitié interne de la tumeur manque. Cette circonstance permet d'examiner plus facilement et plus exactement l'intérieur de la boîte osseuse : on voit qu'elle est hérissée de saillies irrégulières, en forme de mamelons ou de massues, et qu'une libre communication existe entre elle et le canal médullaire de la portion de l'os située au-dessous. Celle-ci est parfaitement saine, et sa vascularité n'est même augmentée que dans le voisinage de la maladie. Plusieurs couronnes de trépan, appliquées sur la face interne, permettent de voir tout le canal médullaire, et de s'assurer qu'il n'est nullement altéré, non plus que ses parois, lesquelles sont seulement très-minces. Le péroné, intact, est aussi aplati, soudé à la tumeur, et repoussé en dehors, de manière que la largeur de l'espace interosseux est sensiblement augmentée.

N° 331. — Le bras, l'avant-bras et la main du côté gauche, disséqués et conservés avec les os, les ligaments, les muscles, les vaisseaux et les nerfs ; pièce donnée par le professeur Thillaye, et sur laquelle on voit des altérarations produites par un cancer de l'humérus.

La maladie siégeait dans la moitié inférieure de cet os, et nous supposons qu'elle avait débuté par la partie centrale. A partir du lieu où le bras a été coupé, on voit l'humérus (qui n'a d'abord que neuf centimètres de diamètre) s'élargir rapidement, de manière à représenter bientôt une tumeur du volume d'une tête d'adulte. Au milieu des parties molles conservées et desséchées, il est assez difficile de distinguer la texture des parois de cette vaste poche ; cependant, nous avons pu nous assurer que 1° elles sont d'abord uniquement osseuses ; 2° plus bas, et à mesure que les dimensions de la tumeur augmentent, le tissu fibreux contribue à les former, et sert de soutien à des plaques osseuses irrégulières, séparées les unes des autres par des intervalles plus ou moins étendus, comme si l'os avait été déchiré par une puissante pression exercée de dedans en dehors ; 3° l'intérieur de la poche est en partie occupé par des productions morbides, continues avec les parois, et dans lesquelles la matière osseuse est mêlée à d'autres tissus dont nous ignorons la nature. L'extrémité articulaire humérale a été envahie par la maladie, et se trouve englobée dans la tumeur ; mais il nous a semblé que le cubitus et le radius étaient exempts d'altération.

Les parties molles voisines sont déviées de leur direction, et plus ou moins comprimées ou distendues. Les muscles brachial antérieur et triceps brachial sont étalés en membranes; les nerfs sont aplatis; l'artère brachiale, qui n'est point oblitérée, jette sur la tumeur de nombreuses ramifications. Quant à l'avant-bras et à la main, ces parties ne présentent rien d'anormal, ni dans leur disposition, ni dans leur texture.

N° 332. — Squelette du pied droit, sur lequel existe une tuméfaction considérable du calcanéum, creusé dans son centre d'une vaste cavité.

Les quatre os du tarse les plus postérieurs, c'est-à-dire le calcanéum, l'astragale, le scaphoïde et le cuboïde, sont soudés ensemble. Le premier de ces os a pris un tel développement qu'il a quatre à cinq fois son volume ordinaire; il semble boursouflé et étalé suivant sa largeur, et forme une tumeur générale, aplatie de haut en bas, arrondie sur les côtés, sur laquelle se détachent plusieurs bosselures : l'une, placée en dedans, grosse comme un œuf, se prolonge au-dessous du scaphoïde et du premier cunéiforme; une autre, plus considérable encore et bilobée, se voit en dehors; sur la partie antérieure de cette dernière, au devant et au-dessous de la malléole externe, existe un trou arrondi, de plus de deux centimètres de diamètre, par lequel on pénètre dans une cavité occupant le centre de l'os. La circonférence de la tumeur, prise horizontalement, n'a pas moins de trente-quatre centimètres; d'un côté à l'autre, ainsi que d'avant en arrière, son diamètre est de dix centimètres; de haut en bas, la hauteur du tarse n'est point augmentée.

La surface de cette masse osseuse est rugueuse et criblée d'ouvertures vasculaires ; en dedans et en dehors, on remarque des gouttières profondes destinées au muscle fléchisseur propre du gros orteil et aux deux péroniers latéraux ; en arrière, on retrouve les surfaces de glissement et d'implantation du tendon d'Achille ; en haut, la partie inférieure de l'astragale paraît enchâssée dans la tumeur, tandis que sa partie supérieure, tout à fait libre, contribue à former l'articulation tibio-tarsienne, qui est parfaitement saine, et qui devait pendant la vie jouir de ses mouvements normaux ; en avant, enfin, le scaphoïde et le cuboïde, soudés avec le calcanéum et avec l'astragale, n'ont du reste éprouvé aucun changement.

Une coupe verticale, dirigée d'un côté à l'autre, et placée au devant de l'articulation du cou-de-pied, partage la tumeur en deux moitiés, l'une antérieure, l'autre postérieure, et permet de voir que le centre est occupé par une cavité irrégulière, à parois assez minces dans tous les sens, si ce n'est en haut, et qui présente des anfractuosités correspondantes aux bosselures précédemment indiquées. L'intérieur de cette cavité est tapissé par du tissu celluleux ; dans quelques points, toutefois, on la trouve doublée par une lame mince de tissu compacte.

Il nous paraît infiniment probable que cette cavité était remplie par quelque production organique, origine première de la déformation du calcanéum. Mais quelle était la nature de cette production ? Était-ce du tissu fibreux, de la matière tuberculeuse ou cancéreuse, un kyste hydatique, etc.? C'est ce que nous ignorons, et ce que nous ne pouvons déterminer d'après la seule inspection de la pièce. (Voyez pl. 12, fig. 1, 2, 3, 4 et 5.)

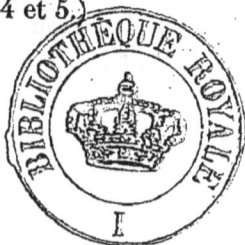